KB103067

아쉬탕가 요가

프라이머리 시리즈부터 어드밴스드 시리즈까지

아쉬탕가 요가

리노 밀레 지음

홍승준 옮김 | 양중석 감수

침묵의 향기

한없는 존경과 사랑을 담아

사랑하는 스승님께

이 책을 바칩니다.

나의 가르침을 이해하고 열심히 수련하는 헌신적인 학생들에게 감사의 마음을 전하고 싶다. 리노 밀레의 이 훌륭한 책에 담긴 내용은 빈야사를 이해하는 데 큰 도움이 될 것이다.

"수련하라. 모든 것이 주어질 것이다."

나의 이 좌우명을 믿으며 이 책에 따라 수련하면 노력에 대한 후한 보상이 뒤따를 것이다.

축복을 담아서,

스리 K. 파타비 조이스

| 머리말 |

아쉬탕가 요가를 수련하는 많은 이들은 90년대에 내가 쓴 프라이머리(primary)와 인터미디어트(intermediate) 시리즈에 관한 책을 알고 있다. 그 책은 빈야사(vinyasa) 체계에 대한 깊이 있는 연구의 결과였다. 하지만 내가 어드밴스드(advanced) 시리즈에 대한 책도 썼다는 사실을 아는 이는 많지 않다. 그 당시에는 책을 보고 스스로 수련할 수 있을 만큼 원숙한 학생이 매우 적었기 때문에 구루지(Guruji)*께서는 어드밴스드 시리즈를 책으로 출판하는 것이 매우 위험할 수도 있다고 판단하였다. 나는 그분의 결정을 존중했기에 원고는 오랫동안 서랍 속에 잠들어 있어야 했다.

사실, 나는 아쉬탕가 요가에 관한 책을 쓸 생각이 전혀 없었는데, 일련의 예기치 않은 상황들로 인해 첫 번째 책이 세상에 나오게 되었다. 어떤 경위로 그렇게 되었는지 간략히 얘기해 보려 한다.

1988년 1월, 내가 처음 마이소르에 도착했을 때, 스리 파타비 조이스는 몇 명의 학생들만 가르치고 있었다. 이른 아침에는 인도인 학생

---

* 구루(Guru)는 힌디어로 '스승'을 의미하며, 지(ji)는 존경을 나타내는 접미사로서, 구루지(Guruji)는 '스승님'이라는 뜻이다. 이 책에서는 스리 K. 파타비 조이스를 지칭하는 단어로 사용할 것이다.

들을 가르쳤고, 오후에는 서양인 학생들을 가르쳤다. 그런데 점점 더 많은 외국인 학생들이 찾아오기 시작하면서 상황이 바뀌었다. 그 당시 스리 파타비 조이스는 매우 건강하였기에 학생들의 모든 동작을 일일이 지도해 주었다. 하지만 그분의 영어 실력은 아직 초보적이었기 때문에 우리는 (우리의 동작을) 승인하거나 불허하는 듯한 음성에 의지하여 그분의 지시를 해석해야만 했다.

1994년 1월, 여러 해 동안 수련하고 나자 나는 빈야사 체계에 대해 더 많이 알고 싶어졌다. 그래서 오후에 자주 구루지를 찾아갔고, 그분은 나의 질문들에 답해 주었다. 나의 공책들은 나의 의문들에 빛을 던져 주는 실질적인 원고의 모습을 서서히 갖추어 갔다. 이 요가 체계를 더 많이 이해할수록 그것의 진정한 의미와 효능을 더 많이 알아차리게 되었다. 그리고 아쉬탕가 요가의 역동성은 단순히 일련의 연속적인 동작들을 특정 순서대로 수행하는 데만 있는 것이 아니라, 호흡을 통해 동작들과 연결되는 빈야사에 있음을, 그리고 모든 아사나는 정확한 수효의 빈야사를 가지고 있음을 이해했다.

나는 매일 수련 후에 스리 파타비 조이스를 만나곤 했다. 이렇게 만날 때면 그분은 내게 각 아사나의 빈야사와 그 효능들을 설명해 주었다. 나는 모든 질문을 적어도 세 번 이상 반복하여 질문했다. 질문할 때마다 매번 같은 답을 받음으로써 질문에 대한 대답이 정확한지를 확인해야 했기 때문이다. 구루지와 나는 둘 다 영어에 능숙하지 못해서 쉬운 영어로 대화를 해야 했고, 그래서 서로의 말을 잘 이해할 수 있었다. 나는 나중에 다시 듣기 위해서 우리의 대화를 녹음해 두었다.

스리 파타비 조이스는 내게 어드밴스드 A와 B 시리즈를 기록하는데 필요한 지침들을 주었다. 당시에는 내가 아직 어드밴스드 B 시리즈를 다 끝마치지 못했기 때문에 이것은 쉬운 일이 아니었다. 다행히 나의 친구 애니 페이스가 도움을 주었다. 애니는 오랫동안 아쉬탕가 요가를 수련해 왔으며, 구루지에게 어드밴스드 B 시리즈를 다 배운 몇 안 되는 여성이기도 했다. 그녀는 나의 연구를 위해 자신이 직접 수행한 전체 시퀀스(sequence; 일련의 연결 동작들)를 사진으로 찍어 기꺼이 내게 주었다. 나는 구루지와 함께 애니의 사진들을 보면서 특정 자세들을 위한 특정 빈야사에 대해 질문하곤 했다. 이 역사적인 사진들은 책의 후반부에 나온다.* 하지만 완성된 원고를 구루지에게 보여드리자 그분은 어드밴스드 A와 B는 제외하고 프라이머리와 인터미디어트 시리즈만 출판하라고 하였다.

그렇게 해서 일반적으로 세 번째와 네 번째 시리즈라고 불리는 어드밴스드 시리즈 원고는 10년 이상 서랍 속에 남아 있어야 했다. 그 후 구루지는 마침내 출판하는 게 좋겠다는 뜻을 내비쳤다. 이 일은 2007년 2월 마이소르를 방문하던 중에 일어났다. 마이소르는 내가 처음 갔을 때에 비하면 아주 많이 변해 있었다. 스리 파타비 조이스는 '새로운 샬라(shala; 수련원)'에서 가르치고 있었다. 한 번에 12명 이상의 학생은 수용하지 못하던 예전의 샬라와 달리, 이 새로운 샬라는 한 번에 70명씩 하루 200명의 학생들을 수용하고 있었다. 이런 이유로 구루지는 예전에 우리에게 해주던 것처럼 각각의 학생들을 일일이 교정해 주는 게 불가능해졌다.

그 방문 중 나는 구루지께서 아침에 새로운 샬라에서 가르친 뒤 예전 샬라에서도 지도하길 원한다는 것을 알게 되었다. 이렇게 하여 나는 다른 일곱 명의 제자들과 함께 예전처럼 수련할 수 있는 기회를 얻게 되었다. 나는 마이소르 감옥의 죄수들이 만든 양탄자 위, 예전 내

* 유감스럽게도 애니 페이스의 나우샤아사나(Naushasana) C 사진은 소실되어 리노의 사진으로 교체되었다.

자리에서 수련했다. 그것은 매우 멋진 경험이었다.

나는 우리가 스승과 제자로서 예전처럼 다시 수련한 경험이 우리를 예전 시간으로 되돌려 놓고 새로운 기운을 불어넣어 주었다고 믿는다.

내가 마이소르를 떠나기 전, 구루지는 다음번에 우리가 마이소르에서 다시 만나면 나의 오래된 원고를 수정하여 출판하자고 말했다.

그때는 우리 둘 다 그해 3월에 구루지께서 위독해질 줄 몰랐다. 다행히 그분은 92세나 되었음에도 놀라운 기력으로 회복하였다. 2년 후 병이 재발했으며, 이번에는 회복하지 못했다. 그 일이 있기 몇 달 전에 나는 다시 그분을 찾아뵐 수 있었는데, 그때 그분은 서랍 속에 있던 원고의 출판 건을 포함해서 몇 가지 지침을 주었다.

이제야 나는 어드밴스드 A와 B 시리즈의 원고를 수정할 수 있게 되었으며, 나의 구루께 영원한 존경과 감사의 마음을 담아 이 책을 세상에 내놓는다.

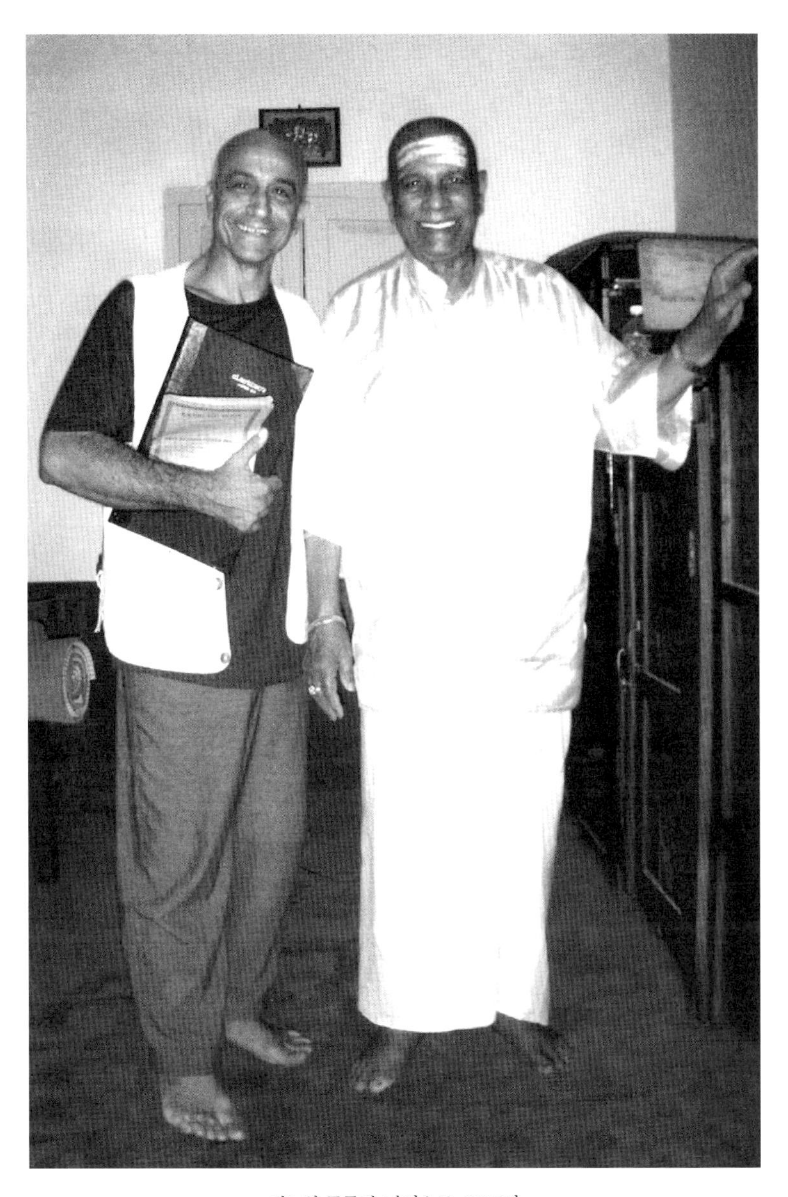

리노와 구루지_마이소르, 2007년

| 감수자 서문 |

아쉬탕가 빈야사 요가(이하 아쉬탕가 요가)를 알리는 데 헌신하고 계시는 리노 밀레 선생님의 책이 이렇게 우리나라에 소개되어 반갑고 기쁘다. 많은 분들이 아쉬탕가 요가를 통해 요가의 진정한 혜택을 함께 누릴 수 있기를 바란다.

서문을 쓰려 하니 지난 12년간 내가 걸어온 아쉬탕가 요가의 수련 과정이 머릿속에 그림처럼 떠오른다. 한국은 아쉬탕가 요가의 역사가 비교적 짧다. 내가 처음 아쉬탕가 요가를 접했을 때만 해도 요즘과는 달리 여러 사람들에게서 "왜 그렇게 힘든 요가를 하느냐, 그럴 필요가 있느냐?"는 이야기를 자주 들었다. 또한 "그런 스타일의 요가는 대중화가 어렵다."는 날이 선 충고도 많이 받았다. 그 당시 요가는 본연의 모습에 충실하기보다는 여성들의 다이어트 비즈니스라는 유행을 따라 상업적으로 번지고 있었기 때문이다. 그래서 아쉬탕가 요가의 철학이나 수련 방법의 우수성에 주목하는 사람은 별로 없었다.

그러나 진정성은 사람의 마음에 어떤 직접적인 호소력을 가지고 있나보다. 시간이 흐름에 따라 아쉬탕가 요가의 전통을 전파하는 뛰어난 지도자들이 차츰 두각을 나타내고 있고, 덕분에 이제는 아쉬탕가 요가가 널리 확산되고 있다.

여기서 잠깐 아쉬탕가 요가의 어떤 면이 수련하는 이들의 마음을 그렇게 매료시키는지 살펴보자. 아쉬탕가 요가는 인도 마이소르의 전통적인 수업 방식이자 독특한 자기주도 방법인 '마이솔 클래스'에 따라 수련을 한다. '마이솔 클래스'는 대스승이신 스리 파타비 조이스께서 오랜 요가 수련과 지도를 바탕으로 고안하신 방법이며, 사람들이 각자의 역량과 수준에 따라 요가를 배우도록 한 탁월한 수업 방식이다. 아쉬탕가 요가는 이 '마이솔 클래스'에 따라 수련을 할 때 비로소 그 진면목을 알아볼 수 있다. 이런 장점은 그동안 획일적인 주입식 수업 지도 방식에 식상해 있던 국내 요가 강사들에게 돌파구 같은 역할을 해주었다.

초기에는 나를 포함한 많은 수련자들이 아쉬탕가 요가의 강하고 유려한 아사나적인 측면에 관심을 기울였던 것이 사실이다. 그러나 본래 아쉬탕가 요가는 아사나에 국한되지 않으며, 파탄잘리의 요가 수행 8단계를 더 잘 이해하고 체험하는 데 초점이 맞춰져 있다. 이것이 가능한 이유는 아사나의 순서가 시리즈별로 정형화되어 있기 때문이다. 아쉬탕가 요가를 꾸준히 인내하며 수련한다면, 실천적 요가 수행 방법을 체험하고 터득하며, 나아가 삶의 변화까지 직접 느낄 수 있을 것이다. 이는 아쉬탕가 요가가 파탄잘리의 8단계 요가 철학과 쿤달리니의 요가 생리학적 측면에 기본 바탕을 두고 있는 수련 방법이기 때문이다. 또한 책 속에서 자세히 언급하겠지만 웃자이 호흡과 동작의 일치, 반다, 드리쉬티 등의 요소들이 아사나적인 수행 속에서도 집중과 명상을 유도하며 깊은 자각의 상태를 체득할 수 있도록 돕는다.

이러한 많은 장점에도 불구하고 아쉬탕가 요가가 몇 년 전까지 우리나라에 잘 알려지지 않았던 이유는 아쉬탕가 요가를 오랫동안 수련해 온 지도자가 없었기 때문이다. 나 또한 2003년에 처음 아쉬탕가 요가를 인터넷으로 접한 뒤 많은 자료를 통해 배우고 연습하며 수많은 시행착오를 거쳤다. 그러면서 동호회에도 가 보고 서울 도심에 있던 요가원에서 아쉬탕가 요가의 약식 스타일을 잠시 배우기도 했다. 하지만 아쉬탕가 요가의 실천 철학을 이해하지 못하는 데서 오는 미묘한 부작용과 아사나에 대한 지나친 집착 때문에 오랜 시간을 더디게 돌아왔다. 그러나 돌이켜 보면 이런 시행착오를 거친 것이 시간낭비만 한 것은 아니었다. 그때 겪은 시행착오와 다양한 방법으로의 접근과 분석, 또 많은 체험이 지금 나의 학생들을 가르치는 데 자양분이 되었기 때문이다.

과거는 물론이고 현재까지 많은 사람들은 건강하고 풍요로운 삶, 심신의 안정을 찾고 고요함을 유지하는 것을 최고로 손꼽고 있다. 특히 요즘 들어 현대인들에게는 이런 것들이 더욱더 필요한 것 같다. 빠르게 변해 가는 현대 사회에서 느끼는 정체성의 불안과 무한 경쟁으로 인해 쌓이는 스트레스는 심인성 질환의 요인이 되고 병적인 현상까지 초래하고 있기 때문이다.

이런 이유로 우리나라에서도 요가가 힐링과 함께 성행하게 되었다. 요즘에는 수많은 스타일의 요가와 수련 방법들이 소개되고 있으며, 지금도 여러 가지 퓨전 요가들이 창조되고 있다. 그러나 아쉬탕가 요가는 파타비 조이스의 가르침 이래 변질되지 않으면서도 전통적인 요가 고유의 독특한 체계를 보존하고 있으며, 자기계발과 심신의 치유, 마음의 안정을 위한 탁월한 도구로 쓰이고 있다.

지은이 리노 밀레 선생님은 남인도 마이소르에서 파타비 조이스로부터 전통 방식에 의해 전수된 가르침을 오랫동안 따르고 배운 제자다. 그리고 스승인 파타비 조이스의 유언에 따라 프라이머리 시리즈, 인터미디어트 시리즈, 어드밴스드 시리즈 A, B를 사진과 함께 호흡과 동작의 일치를 확실하게 정립해서 세상에 공개한 것이 바로 이 책이다.

요가를 배우고 가르치는 한국의 많은 선생님들이 아쉬탕가 요가를 배우고자 하나 워낙 정보가 부족한 관계로 외국 원서에 의존하고 있는 실정이다. 나는 이 책이 많은 후학들에게 아쉬탕가 요가의 전통적 실천 방법을 전하기에 충분하다고 여긴다. 체계적이고 정확한 접근법을 전하고 있어 심화된 아쉬탕가 요가를 배우는 데 최고의 안내서가 될 것이다.

나 또한 스승인 파타비 조이스와 샤랏 선생님에게 가르침을 받았으며, 현재도 전통 방식을 그대로 이으며 많은 학생들을 지도하고 있다. 전통의 고수는 요가 본연의 모습이 왜곡되지 않도록 그 철학적 기반 그대로를 순수하게 유지하며 전하는 데 의의가 있다고 본다. 요가의 세부적인 분류에서 많은 사람들이 자신의 성향과 스타일에 따라 지향하는 바도 다르다. 그것이 아사나적인 발전이든 생명력을 강화하는 호흡법이든 깊이 있는 명상이든 간에, 믿음을 가지고 인내하며 헌신하는 마음으로 수련해 나간다면 누구든지 이 수련체계에서 자신이 원하는 바를 얻을 수 있을 것이다.

그 밖에도 아쉬탕가 요가를 통해 얻을 수 있는 삶의 유용한 측면들이 많지만, 그것은 독자들이 스스로 발견해야 할 보물일 것이다. 부디 지면으로만 이해하는 데서 끝나지 말고 좋은 지도자를 찾아 지속적으로 실천하고, 그 실천과 연습을 통해서 자신의 삶을 변화시킬 수 있는 성찰의 힘과 풍요로움을 느껴 보길 바란다.

2014년 10월

아쉬탕가 요가 스튜디오 원장

양중석

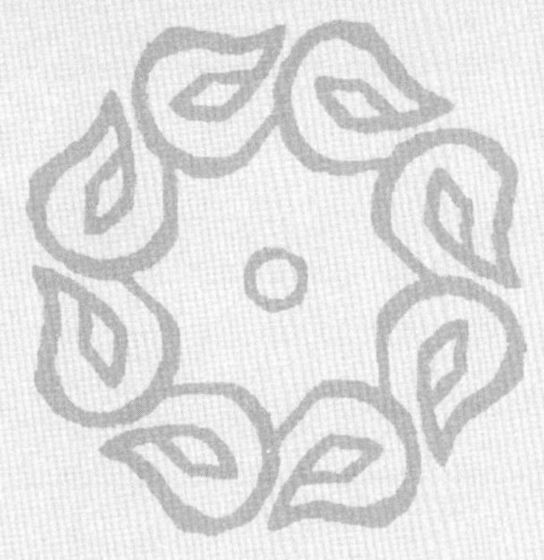

차례

| 리노 밀레와의 대화 |

나는 2001년부터 리노 밀레의 요가원에서 아쉬탕가 요가를 수련하기 시작했다. 이 수련은 여러 가지 면에서 나의 삶을 긍정적인 방향으로 변화시켰으며, 이 점에 관해서 언제나 리노에게 감사하고 있다. 세월이 흐름에 따라 나는 이 수련—너무 많은 질문을 하지 않고, "99%의 수련과 1%의 이론"이라는 스리 파타비 조이스의 말씀에 따라 만트라를 암송하듯 꾸준히 실천하는 수련—이 우리를 변화시키고 탈바꿈시킨다는 것을 점점 더 깨닫게 되었다. 그러나 이와 동시에, 이 길을 걷다가 난관에 부닥친 학생들이 명확한 설명을 원하는 것 또한 불가피한 일이다. 그래서 리노가 내게 이 책을 만드는 작업을 도와달라고 했을 때, 나는 수년간 탈의실에서, 수련 후 대화에서, 수련회에서 학생들에게 받았던 질문들을 그에게 물음으로써 그를 도울 수 있겠다고 생각했다. 다음에 나오는 내용이 요가를 배우는 우리들이 찾고 있는 대답들을 전부 망라하지는 않더라도, 적어도 대부분의 대답이 되기를 희망한다.

프란체스카 마르시아노

여정의 시작

〔프란체스카가 질문하고 리노가 답한다.〕

언제 요가를 처음 알게 되었나요? 이탈리아에 아쉬탕가 요가를 처음으로 소개한 분이 선생님 아닌가요?

저 혼자만 했던 것은 아닙니다. 그 당시 나의 동료였던 티나 피지멘티와 함께 했죠.

그 전에도 요가를 접했나요?

처음으로 요가라는 것을 본 것은 〈시계태엽 오렌지〉라는 영화에서였습니다. 이 영화에서 강도들이 어떤 부부가 사는 빌라에 침입하려고 하는 장면이 있었는데, 남편은 피아노를 치고 있거나 책을 읽고 있었던 것 같고, 부인은 살람바 사르방가아사나를 하고 있었어요. 저는 혼잣말로 "저 여자는 거꾸로 서서 도대체 뭘 하고 있는 거지?"라고 중얼거렸죠. 그 장면은 제게 깊은 인상을 심어 주었습니다. 하지만 제게 요가를 소개해 준 사람은 그때 이미 어느 정도 수련을 하고 있던 티나

였어요.

요가를 시작하기 전에 몸에 관한 수련을 한 적이 있나요?

전혀 없었어요. 저는 인체의 기능에 대한 기본적인 지식조차 부족했습니다.

그래서 선생님과 티나는 인도로 스승을 찾아 떠나기로 결심한 것이군요. 하지만 어째서 그랬죠? 무슨 계기가 있었나요?

아니요, 그런 것은 없었습니다. 저는 극장에서 근무하고 있었고 스트레스가 많은 삶을 살고 있었습니다. 몇 년 전부터 쿤달리니 요가를 수련했지만, 인도에서 무엇을 기대해야 할지 짐작할 수가 없었습니다.

마이소르의 샬라(shala; 수련원)에 대한 첫 인상은 어떠했나요?

1988년이었습니다. 구루지의 샬라를 찾아가기 전에 여러 곳을 거쳤는데, 모두 무척 아름다운 곳들이었죠. 마이소르에서 구루지의 샬라에 들어갔는데, 그곳은 몹시 어두웠고, 구루지는 수련생들을 붙잡아 비틀고 묶어서 곡예사들이 할 법한 동작들을 만들어 내고 계셨습니다. 매료되어 버렸죠. 반면에 티나는 "저 사람이 내 몸에 손을 대게 하고 싶지 않아."라고 말했어요. 우리의 첫 만남은 완전한 놀라움이었고, 우리가 지금껏 요가는 어떠할 것이라고 상상했던 것과는 정반대였습니다. 우리는 새로운 언어와 마주친 것이었어요. 여기에는 숨과 땀이 있었습니다. 처음으로 수리야 나마스카라(태양경배)를 했을 때 저는 에너지를, 대지에서 오는 에너지를 느꼈습니다. 즉시 감지했죠. 여전히 아무것도 이해하지는 못했지만 그것을 느꼈어요. 하지만 그것을 이해하기까지는 5년이란 시간이 걸렸습니다.

그 당시에는 구루지의 자세 교정(어저스트먼트, adjustment)이 강했나요?

예. 하지만 당시에는 그렇다는 것을 알지 못했습니다. 세월이 지난 뒤 나중에 되돌아보면서 깨닫게 되었죠. 사실, 처음 3년간은 무릎에 문제가 생겨 힘들었습니다.

처음 방문 때 선생님과 티나는 얼마나 마이소르에 머물렀죠?

한 달쯤이었습니다. 하지만 그때는 구루지에게 배우지 않았어요. 구루지는 수업료로 250달러를 받았는데 우리는 160달러밖에 없었거든요. 우리는 마이소르에 다른 선생님이 있다는 말을 듣고 그를 찾아갔습니다. 그는 구루지에게 배운 사람으로 이름이 아헹가였는데, 원목으로 지어진 아름다운 샬라에서 가르쳤죠. 그는 그 건물이 과거에 스리 T. 크리슈나마차리야의 샬라였다고 주장했습니다. 저는 마이소르에 갈 때마다 그를 만납니다. 우리는 그에게 요가를 배우기로 결정

했어요. 그는 50달러만 요구했으니까요.

그가 B.K.S. 아헹가였습니까?

아니에요. B.K.S. 아헹가는 아니었어요. 자신이 그의 조카라고 하더군요. 그도 아쉬탕가 요가를 가르치기는 했지만 구루지처럼은 아니었어요. 당시에는 그렇다는 것을 알 수가 없었죠. 초보자한테는 이 선생님이나 저 선생님이나 다 좋아 보이니까요. 그렇게 티나와 저는 요가를 시작했고, 그는 우리에게 어느 정도 수련에 대해서 설명을 해주었죠. 저는 그 당시 그가 우리에게 가르치던 동영상을 아직도 가지고 있어요. 어쨌든 우리는 다음 해가 되어서야 비로소 구루지께 배우기 시작했습니다.

그에게 배운 요가는 어떤 면에서 구루지께 배운 요가와 달랐나요?

구루지의 밑에서 수련을 시작하자마자 전혀 다른 에너지가 있다는 것을 느꼈습니다. 구루지는 평범한 스승이 아니었어요. 그분은 말을 하지 않았는데, 그것이 그분의 강점이었죠. 그분이 말을 하지 않은 것은 영어를 못했기 때문이긴 했습니다. 그분은 대개 끙 하는 소리를 내면서 "으으으으음…… 해봐!"라고 말씀하셨죠. 이런 식으로 말씀하시면서 우리들이 해내도록 만드셨습니다.

영어를 하지 못하면서도 그분은 의사소통을 할 수 있었던 거군요. 어떻게 해서 그럴 수 있었다고 생각하시나요?

몸을 통해서였죠. 저는 이 점을 나중에야, 몇 년이 지난 뒤에야 이해했습니다.

그분은 그런 방법으로 자세 교정을 해주셨군요?

예. 수련생의 자세를 교정해 주는 데는 다양한 방법이 있으니까요. 수련생들을 다치지 않게 하기 위한 세심함이 필요합니다.

수련 초기에 그런 과정에서 다칠까 봐 두렵지는 않았나요?

우리는 초기에는 다들 어느 정도씩은 두려워하죠. 어떤 이는 무릎을, 어떤 이는 발을 걱정하는 식으로요. 저는 그분의 힘에 저항하곤 했어요…… 음, 저는 그분을 '마이소르의 사자'라고 불렀는데, 그분은 제게 사자와 같았기 때문입니다. 그분은 놀랍도록 힘이 셌고, 저는 몹시 뻣뻣했죠. 그분이 제 몸 위에 서 있을 때면 그분의 압력을 느낄 수 있었습니다. 요가를 바라보는 관점이 이전과 매우 달라질 수밖에 없었음을 얘기하지 않을 수 없군요. 그분은 자신이 하던 말을 깊이 신뢰했는데, 바로 "요가는 99%의 수련과 1%의 이론이어야 한다."는 것이었습니다. 무척 흥미로운 말이었죠.

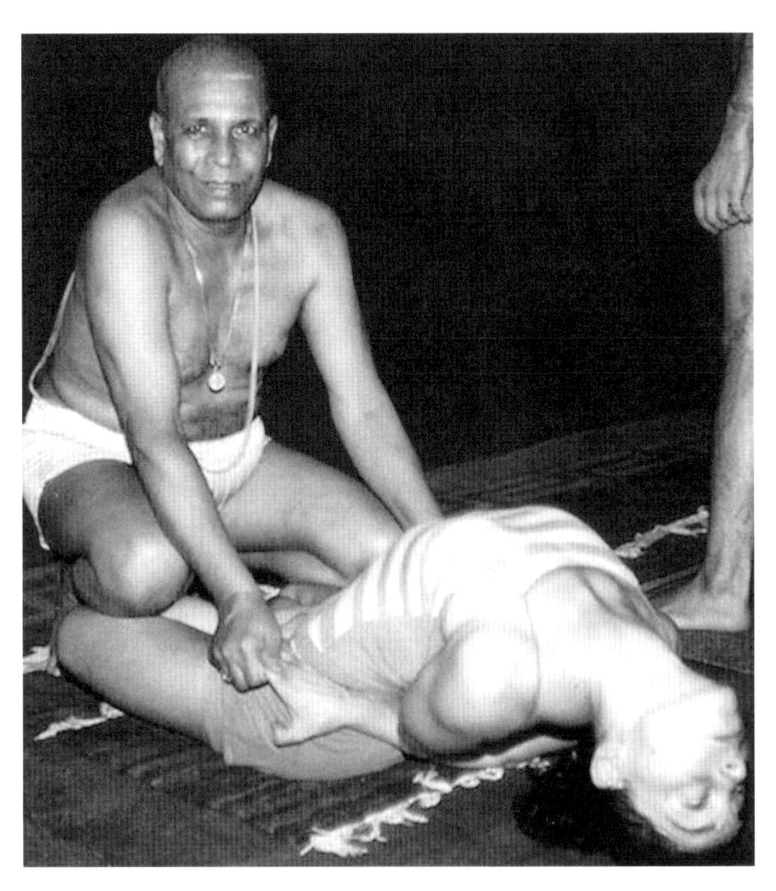

티나와 구루지_마이소르, 1990년

이론과 수련

학생들, 특히 초보자들은 종종 아쉬탕가 요가 선생님들이 충분한 지침을 주지 않는다고 불평하는데요. 그들은 "99% 수련과 1% 이론이라는 말을 이해하지 못하겠어요. 왜 이 동작을 어떻게 해야 하는지 아무도 설명해 주지 않고 틀리게 해도 그냥 놔두는 거죠?"라고 말합니다. 이 '지침의 부재'에 대해서 하고 싶은 말씀이 있으신지요?

예, 그 점에 대해 얘기해 보죠. 학생들에게 어떤 자세를 취하도록 할 때, 저는 호흡을 통해서 그리고 움직임을 통해서 어떻게 해야 하는지를 말해 줍니다. 사실 호흡과 움직임이라는 이 둘은 같은 것이죠. 이런 방법으로 저는 학생들이 자세를 취하게 합니다. 하지만 학생들은 이해하고 싶어 하고 알고 싶어 합니다. "그러면 발의 위치는 어떻게 해야 하나요?" 이런 식으로 말이죠. 저는 그들에게 아무 말도 해주지 않습니다. 왜냐하면 만약 그들의 신체가 정렬되어 있지 않다면, 제가 누구에게 말을 해야 할까요? 그들의 마음에 대고 얘기할까요? 만약 제가 그들에게 발은 머리와 골반이 이루는 선상에서 15cm 내에 놓아야 한다고 말한다면, 그들은 어떻게 해야 할지 이해할까요? 아닙니다! 그러니 그들에게 그렇게 하라고 말한들 무슨 소용이 있을까요?

그렇다면 아쉬탕가 요가에서는 몸이 스스로 자세를 찾아야만 한다는 뜻인가요?

몸이 호흡을 찾아야 합니다.

그러니 올바른 자세를 발견하려면 호흡을 따르는 것으로 충분하다는 말인가요?

어떤 식인지 설명드리죠. 당신이 샬라에서 수련을 시작하면, 강사들은 "무릎을 얼마만큼 거리를 두고 넓히세요."라고 말해 주지 않습니다. 왜냐하면, 당신이 무엇을 이해하겠습니까? 그들은 당신을 어떤 동작으로 움직이도록 할 때 당신이 그 동작을 인식하게 합니다. 이것이 내가 가르치는 방식입니다. 왜냐하면 무념(無念, 생각하지 않음)의 흐름을 잃지 않아야 하기 때문입니다.

요컨대 생각할 필요가 없다는 거군요.

그렇지요. 생각하지 말아야 합니다. 이 끊임없는 생각의 흐름이 서구 사회의 문제입니다. 우리는 모든 것을 생각으로 판단하는 데 익숙해져 있습니다. 생각을 가장 우선시하죠. 이해를 해야만 행동을 한다는 식입니다. 이해를 할 수 없다면 어떻게 행동하냐고 질문합니다. 하지만 아쉬탕가 요가에서는 처음에는 본능이나 직관이 훨씬 많이 요구

됩니다.

이러한 방식이 인도나 동양적인 학습 방식이라고 할 수 있을까요?

그렇습니다. 구루지의 가르치는 방식은 전적으로 인도식입니다.

선생님은 모든 종류의 요가 중에 아쉬탕가 요가가 가장 정통적인 모습으로 보존되었다고 생각하시나요? 가장 전통적인 방식으로 전해 내려왔다는 의미에서요?

이것은 항상 그리고 오직 가르치는 선생님에게 달렸습니다. 이 점에 대해서는 매우 엄밀해야 합니다. 세계 곳곳을 여행하면서, 저는 종종 선생들이 다른 종류의 요가들을 섞어 놓은 것을 목격하고는 합니다. 저는 그들의 가르침이 맞는 것인지 그 즉시 알아볼 수 있죠.

아쉬탕가 요가를 올바르게 가르치려면 엄밀한 규정과 규칙을 따라야 한다고 말할 수 있을까요?

물론입니다. 그리고 이 엄밀함은 호흡과 조화를 이룬 움직임으로부터 나옵니다.

전통의 고수

마이소르에서 첫 몇 년간은 소수의 학생들만 있었고, 마이소르의 옛 샬라는 아쉬탕가 요가의 중심이었다고 하셨죠?

예, 모든 것이 그곳에서 시작되었습니다. 당시에는 저를 제외한 대부분의 학생들이 다른 형식의 요가를 수련하다 온 강사들이었죠. 몇 년 후 그들을 다시 만났을 때, 그들이 아쉬탕가 요가를 가르치면서 다른 기법들을 섞어 쓰는 것을 보았습니다. 이런 관찰은 제게 아주 중요했습니다. 왜냐하면 저는 전통에 따라 가르치고 싶었고, 사소한 것이라도 바꾸고 싶지 않았으니까요. 저의 학교들이 성공하고 이렇게 오랫동안 지속될 수 있었던 이유는 전통을 고수했기 때문이라고 믿습니다. 어떤 강사들이 그러하듯이 제가 '뒤범벅'이라고 부르는 방법으로 가르친다면, 요가는 순수성을 잃고 맙니다.

그러면 구루지께 배운 방식대로 고스란히 수련을 전수하는 것이 선생님에게는 무척 중요한 일이겠군요?

그렇습니다. 바른 자세를 학생에게 직접 전달하는 데는 신체적인 접촉이 중요한 수단이며, 이 접촉은 그 학생을 위한 수단이 될 수 있다는 것을 구루지는 제게 이해시켜 주었습니다.

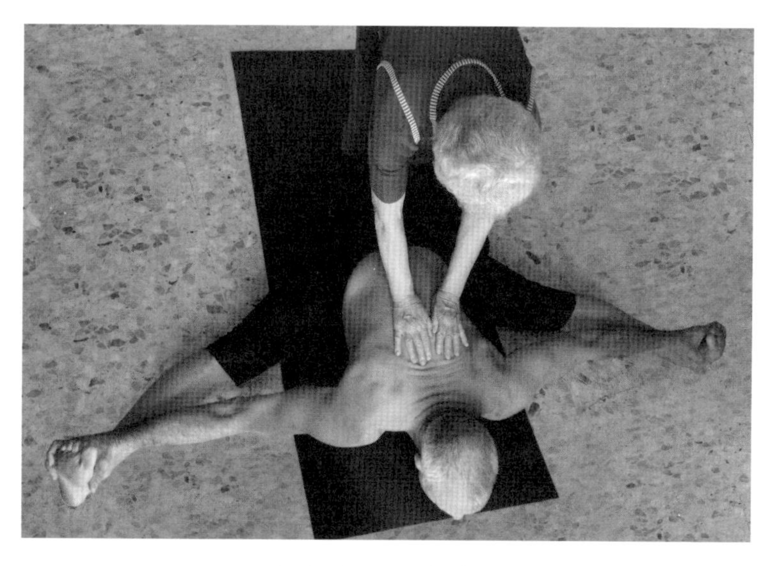

리노와 그의 어머니 안토니에타

책에 대하여

빈야사 체계에 대해서 처음으로 흥미를 가지게 된 것은 언제였습니까?

1993년 8월, 구루지를 만나기 위해 프랑스에 갔을 때였어요. 구루지는 그곳에서 워크샵을 진행하고 계셨습니다. 그 당시 저는 인터미디어트 시리즈를 수련하고 있었는데, 한 무리의 학생들이 제게 인터미디어트 그룹에 참여해서 함께 수련하지 않겠냐고 물었습니다. 충분한 학생이 모이지 않으면 구루지께서 인터미디어트 수업을 진행할 수 없었기 때문입니다. 그 당시에는 수련이 깊은 학생이 얼마 없었기 때문에 구루지는 유럽에 오시면 첫 번째 시리즈를 레드 클래스(led class; 지도자의 구령을 따라 하는 수업)로만 진행하셨습니다. 그분은 빈야사 체계를 가르치면서 모든 동작의 호흡을 직접 카운팅 하셨는데, 모든 숫자를 산스크리트어로만 말씀하셨습니다. 그래서 아무도 알아듣지 못했죠. 얼마 후 구루지를 뵈러 가자 그분은 "내가 자네를 본 지가 일 년도 넘었으니 내일은 인터미디어트를 하지 말고 프라이머리를 하게." 하고 말씀하셨습니다. 저는 준비가 되어 있었으므로 인터미디어트를 하고 싶다고 말씀드렸죠. 그분은 그럴 수 없다고 주장하셨고, 제가 그분의 말씀을 따르지 않았기에 몹시 화가 나셨습니다. 그분의 언성이 높

아지자, 사모님께서 저를 두둔하며 중재를 해주셨어요. 구루지의 화가 누그러지도록 잘 말씀해 주셨죠.

다음 날 아침 저는 구루지의 레드 클래스를 보러 찾아갔어요. 그분이 산스크리트어로 카운팅을 하는 점이 매우 흥미로웠고, 그것을 배우고 싶었습니다. 그분은 제게 다가와 물었습니다. "그래서 어떻게 할 건가? 할 건가 말 건가?" 저는 대답했습니다. "프라이머리는 하고 싶지 않습니다. 인터미디어트 수업을 듣고 싶습니다." 그러자 이번에는 언성을 높이는 대신에 "그럼 언제 올 건가?"라고 물으셨습니다. 인터미디어트 클래스가 오후 5시에 시작한다는 것을 알고 있던 저는 5시에 오겠다고 했죠. 그렇게 저는 인터미디어트 클래스에 가서 시퀀스를 하기 시작했습니다. 구루지께서 제게 화가 났다는 소문이 이미 퍼져서 모두들 어떤 일이 일어날지 궁금해하고 있었습니다. 하지만 그때 저는 준비가 되어 있다는 것을 스스로 알고 있었기 때문에 침착했습니다. 수련하는 내내, 구루지의 시선을 느꼈어요. 제가 어떻게 동작을 하고 있는지 확인하고 계셨죠.

며칠 후 구루지가 스위스의 지날(Zinal)에서 열리는 요가 축제에 초대되었을 때, 그분은 저와 몇몇 학생을 함께 데리고 가셨습니다. 우리는 그곳에 도착해서야 그들이 요가 샬라가 아닌 술집을 예약해 놓았다는 사실을 알았죠. 위스키, 코냑이 카운터에 놓여 있는 술집 말입니다. 상상해 보세요! 우리 학생들은 테이블과 의자를 치워 공간을 만들었습니다. 구루지는 우리에게 다음 날 그곳에서 시범을 보이라고 말씀하셨죠. 그분은 "내가 자네들에게 무엇을 할지 말해 주겠네. 내가 자세를 말하면 자네들은 그 자세를 취하게."라고만 말씀하셨습니다. 그 당시에 저는 자세들의 이름조차 모르고 있었어요. 아직 요가를 가르치기 이전의 일이었죠. 그날 꼬박 밤을 새서 공부를 했고, 이것이 모든 것의 시작이었습니다. 그때 저는 빈야사의 중요성을 이해하기 시작했던 거죠.

구루지께서 아사나와 그에 따르는 숫자를 말씀하시면, 우리는 빈야사에서 그 숫자에 해당하는 동작을 정확히 해야만 했습니다. 그때까지 저는 빈야사 체계의 정밀함에 대해서 깨닫지 못하고 있었습니다. 그 시범이 있은 후에도 전체 체계에 대해서 명확히 알지는 못했지만, 모든 것이 카운팅에 달려 있음을 그때 이해했습니다. 사모님은 구루지께서 크리슈나마차리야의 제자였을 때의 일을 말씀해 주셨는데, 그분은 시험을 보러 가기 전날 한밤중에 숫자를 외치며 깨곤 했다는 겁니다! 어려운 개념이지요. 저도 당시에 그것을 이해하는 데 몇 달이 걸렸고, 거기서부터 나의 연구가 시작되었고, 결국 이 책으로까지 이어지게 된 것입니다.

기억하기로는 마이소르에서 선생님이 수련을 시작한 초기에는 아쉬탕가 요가에 대한 책이 전혀 없었다고 말씀하신 것 같은데요. 지침서도 없고 말이죠. 그렇다면 각각의 아사나에서 몇 번씩 숨을 쉬어야 하는지 알 수가 없었겠군요?

그 당시에 우리는 이 모든 것을 구루지께 직접 배웠습니다. 오직 그분만이 우리에게 호흡하는 방법을 가르칠 수 있었죠.

예. 하지만 구루지께서 영어를 그다지 잘 이해하지 못하셨고 설명을 자세히 해주시는 편도 아니었는데, 학생들이 어떻게 그런 가르침을 알아들을 수 있었던 건가요? 그 당시에는 영상이나 책자, 지침서 등 오늘날 우리가 흔하게 누리고 있는 것들이 전혀 없었을 텐데요.

구루지는 58년도에 《요가말라(Yoga Mala)》라는 책을 쓰셨습니다. 하지만 제가 마이소르에 처음 갔던 88년에는 그 책을 찾을 수가 없었죠. 94년과 95년 사이에 저는 그 책의 남아 있는 유일한 사본을 찾아냈습니다. 그때 저는 마이소르에 있었는데 머릿속으로 구루지께서 일련의 동작들을 시연하는 이미지들로 이루어진 포스터를 구상했고, 지금 그 포스터는 제가 운영하는 모든 샬라에 걸려 있습니다.

그렇다면 이미 사진들은 존재하고 있었던 거군요?

예. 어떤 사람이 구루지가 젊을 때 취한 자세들을 찍었는데, 사진들이 많지 않았고 그 사진들을 모두 복원해야만 했습니다. 그리고 구루지의 차투랑가 단다아사나(Chaturanga Dandasana) 사진이 심하게 훼손되어 그분의 다리가 보이지 않는 관계로 새로운 사진이 필요했습니다. 그래서 포스터를 보시면 이 동작만 구루지가 82세 때 다시 찍은 사진으로 대체되어 있는 것을 알 수 있습니다. 아무튼 차투랑가 단다아사나 사진은 소실된 상태였고, 저는 구루지께 그 사실을 말씀드렸지요. 그러자 그분은 자신이 집필한 책을 방갈로르에서 출판했다는 사실을 기억해 냈습니다. 제가 그분을 쳐다보면서 "예? 책을 쓰셨다고요?"라고 묻자 그분은 "그래, 몰랐나?"라고 되물으셨죠. 저는 몰랐다고 답하면서, 언제 쓰셨냐고 물었습니다. 58년도였다고 하시더군요. 또 언제 출판했냐고 묻자 1960년이었다고 하시는 겁니다. 저는 그 책을 보고 싶다고 했으나 그분은 당시 천 권을 인쇄했지만 모두 팔았거나 다른 이에게 주었다고 하셨어요. 그러면서 어쩌면 방갈로르에 있는 인쇄소에 아직 한 권이 남아 있을지도 모르겠다고 말씀하시더군요.

그 책은 영어로 쓰여 있었나요?

아니요, 산스크리트어와 칸나다어로 쓰여 있었습니다. 그때 저는 사진들이 포함된 그 책 한 권을 찾아낼 수 있었죠. 하지만 차투랑가 사진은 여기서도 망가져 있어서, 하는 수 없이 82세인 구루지의 시연 사진을 사용해야만 했습니다. 저는 쥐들이 일부 갉아먹은 그 책을 여전히 보관하고 있어요.

그렇다면 그때까지 그분의 제자들 중에 그 책을 본 사람이 없었나요?

모릅니다. 제게 그 책에 대해 말한 사람은 아무도 없었죠. 저는 그 책을 복사했고, 마이소르에 있는 구루지 댁을 자주 방문했던 에디 스턴*도 복사된 책을 하나 얻어서 뉴욕으로 가져갔어요. 반년쯤 후에 그는 내게 전화를 해서 원고를 출판할 수 있도록 구루지께 허락을 받아 달라고 부탁했습니다. 우리는 함께 마이소르에 갔고 원고를 구루지께 보여 드렸죠. 하지만 처음에 그분은 승낙하지 않으셨습니다. 그분은 우리가 그 원고를 버리길 원했어요.

왜 그러셨던 거죠?

산스크리트어를 번역하는 것은 불가능하다고 생각하셨기 때문입니다. 산스크리트어는 매우 복잡한 언어라서, 흔히 한 단어에 여러 의미가 내포되어 있습니다. 구루지는 전통을 따르는 분이었고, 우리는 그 점을 알고 있었기에 실망하지 않았죠. 이틀 후에 저는 다시 그분을 찾아가서 설득했습니다. 학생들에게는 이 원고가 필요하며, 그들은 더 많은 것을 알고 싶어 하기 때문에 더 많이 공개할 필요가 있다고 말씀드렸죠. 그러자 구루지도 마침내 수긍을 하셨어요.

그러면 그것과는 별개로 선생님은 언제 책을 쓰셨습니까?

94년 1월부터 구루지와 함께 빈야사에 대한 연구를 시작했습니다. 그것은 어렵고 중요한 작업이었는데, 왜냐하면 모든 동작을 일일이 호흡과 함께 배열해야 했기 때문입니다. 모든 아사나는 각각 고유의 빈야사 수를 가지고 있으니까요. 이 작업은 오직 구루지와만 함께 할

---

* 스리 파타비 조이스의 제자로 뉴욕에서 아쉬탕가 요가를 가르치고 있다.

수 있었어요. 그분만이 잘못된 점을 고쳐 줄 수 있었기 때문입니다. 작업을 하는 동안 마이소르에서 세 달을 머물렀죠.

《요가말라》*에는 호흡을 세는 법이 나오지 않았나요?

나와 있습니다. 그러나 읽어 보면 아시겠지만, 《요가말라》는 서술형으로 설명해 놓아서 복잡하고 혼동이 올 수도 있습니다. 저의 책에서는 최대한 단순화시켰습니다. 그리고 94년 1월 당시에 저는 《요가말라》라는 책에 대해서 아무것도 모르고 있었습니다. 지금 확실히 기억나지는 않지만, 그 책의 영어판은 1999년에 출판되었으니까요. 그런 연유로 저는 매일 3시간씩 구루지에게 각각의 빈야사에 따른 호흡에 대한 설명을 들었습니다. 그분도 작업에 열의를 보이셨죠. 누군가가 자신의 연구에 관심을 보이는 것이 기쁘셨던 것 같습니다.

그러면 이 모든 작업을 함께 하는 동안 구루지께서는 자신의 책에 대해 한 번도 언급하지 않으셨다는 건가요?

그렇습니다. 이런 이유로 저는 그분이 무척이나 인도인다웠다고 말합니다. 아무튼 우리는 이 작업을 완수했고, 첫 번째, 두 번째, 그리고 어드밴스드 A 시리즈를 문서로 정립할 수 있었습니다. 우리는 7개의

---

* 스리 파타비 조이스의 저서.

사본을 만들어서, 구루지가 한 권, 제가 한 권을 가졌고, 저를 도와준 분들에게 각각 한 권씩 나눠 주었습니다. 그때부터 저는 구루지께 많은 은혜를 입었습니다. 그분은 댁으로 저를 초대해 주었고, 포스터와 달력 등을 만들 때도 저를 불러 주셨습니다. 저는 또 구루지께서 가지고 있던 낡은 공책을 보게 됐는데, 알고 보니 《요가말라》 원고더군요. 사실 《요가말라》를 읽어 보면 구루지께서 손수 페이지 숫자를 적어 놓은 사진이 있습니다. 저는 모든 페이지 번호를 다시 매기고 금박으로 제목을 쓴 뒤 그분께 선물로 드렸습니다. 하지만 당연히 그분은 이 책도 잃어버리셨고, 2007년 8월이 되어서야 제가 다시 찾아냈죠.

오늘날 우리는 빈야사마다 호흡하는 법이 정해져 있다는 사실을 당연하게 받아들이고 있는데, 그 당시에는 그렇지 않았다는 사실이 흥미롭군요.

예, 흥미롭습니다만, 처음에는 그것이 매우 어렵게 느껴졌습니다. 하지만 구루지는 어떤 식으로 아사나와 빈야사를 연결시키는지를 천천히 그리고 분명하게 이해시켜 주셨어요. 그분이 아시는 모든 것을 스스로 연구해서 알게 되었느냐고 묻자, 그분은 아니라고 대답하시더군요. 그분의 구루이신 스리 T. 크리슈나마차리야께서 설명해 주셨다고 했습니다. 하지만 저는 크리슈나마차리야께서 아사나를 빈야사와 연결시켰다고는 생각하지 않습니다. 개인적인 의견이지만, 아사나들을 오늘날 우리가 알고 있는 시퀀스 형식으로 만들어 낸 것은 구루지였다고 생각해요.

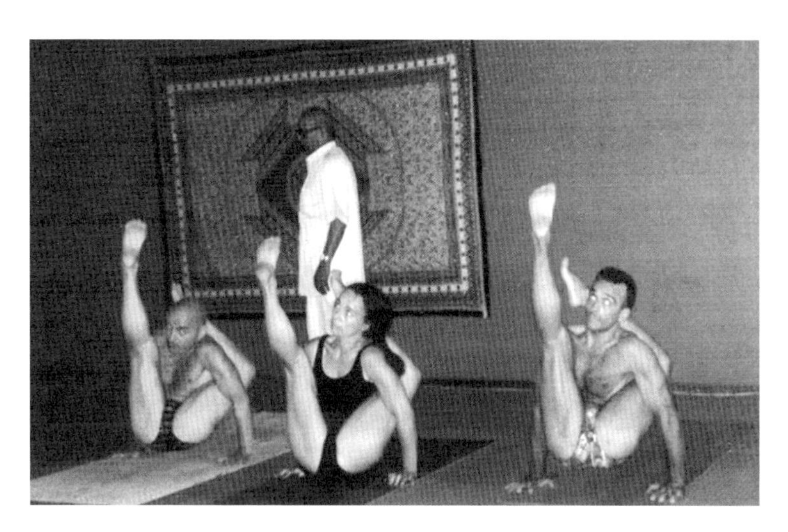

지날(스위스)에서 보인 시범, 1993년 8월

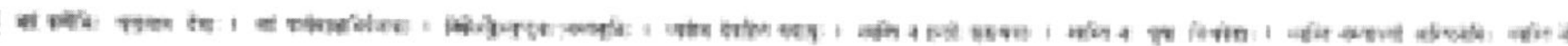

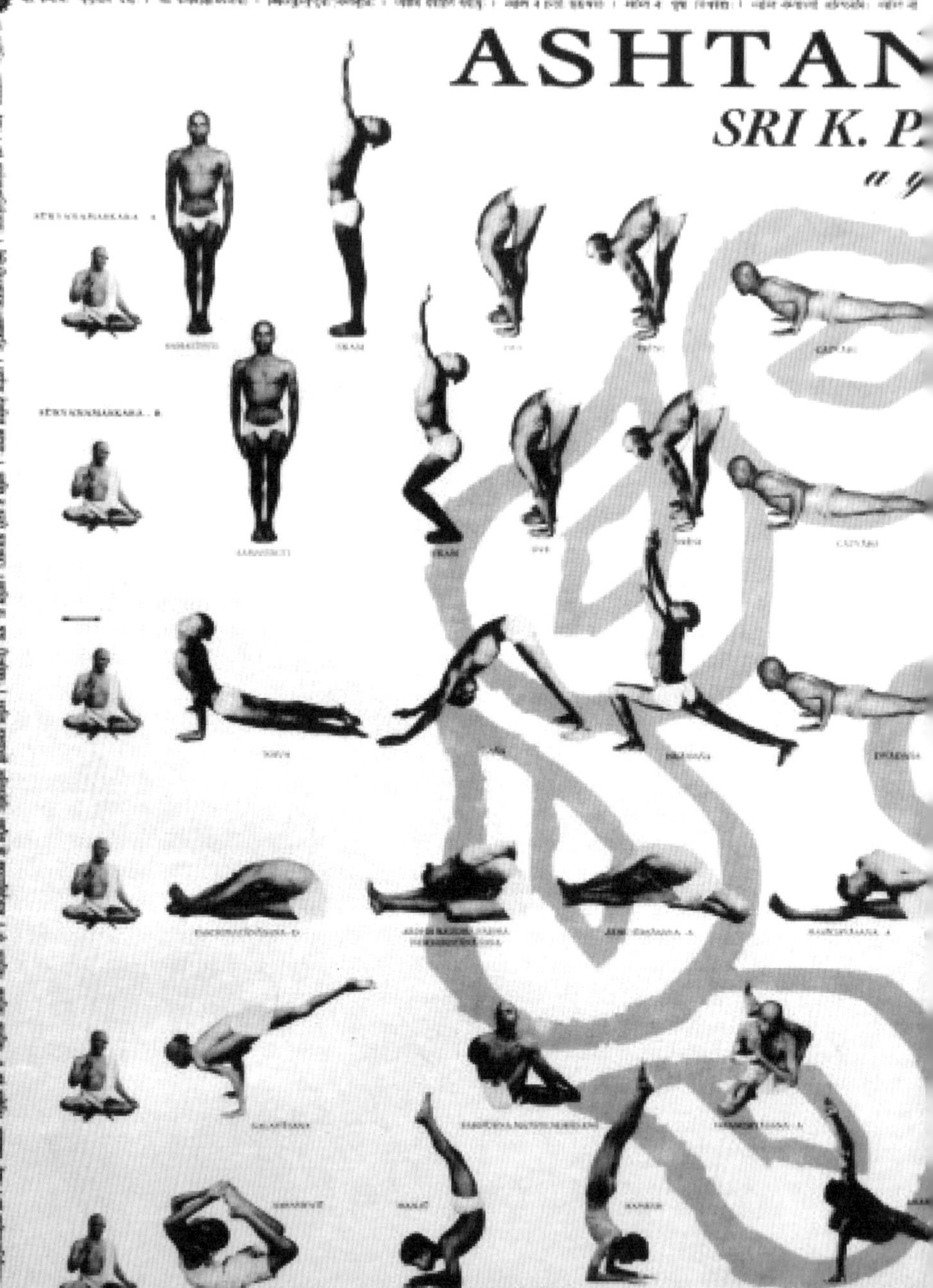
ASHTAN
SRI K. P.
INTERNATIONAL FEDERATI

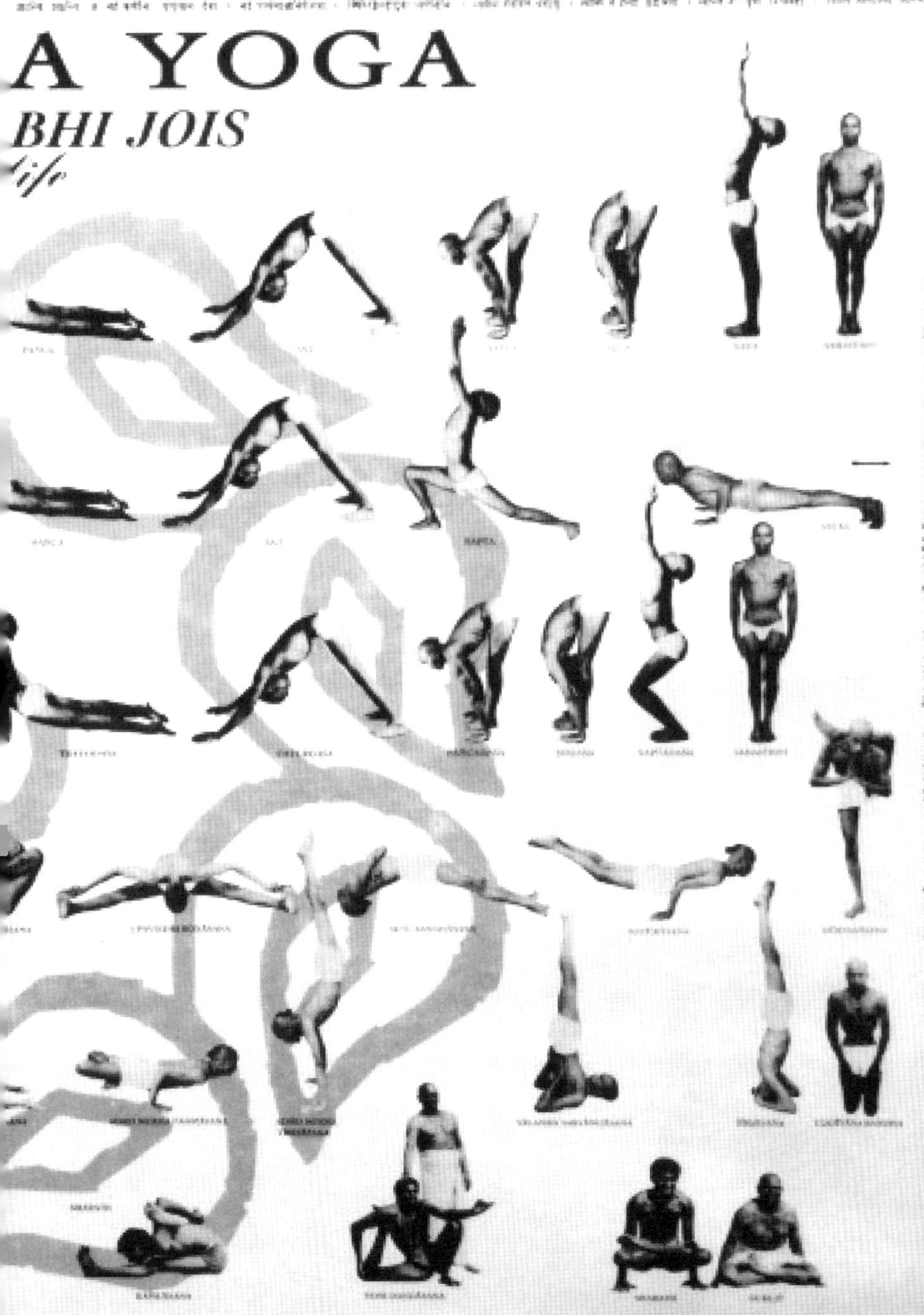
A YOGA
BHI JOIS
ASHTANGA YOGA CENTRES

시퀀스

빈야사가 하나의 완벽한 체계라고, 다시 말해, 모든 자세가 다음 자세를 위한 준비라고 말할 수 있을까요?

예, 그렇게 말할 수 있습니다. 하지만 '완벽'이라는 개념을 좋아하지는 않기 때문에 그 단어를 쓰고 싶지는 않아요. 자연의 일부인 모든 것에 대해 그러하듯이, 그냥 빈야사를 자연의 일부인 하나의 체계라고 해두죠. 저는 그것을 과학적인 체계라고 말하고 싶습니다. 빈야사를 통해서 우리는 사람들을 치유하고 도울 수 있습니다.

구루지가 어떤 면에서는 치유자였다고 생각하시나요?

개인적으로는 치유자가 아니었지만, 그분의 체계는 그렇습니다. 제 두 눈으로 목격했죠.

어떠한 방식으로 말인가요?

이 체계는 삽타 다투(sapta dhatu), 즉 신체의 일곱 가지 요소에만 근거를 둔 것이 아니라, 어떤 에너지적인 개념과 더 관계가 있습니다. 설명해 보자면, 에너지는 건강을 선사합니다. 만약 저의 신체에 에너지가 가득하다면, 저는 건강하겠죠. 왜냐하면 저는 저의 신체이고, 저의 신체는 저의 정신이니까요. 그러므로 저는 신체를 통해 에너지를 모읍니다. 모든 아사나는 그 자체로 에너지를 모아들이는 장치와 같은 것입니다.

그렇다면 시퀀스의 어려운 동작들은 그것들을 특정한 순서로 행하기 때문에 가능해지는 것이라고 할 수 있을까요? 또는 시퀀스 자체가 에너지를 모으는 길이라고 할 수 있을까요?

맞습니다. 잘 관찰해 보면, 하나의 동작은 당신을 다음 동작으로 데려가 주고, 그 동작은 다시 그 다음 동작으로 데려가 주는 식이죠. 예를 들어, 어떤 사람들은 내게 와서 "고관절이 아파서 그러는데, 이럴 때 좋은 동작을 알려 주시겠어요?"라고 말합니다. 하지만 아니에요, 그들에게 도움이 될 수 있는 한 가지 동작 같은 것은 없습니다. 모든 것이 하나로 어우러져야만 합니다. 왜냐하면 그들은 숨도 쉬어야 하고, 움직이기도 해야 하니까요. 수련이란 이 모든 것 전체입니다.

소수의 스승만이 가르쳐 줄 수 있는 동작이 있다는 말에 대해서는 어떻게 생각하십니까? 이 생각에 동의하십니까?

음, 잠시만요. 스승은 당신이 그 동작을 할 수 있는지 없는지를 안다고 말하고 싶군요. 스승이 당신에게 그렇게 하도록 만드는 것이 아닙니다. 말하자면, 만약 스승이 당신을 특정 아사나의 틀에 집어넣는데 성공했다면, 그 스승이 줄곧 당신을 지켜보았고 당신에 대해 알기 때문입니다. 어느 순간 이렇게 말하는 때가 오게 되죠, "좋아요, 이제 진도를 나가 봅시다."

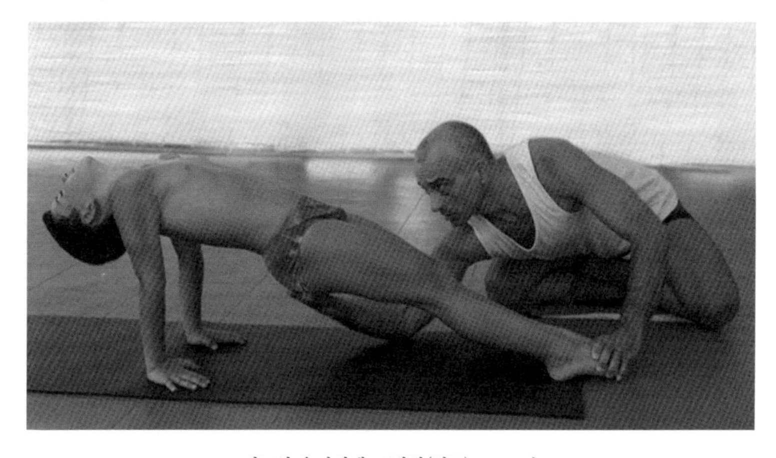

리노와 올리비에_코발람(인도), 2000년

변화

요가가 선생님의 삶에 가장 뚜렷하게 변화를 준 점이 있다면 그게 무엇인가요?

요가는 저를 성장하게 해주었습니다. 세상을 다른 방식으로 보게 해주었지요. 저는 꽤나 부정적이었고, 더 젊었을 때는 가장 안 좋은 면을 보곤 했어요. 처음 결혼을 했을 때만 해도 저는 이처럼 전면적인 변화를 목표로 삼지도 않았고, 심지어 기대하지도 않았습니다. 기껏해야 눈앞에 닥친 상황들에 적응하는 것으로 만족할 뿐이었어요. 그런데 수련을 통해서 마음이 열렸고, 그로 인해 느리지만 분명하게 점점 더 자유를 느끼게 되었습니다.

그동안 사람들이 요가를 통해 어떻게 변화되는지를 목격했나요?

예. 이 단어를 사용하고 싶지는 않지만, 그것은 진정 새로운 탄생이었습니다. 과거를 뒤로해야 합니다. 과거에 대한 기억들을 간직할 수 있지만, 그 기억에 계속 집착하지는 말아야 해요. 이것은 매우 중요합니다. 과거에 계속 집착하게 되면, 스스로 과거에 갇히기 때문입니다. 이것을 이기적인 태도라고 생각하는 사람들이 많습니다. 하지만 그렇지 않습니다. 저는 저 자신을 배려하고 다른 사람들도 배려합니다.

선생님이 보시기에 이러한 변화는 어떻게 해서 일어나는 건가요? 움직임과 호흡을 통해서 일어나나요? 단순히 신체적인 것으로 보이는 요가 수련을 영적인 것으로 변화시키는 것은 무엇인가요?

우리는 모두 다릅니다. 안 그런가요? 어떤 이는 명상을 할 수 있고 열흘간의 수련회에 참석할 수 있겠지만, 나중에는 이전과 똑같은 상태로 되돌아올 수 있습니다. 필요한 것은 자각(awareness)입니다. 무엇을 찾는지도 모른 채 뭔가를 찾으면서 인도를 여행하며 돌아다닐 때, 저는 여러 아쉬람을 거쳤습니다. 아쉬람의 사람들은 돈을 요구했고, 저는 그들에게 돈을 주었지만 제가 찾고자 하는 답은 얻지 못했습니다. 그 후 마이소르의 요가 샬라에 도착해서 사람들이 치열하게 노력하는 것을 보고 깨달았습니다. 이 길이 길고 심오한 여정이라는 것을요. 요즘에는 그런 열정으로 수련하려는 사람을 찾기가 어렵습니다. 어떤 사람들은 겨우 2년 남짓 수련해 놓고 요가원을 차리기도 하죠. 아니, 이것은 올바른 길이 아닙니다. 먼저 오랜 시간을 들여 자기 자신부터 연마해야 합니다.

그런데 선생님은 처음에 아쉬탕가 요가의 어떤 점에 매력을 느끼셨나요? 동작이었나요? 인체의 유연함이었나요? 아니면 신체적인 도전에 흥미를 느끼셨나요?

예, 그런 것들이 즉각적으로 보게 되는 매력들이죠. 저는 그것들을 '지표면' 수준의 매력이라고 부릅니다.

이 수련이 무엇보다 영적인 수련이라는 것을 이해하게 된 것은 언제였나요?

몇 년이 지나야 했죠, 몇 년이. 요가를 수련하던 사람들은 자신이 느끼는 것들을 얘기하곤 했는데, 그럴 때마다 저는 그들이 미쳤다고 생각했어요. 그 당시 저는 아무것도 느끼지 못했으니까요! 하지만 수련을 해 나가면서 우리 안에 존재하는, 그리고 우리가 그것의 일부이기도 한 자연의 조화로운 에너지를 서서히 그리고 분명하게 깨닫기 시작했습니다. 우리가 그것을 지각하도록 요가가 도와주는 것이지요.

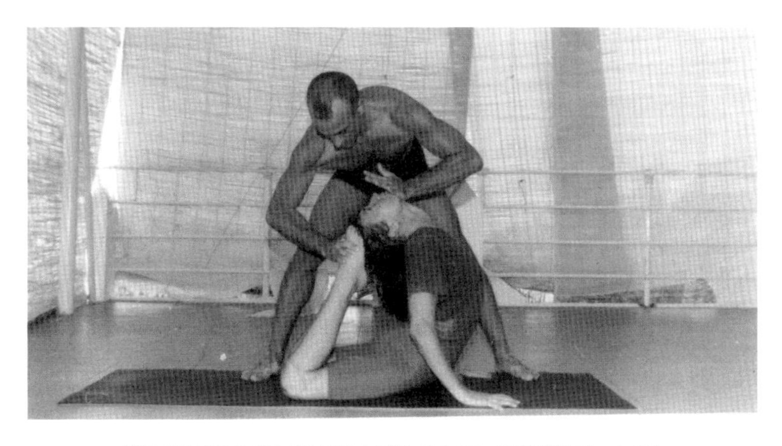

라자 카포타아사나를 하고 있는 그웬돌린과 리노_코발람(인도), 1998년

가르침

선생님이 강사들을 가르칠 때 전달해야 할 가장 중요한 점은 무엇이라고 생각하십니까?

저는 전통적인 방식을 신뢰합니다. 요가를 가르치는 선생님이 되려면, 먼저 자신의 스승을 믿고 따라야 하며 스승의 겉과 속을 모두 알 필요가 있습니다. 간단히 말해, 과거에 아쉬람에서 그랬던 것처럼, 구루지께서 그러셨던 것처럼 스승과 함께 살면서 스승과 함께 먹고, 함께 책을 읽고, 함께 일을 할 필요가 있는 겁니다. 제가 배울 때만 해도 구루지께서 그분의 가족들과 어떻게 생활하는지를 볼 기회가 있었죠. 어쨌든 스승을 안다는 것은 중요한 일입니다. 왜냐하면 사람이란 입으로는 온갖 좋은 말들을 하면서도 행동은 정반대로 할 수 있는 거니까요. 이론적인 지식을 배우는 것이 한 가지 일이라면, 다른 한 가지는 스승이 실제로 어떻게 행동하는지를 보는 것인데, 그러려면 스승 가까이에 살면서 관찰하는 수밖에 없습니다.

저의 첫 제자들은 우연히 저를 찾아온 이들이었습니다. 그들은 저마다 자신의 직업이 있었기에 저의 보조강사가 될 의향이 없었죠. 처음에 그들은 비이성적인 두려움에 사로잡혀 있었지만, 저는 그들이

진보하는 것을 목격했습니다. 우리는 앞서 말한 바와 같은 길을 함께 걸어왔으며, 서로를 알고 존중합니다.

요가를 가르치는 강사가 되는 데 필요한 선행 조건은 무엇이라고 보시는지요? 고난이도 동작들을 해낼 수 있어야 하는 건가요?

아니에요. 제게는 수련 그 자체는 전혀 중요하지 않습니다. 진정으로 중요한 것은 수련을 통해 향상되는 자각(awareness)이에요. 학생들은 기초부터 시작하고 수련을 하지만, 자신이 무엇을 얻고 있고 얻게 될는지는 알지 못합니다. 그냥 하는 겁니다. 보통 초심자들은 육식도 하고 흡연을 할 수 있습니다. 하지만 수련을 통해서 그들은 천천히, 하지만 분명하게 이 모든 것을 제거해 가기 시작합니다. 변화하는 것은 신체이지만, 그러면서 자각을 얻기 시작합니다. 그 뒤 나중에 선생이 되면 학생들에게 이 자각을 전할 수 있게 됩니다. 하지만 이런 내면과 외면의 변화가 없이는, 몸과 심신의 변화가 없이는 가르치는 이가 될 수 없습니다.

이 수련에서 존중해야 할 규범이 있다면 무엇일까요?

스승에 대한 존경심입니다. 그리고 자신에 대한 존중입니다. 자신을 존중한다면 매일 수련을 하겠죠. 자신을 존중한다면 흡연도 하지 않고, 음주도 하지 않고, 마약에 의존하지도 않을 겁니다. 영혼이 있는 몸의 사원으로 수련이 들어가면, 더 이상 이런 것들을 하지 않게 됩니다. 이런 것들은 제가 초심자였을 때에 비하면 많이 달라진 것 같습니다. 이제는 90년대 당시처럼 자기 몸을 돌보지 않으니까요. 마이소르에서 구루지는 우리 스스로 음식을 만들어야 한다고 하시면서 요리법들을 알려 주시기도 했습니다. 요가를 가르치는 선생이라면 스스로 요리할 줄도 알아야 하죠.

그렇다면 채식에 관해서는요?

채식을 하는 것은 상당히 중요합니다. 정화의 개념을 접하게 해주기 때문입니다. 만약 이런 원칙들을 존중하지 않으면, 우리의 수련이란 한낱 신체 운동에 불과하게 됩니다.

제가 기억하기로, 수련회에서 질문에 답하면서 선생님은 나중에는 우리가 정육점에 매달린 고기 앞을 지나가도 먹고 싶은 생각이 들지 않는 날이 올 테니 걱정할 필요가 없다고 말씀하셨는데요. 이런 상태로 우리를 이끌어 주는 것은 수련 자체인가요?

수련이 우리를 다시 일깨워 주는 것이죠. 우리를 본성으로 돌아가게 해주고, 보고 이해하게 해줍니다.

어느 시점이 되면 수련이 우리에게 새로운 감각을 일깨워 준다는 말씀이로군요. 마치 아직 자신 안에 개발되지 않은 안테나 같은 것을 말이죠.

물론입니다. 하지만 수련이 타성에 젖어들면 우리는 다시 예전의 습관 속으로 빠져들게 됩니다.

타성이라는 것은 어떤 의미인가요?

문자 그대로 수련하는 사람이 되기 위해서는 수련을 해야 한다는 의미에서 그렇습니다. 그런데 얼마나 자주 해야 할까요? 일주일에 한 번? 두 번? 아뇨, 수련은 매일 해야 합니다. 외부적으로, 지성적으로, 감정적으로 산만해지지 않은 채로 말입니다. 이렇게 하면 매번의 수련은 결코 똑같지 않고 타성에 젖지 않게 되며, 수련하는 사람은 변화될 것입니다. 숨을 쉬고 움직여야 합니다. 매우 쉬운 일입니다. 그런데 많은 사람들은 두려워하기 때문에 무척 어렵게 느낍니다.

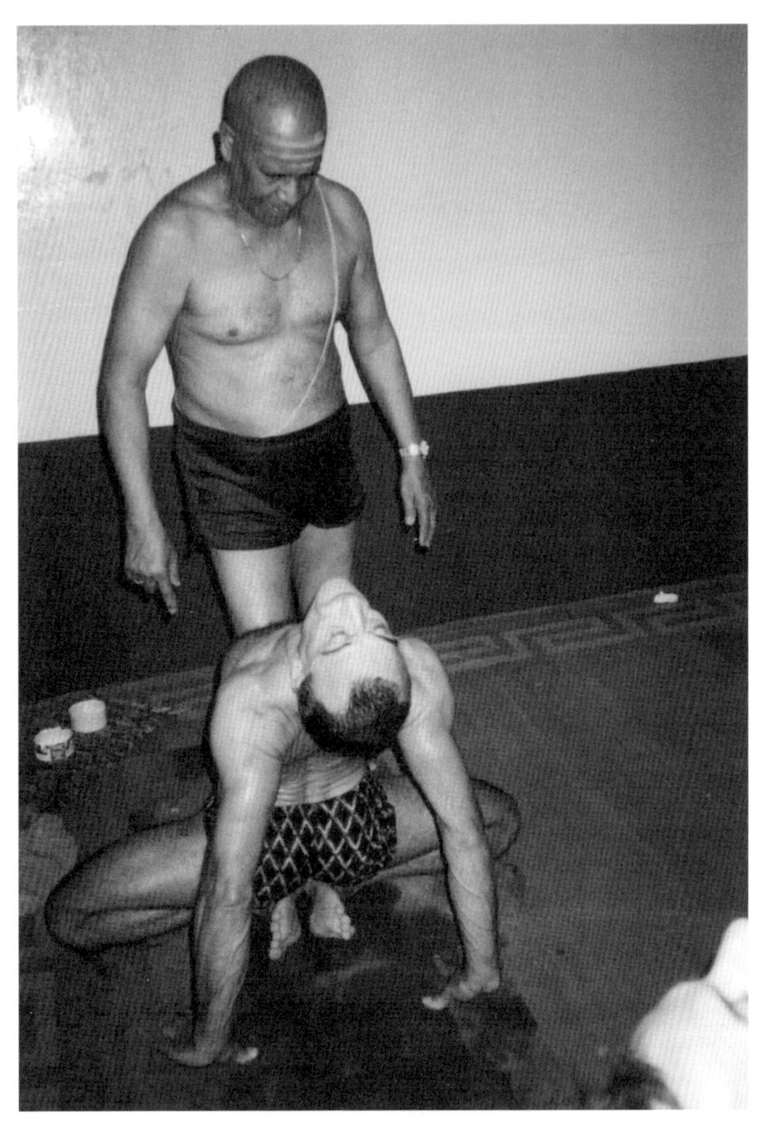

리노와 구루지_마이소르, 1995년

두려움과 통증

이 수련의 아름다운 점은 결국 자신의 두려움을 직면하고 받아들이게 한다는 것 같아요.

예. 하지만 자신의 스승을 알고 신뢰해야만 해낼 수 있는 일이죠.

그렇죠. 하지만 누군가의 지도를 받는다고 해도 여전히 쉽지는 않을 것 같습니다. 왜냐하면 어떤 동작들은 겁을 먹게 하고 정신적인 장벽과 마주하게 하니까요. 예를 들면, 카포타아사나 같은 어려운 동작들을 만나면 두려움이 느껴질 수 있죠. 그러면 스스로 자문하게 되죠. "뭘 두려워하는 거지?" 이 수련은 자신을 발가벗기는 것 같아요. 그렇게 생각지 않으세요?

그렇습니다. 수련은 활동적인 것입니다. 일 년쯤 수련을 하지 못한 뒤 다시 시작하더라도, 몸이 수련을 잊어버리지 않았음을 알게 될 것이고, 다시 에너지를 회복하게 될 것입니다. 스승에 대한 앞의 질문으로 돌아가자면, 스승도 계속해서 배웁니다. 자신이 무엇을 하고 있는지를 알아차리고 있기 때문이죠. 특히 요가 샬라에서는 더 그렇습니다. 내 친구이기도 한 선생 한 분이 오래전에 얘기하길, 좋은 스승은 나이가 많아야 한다고 했습니다. 스승은 경험을 전해 주기 때문이죠. 그렇기에 어떤 종류의 경험을 배우느냐가 중요합니다.

자주 언급되는 토론 주제 중 하나는 수련 중에 부상을 당하게 된다는 것인데요. 통증을 대하는 방법에 관한 이론이 많은데, 이 점에 대해 잠시 얘기할 수 있을까요? 저에게도 중요한 문제인 것 같군요. 선생님은 두려움을 느끼는 사람들도 많이 보았을 테고, 두려움을 극복하는 사람들도 보셨겠지요. 통증은 장애일 수도 있고 좋은 기회일 수도 있는 것 같은데요.

통증은 개인적입니다. 내 아픔이 진짜 아픔이라고 생각할 수도 있겠지요. 아쉬탕가 요가를 수련할 때는 언제나 부상당할 위험이 있습니다. 왜냐하면 수련이 너무나 좋아서, 발전에 필요한 시간을 존중하지 않고 빨리 나아가고 싶은 유혹이 일어나기 때문입니다. 예전에 구루지께서 초심자를 가르치실 때면 오직 첫 번째 수리야 나마스카라(태양경배)만 하도록 시키셨습니다. 마이소르에서 파타비 조이스께서 초심자들에게 수리야 나마스카라만을 시키시더니, 그걸로 충분하니 가서 쉬라고 말씀하신 것을 기억합니다. 그 학생들은 당황했을 겁니다. 다른 사람들과 똑같은 돈을 냈으니 시퀀스를 더 배우고 싶었을 테니까요. 전형적인 서구인들의 사고방식 아니겠어요? 내가 돈을 냈으니 이제 당신은 내가 지불한 금액만큼 주어야 한다고 생각하는 거죠. 요가에서는 이런 것이 존재하지 않습니다. 다른 사람들이 하는 것을 나도 하고 싶다? 이것은 자각의 부족입니다.

통증을 느끼기 시작하면 즉시 의사를 찾아갈 테고, 그러면 의사는 말하겠지요. "지금 하는 것을 멈추고 휴식을 취해야 합니다." 초심자는 겁이 날 겁니다. 저는 항상 (의사의 진단에 의지하기 전에) 몸에게 필요한 시간을 주라고 조언합니다. 몸에게 일어나고 있는 일을 이해하기 위해서는 적어도 12개월이 필요하다고 말합니다. 그러면 통증을 다룰 수 있는 법을 배울 수 있기 때문입니다. 하지만 어떤 사람들은 너무 서두르기 때문에 부상을 당하고 말죠. 나는 그들에게 "멈추세요, 뒤로 돌아가세요."라고 말합니다.

우리에게 해를 끼치는 것은 우리 자신이지 요가가 아닙니다. 오직 서두르기 때문에 우리 자신을 다치게 합니다. 만약 자신이 무엇을 하고 있는지 아는 스승을 따른다면, 저는 약간의 통증을 느끼더라도 이것은 일시적인 것이며 더 발전하는 좋은 기회를 가져온다는 것을 알 것입니다. 어떤 사람들은 제게 와서 말합니다. "십 년 동안이나 이런 통증을 느꼈어요. 더 이상은 못하겠어요." 그것은 심리적인 장애입니다. 수련은 신체뿐만 아니라 마음에도 영향을 미칩니다.

저는 이렇게 생각할 수도 있습니다. "난 이제 쉰여덟 살이고, 세 자녀—안토니에타, 올리비에, 그리고 새로 태어난 에밀리아—가 있는데, 앞으로 20년도 못 살지 몰라… 어떻게 한담!" 남은 시간 동안 제가 제 아이들에게 무엇을 줄 수 있을까요? 저는 그 아이들에게 세상을 줄 수 있어요! 과거나 미래는 걱정할 필요가 없습니다. 오직 현재뿐이지요. 현재를 지켜보면서 저는 행복하게 잘 살고 있습니다.

그러면 통증이 생길 때는 어떤 조언을 해주시나요?

수련을 중단하지 말라고 말해 줍니다. 이것이 나의 경험입니다. 우리는 통증을 과장하지도, 피하지도 않고 다루면서 우리가 할 수 있는 것을 해야만 합니다. 어떤 통증도 전혀 느끼지 않는 방식으로 동작을 해서는 안 됩니다. 오히려 통증을 느껴야 합니다. 그렇지 않으면 통증을 다룰 수 없습니다. 만약 통증 때문에 완화된 자세로 동작을 수정한다면, 동작의 본래 성질을 변화시켜 버리게 됩니다. 그러면 그 학생은 앞으로 나아가지 못하게 되고, 그 동작을 다시는 올바르게 할 수 없을지도 모릅니다.

그래서 선생님은 한계까지 나아가되 통증을 느끼는 순간 멈추라고 말씀하시는군요. 선생님의 경험에 비추어 보면, 어떤 통증들은 더 발전할 수 있는 좋은 기회라고 하셨는데요. 통증이 사라지면 이전보다 더 많이 열릴 수 있다는 의미인가요?

예. 하지만 수련을 멈추지 않을 때만 그럴 수 있습니다. 또한 그것은 마음의 상태이기도 합니다. 왜냐하면 어떤 동작을 하면서 통증을 느꼈던 지점에 다다르면, 아픔을 겪었던 기억 때문에 두려움을 느끼게 되기 때문입니다. 이는 좋은 선생님의 지도를 통해 극복할 수 있는데, 그런 선생님은 학생을 책망하거나 밀어붙이지 않으면서도 두려움을 극복하도록 도와줄 겁니다.

통증이 쉬운 것은 아닙니다. 저는 처음 삼 년간 무릎에 통증이 있었어요. 나중에는 걷기조차 힘들어 하자 사람들은 요가를 그만두라고 하더군요. 하지만 저는 병원에 간 적이 없습니다. 제 스승의 말씀을 경청했기 때문이죠. "반월판을 수술하면 그걸로 끝이라네." 그때 이해할 수 있었습니다. 수술을 받는다는 것은 요가를 더 이상 하지 않겠다는 것이나 마찬가지라는 사실을요. 자신의 몸을 있는 그대로 받아들여야 합니다. 그것은 주름살을 제거하는 것과 같아서, 그래도 세월은 흐르고 우리는 늙어갑니다.

또 하나가 있는데요. 아쉬탕가 요가는, 적어도 처음에는, 경쟁적인 이들의 마음을 끈다는 말이 있습니다. 이런 면에서는 통증을 맞닥뜨리는 것이 유용할 수도 있겠어요. 그러면 겸손해지는 데 도움이 될 테니까요.

예. 하지만 주의할 점이 있는데, 아쉬탕가 요가를 한다고 해서 반드시 통증을 느끼는 것은 아니라는 겁니다. 예전에 어떤 학생이 저를 찾아와서 말하길, "선생님, 저는 매일 수련하는데도 통증을 느끼지 않습니다. 제가 뭘 잘못하고 있는 걸까요? 왜 다른 사람들은 모두 통증을 느끼는데 저는 안 그런 걸까요?" 어떤 이들은 "저는 땀이 나질 않아요."라고 말합니다. 이것은 우리가 지나치게 많이 생각하고 있음을 보여 줍니다. 그러면 안 됩니다. 만약 우리가 경쟁적이라는 것을 이해하도록 도와준다면, 경쟁은 좋은 겁니다. 중요한 점은 자신에게 무슨 일이 일어나고 있는지를 이해하고 알아차리는 것이지요.

어드밴스드 A와 B 시리즈는 쉽지 않습니다. 청소년기에 요가를 시작하지 않은 사람들에게는 어느 정도 한계를 정하는 게 옳다고 보시는지요?

저라면 한계를 정하지 않을 겁니다. 저는 언제나 한계란 없다고 말하죠. "어디가 한계입니까?"라는 질문도 하면 안 됩니다. 누구나 각자의 한계를 가지고 있지만, 도전을 가로막으면 안 됩니다. 우리 모두는 자신이 멈추는 곳에서 멈춥니다. 중요한 것은 지금 하는 일입니다.

수련을 하면 할수록, 중요한 것은 목적지가 아니라 여정이라는 것을 더욱더 깨닫게 되지 않나요?

예, 그렇습니다. 요가는 이길 필요가 있는 스포츠가 아니죠.

그렇다면 요가를 '잘한다'는 개념은 존재하지 않는 것이겠군요?

예, 그런 개념은 없습니다. '더 많은 경험을 가지고 있다'고는 말할 수 있겠지만, '남보다 더 잘한다'고는 말할 수 없죠. 만약 어떤 사람이 이런 식으로 표현한다면, 그것은 그 사람이 초심자이기 때문입니다. 수련을 계속하다 보면 요가를 '잘한다'는 생각은 사라지게 마련이죠.

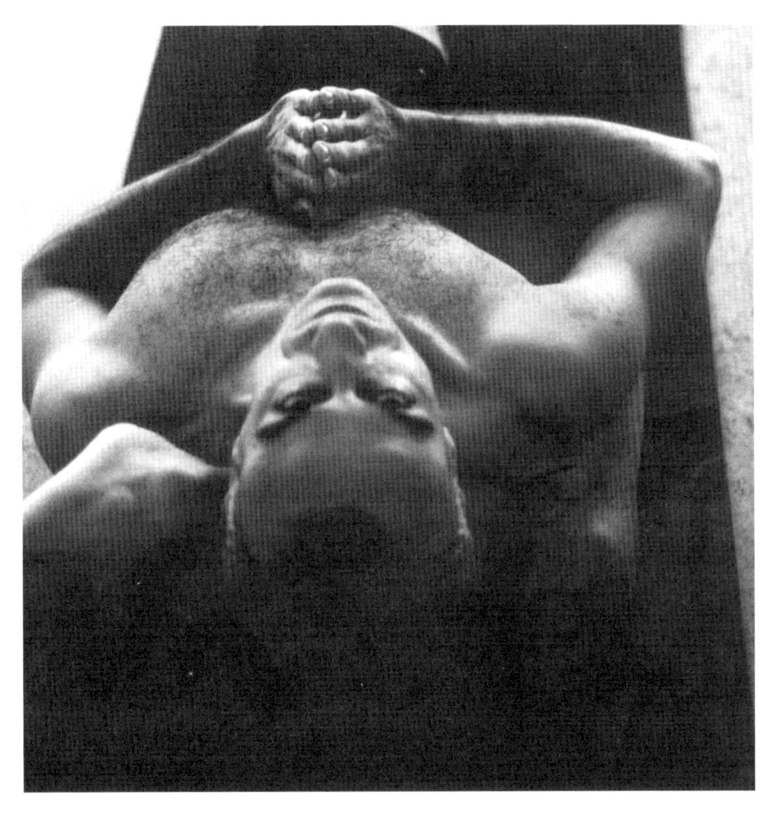

카샤파아사나를 하고 있는 리노

에고

이제 에고에 대해 말해 볼까요? 에고는 수련을 시작할 때부터 맞닥뜨리는 것들 중 하나인데요. 예전에 선생님은 코발람에서 제게 말하길, 에고는 '기꺼이 환영할 만한 것'이라고 하셨죠. 그때 선생님은 에고에 대해 긍정적으로 말씀하셨는데, 에고를 없애려 하면 안 된다는 뜻으로 들렸습니다. 제가 제대로 이해했다면, 선생님은 에고가 발판 같은 역할을 한다고 하셨어요.

잘 이해하고 계시군요. 전에 워크샵에서 학생들에게 물은 적이 있습니다. 기분이 어떤가요? 왜 여기에 계십니까? 누구 혹은 무엇 때문에 여기에 오게 되었나요? 누가 요가에 대해 알려 주었나요? 요가를 계속 배우는 이유는 무엇입니까? 우리는 기분이 좋은데, 당신은 왜 기분이 좋습니까? 이유는 모르지만 우리는 더욱 활력을 얻습니다.

호흡의 중요성을 이해하셨나요? 이것은 호흡의 요가입니다. 호흡은 우선 우리의 몸을 건강하게 해주고, 다음에는 정신을 건강하게 합니다. 몸이 즉시 건강해지는 이유는 내가 움직이고, 호흡을 통해서 반다(bandha)를 유지하려고 하기 때문입니다. 움직임과 호흡이 짝이 되어 우리를 기분 좋게 해줍니다.

우리의 '에고'는 수련을 통해 발견되고 얻어지는 몸의 잠재력들과 함께 자라납니다. 우리는 운동을 하거나 체육관에 가는 사람들보다 자신이 우월하다고 느낍니다. 말하자면, "헬스장에서 싸이클을 타신다고요? 이봐요, 나는 아쉬탕가 요가를 합니다만!?!!" 이런 식으로 에고가 커집니다. 그것은 잘못이지만, 그렇다는 것을 스스로 깨달아야 합니다. 에고가 점점 자라나서 자신만이 독특하고 진짜인 특별한 사람이라고 느낄 수 있지만, 사실은 그렇지 않다는 점을 깨닫게 됩니다.

언제 이런 경험을 하셨나요?

처음 10년간 수련할 때, 저는 제가 '건강한 에고'라고 부르는 것을 가지고 있었습니다. 90년대 초반에 티나와 저는 매우 어려운 동작들을 수련하고 있었는데, 이탈리아에 있는 사람들은 상상할 수 없을 만큼 어려운 것들이었죠. 저의 에고는 그야말로 하늘을 날았습니다. 이탈리아인이 경이로운 자세를 취할 수 있다는 소문을 듣고서 인도의 다른 지역에서 사람들이 찾아올 정도였으니까요. 이 때문에 저의 에고는 건강했습니다. 이런 식으로 계속 수련하면 평생 젊음을 유지할 거라고 생각했거든요. 그러나 1999년에 저는 병이 났습니다. 인도에서 수련과 지도, 촬영 등으로 너무 과로를 했기 때문이죠. 몸에 지나치게 스트레스를 준 덕분에 이탈리아에 돌아가서는 병원 신세를 지게 되었습니다. 인도와는 다른 기후와 약해진 신체로 인해 결국 탈이 나고 말았던 거죠.

그러니까 포물선을 그리는 이 경험이 시사하는 점은, 처음에는 에고가 오르고, 오르고, 또 오르지만, 그 후에는 당신에게 한계가 있음을 몸이 가르쳐 준다는 것이군요.

예, 그렇습니다. 아주 좋은 경험이었어요.

하지만 초심자들은 보통 처음에는 다른 사람들과 경쟁하려 드는 경향이 있지 않나요?

예. 하지만 그래도 괜찮습니다. 그것 또한 우리 모두가 겪어야 할 과정이니까요. 예를 들어, 처음 십 년 동안 저는 찬물로만 샤워를 했습니다. 십 년째에 몸이 아프고 나서야 마음을 바꾸었죠. 그렇게 에고는 오르고, 오르고, 또 오르는데, 그 후 그 사실을 자각한 뒤에야 비로소 에고를 제어할 수 있게 됩니다.

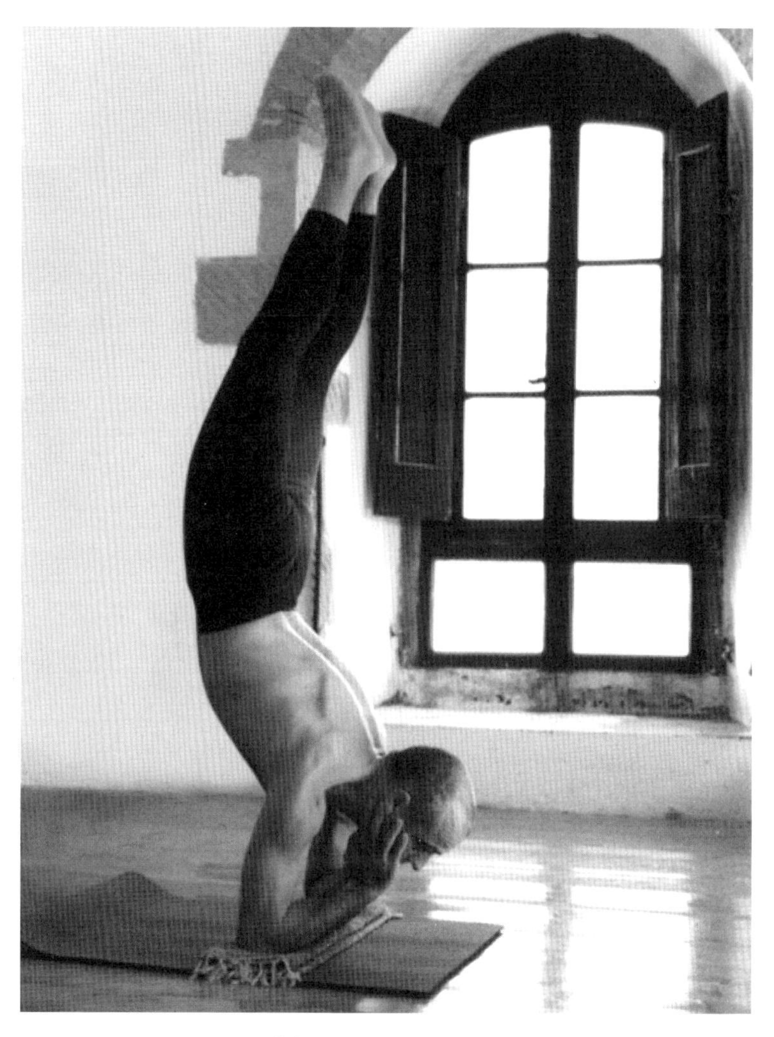

샤야나아사나를 하고 있는 리노

기술

이 시리즈들의 기술적인 측면을 잠시 더 깊이 알아보고 싶은데요. 각각의 시리즈*는 저마다 특정한 효과가 있지 않습니까? 첫 번째 시리즈와 두 번째 시리즈에 대해 얘기해 보죠.

첫 번째 시리즈는 치유의 효과가 있습니다. 우리는 여기에 어떤 의미를 부여해야 하는 걸까요? 말하는 것과 듣는 것, 행동하는 것은 차이가 있습니다. 우리는 어떻게 느끼나요? 무엇을 가지고 있나요? 우리가 가진 것을 어떻게 자각하고 있나요? 첫 번째 시리즈의 진정한 중요성은 그 다음 시리즈들을 수련하는 중에, 몇 년 뒤에라도, 어떤 의미 있고 중요한 일이 일어날 때에야 제대로 알게 됩니다. 집안에 큰 일이 생기면 우리는 기분이 좋지 않고 불안해집니다. 이런 요인들은 우리를 즉시 시리즈들의 '여왕'인 첫 번째 시리즈로 돌아가게 할 수 있습니다.

---

* 첫 번째 시리즈는 프라이머리(Primary), 두 번째 시리즈는 인터미디어트(Intermediate), 세 번째, 네 번째 시리즈는 각각 어드밴스드(Advanced) A와 B라고 부른다. 시리즈의 영어 이름이 이미 전 세계에서 고유명사처럼 사용되고 있기에 이 책에서도 그대로 사용하였다.—옮긴이

제 스승님은 언제나 첫 번째 시리즈를 그 중요성 면에서 '으뜸가는' 것으로 여기셨는데, 제 경험에 비추어 봐도 으뜸이라고 여길 만합니다. 시리즈들 중에서도 프라이머리 시리즈는 우리에게 가장 많은 에너지를 불어넣어 주어 기분을 나아지게 합니다. 인터미디어트 시리즈는 좀 더 내면과 무의식에 초점이 맞춰져 있습니다. 그것을 나디 쇼다나(Nadi Shodana), 즉 '나디(nadi)'의 정화라고 합니다. 세 번째 시리즈를 마친 뒤 어드밴스드 B, C, D 시리즈까지 수련하면, 많은 이들이 정상에, 원하던 목적지에 도달했다고 느낍니다.

하지만 저는 목적지는 잊어버리고 수련하라고, 그러면 나머지는 저절로 따라온다고 말합니다. 계속 눈을 뜨고 기다리세요.

시리즈들마다 '열쇠'가 되는 자세가 있다고 생각하시나요? 예를 들어, 첫 번째 시리즈에서 어떤 자세를 해내면 그 다음부터는 수련이 쉬워지는 그런 자세가 있나요?

아닙니다. 사람들마다 열쇠가 되는 자세는 다릅니다. 하지만 첫 번째 시리즈에서는 숩타 쿠르마아사나(Supta Kurmasana)가 중심적인 자세이긴 합니다. 매우 어려운 자세지만 일단 해낼 수 있게 되면 에너지가 회복됩니다. 그러면 에너지는 최고조로 생성되고, 몸이 진정으로 다시 열리게 됩니다.

인터미디어트 시리즈에서는요?

많은 수련생들에게 열쇠가 되는 자세는 카포타아사나(Kapotasana)입니다만, 다른 사람들에게는 무척이나 힘든 자세죠.

그렇다면 어드밴스드 A에서는요?

어드밴스드 A는 정말 아름답습니다. 모든 자세가 공중에서, 손 위에서 이루어지죠. 몇몇 자세는 마치 새와 같습니다. 아름답죠. 몹시 어렵긴 합니다만.

학생이 다음 시리즈로 나아갈 준비가 되었다는 것을 어떻게 아십니까?

저는 전통적인 방식으로 가르칩니다. 학생들은 현재 수련 중인 시리즈를 다 마치기 전까지 다음 시리즈를 수련할 수 없죠. 대개 시간의 제약이라는 이유로 많은 선생들이 이 전통을 잃어버리고 말았습니다.

첫 번째 시리즈 전부와 두 번째 시리즈의 거의 전부를 해야 하는 힘든 단계가 있는데요.

수련생이 인터미디어트의 마지막 쉬르샤아사나(Sirsasana) 자세에 도달하면, 저는 시리즈를 분리시켜 줍니다. 몇 달이 지나면 어드밴스드 시리즈를 시작하지만, 첫 번째 시리즈나 두 번째 시리즈 전부를 수련한 후에 하도록 하죠. 저는 그렇게 하도록 배웠고, 왜 그렇게 해야 하는지 수긍이 갑니다. 어드밴스드 자세들이 무척 어렵기 때문에 상당한 준비를 할 필요가 있는 겁니다.

그런데 반다(bandha)들도 중요한 역할을 하지 않나요?

예. 그러나 반다는 경험을 통해 얻어지는 것이죠. 그렇지 않으면 어떻게 반다를 유지하겠습니까? 크리슈나마차리야께서 웃디야나반다(Uddiyanabandha)를 하시는 걸 볼 기회가 있었는데 믿기지가 않을 정도였어요. 그분이 복부를 당겨 올리는 모습은 정말 인상적이었어요. 그것은 호흡의 경험이 필요한 것으로서 숙달되기가 힘들죠. 오랜 기간 수련해야 합니다. 충분히 수련하지 않은 상태에서 함부로 남들을 가르치면 안 된다고 제가 강조하는 이유는 이 때문입니다.

수련의 체계를 고려하면, 함부로 가르치지 말아야 한다는 것은 의무적으로 지켜야 하는 길 같습니다. 수련을 시작하면 자신 앞에 긴 여정이 있음을 알게 되죠.

특출한 사람들은 이 긴 여정을 수개월 만에 해내기도 합니다. 하지만 그렇다고 해서 그들이 가르칠 준비가 되었다는 뜻은 아닙니다. 일반적으로는, 어떤 사람이 어떤 자세를 할 수 있으면 다른 사람에게 가르칠 수 있다고 생각하죠. 그러나 요가에서는 그렇지 않습니다. 우리는 자세를 가르치는 것이 아니라, 관계와 격려, 이해를 가르칩니다. 수련생들은 저마다 자신의 열쇠를 발견해야 합니다.

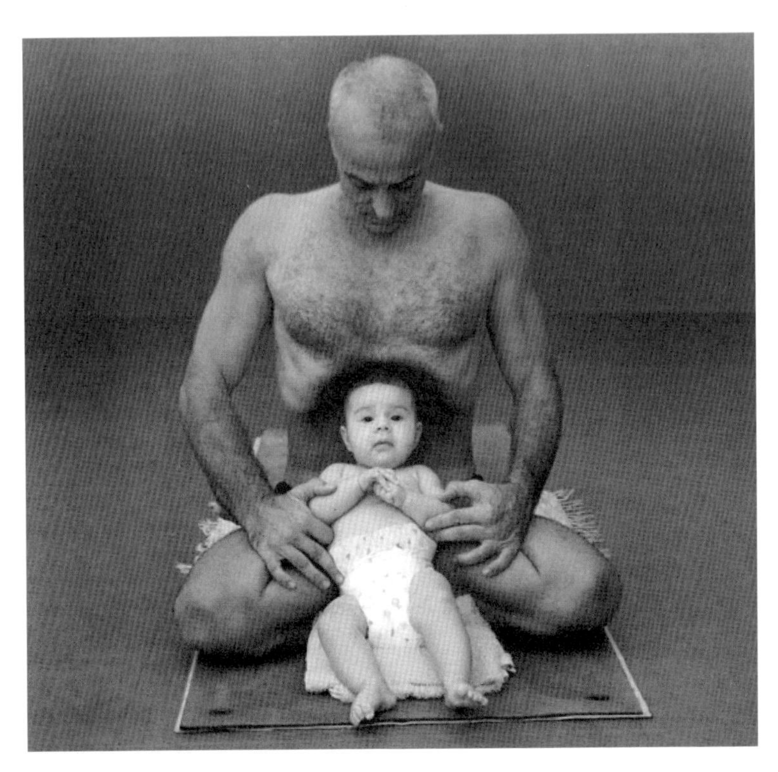

리노와 에밀리아_코발람(인도), 2011년

여성과 요가

왜 남자들보다 여자들이 훨씬 많이 요가를 한다고 생각하십니까?

매번 워크샵을 열 때마다 수많은 여자 학생들을 보면서 놀라곤 합니다. 내 생각에 여성은 남성보다 훨씬 섬세한 것 같아요. 구루지는 항상 "여성들은 임신과 출산을 하기 때문에 잘 돌봐 줘야 한다네."라고 말씀하셨어요. 한번은 구루지께 왜 후굴(뒤로 젖히기)을 마친 뒤에 여성들만을 안아 주시냐고 묻자, "여성들을 잘 보살펴야 하기 때문이라네."라고 답하시더군요. 그분은 여성들을 안아 주고, 숨을 쉬게 해주고, 감정을 느끼게 해주셨어요. 저도 그분께 이런 몸짓을 배웠습니다.

그런 포옹은 수련에서 중요한 순간인 것 같아요. 시퀀스의 막바지에는 마지막 힘까지 기울여 노력하고 있으니까요. 안 그런가요? 그리고 그 자세에서 몸을 들어 일어나면 앞에 스승님이 서 있는 겁니다. 응원하는 마음과 감사하는 마음이 교차하는 순간인 거죠.

예. 저도 모든 학생을 안아 주는데, 그걸 필요로 하는 학생들이 있죠. 때때로 남자 학생들 중에는 남자 선생이 안아 주는 데 대해 거부

감을 느끼는 이들도 있습니다. 이 포옹을 통해서 스승은 제자의 신체적 경직성뿐만 아니라 도덕적 경직성까지도 알아차릴 수 있습니다. 이것은 서로 대화하고 더 깊이 들어갈 수 있는 또 하나의 방법이 될 수 있습니다.

마지막에 포옹을 받으며 수련을 끝내는 것은 좋은 일이죠. 그것은 학생들에게는 중요한 순간으로 경험되는데, 그때 감정들이 해방되기도 합니다.

하지만 그것은 단순히 안아 주는 행위에 불과한 것이 아닙니다. 언어적, 신체적 소통의 기회이기도 한 것이죠. 그 순간 저는 무슨 문제가 있는지 여부를 알아보려고 합니다. 그 모든 것은 만만치 않은 다리 자세(bridge pose)들을 하고 난 직후에 일어납니다. 그 다음에는 다섯 번의 긴 호흡이 있는데, 그때는 잠시 멈추고서 제가 지금 하는 말에 대해 생각해 보는 시간을 가질 수 있습니다.

거부감에 대해서 언급하셨는데, 남자들이 요가를 수련하는 것은 더 어렵다고 생각하시나요?

시작할 때는 그렇습니다. 남자들은 더 경쟁적인 성향이 있으니까요. 심지어 더 열린 마음을 지닌 파트너와도 경쟁하려는 경향이 있죠.

남성들은 자신의 내면을 들여다보길 피하려고 하는 경향이 있는데, 아마 그 때문인 것 같아요. 이 수련은 자신에 대한 질문들을 던지게 하지만, 그들은 그런 질문들에 직면하는 것을 꺼리죠. 모든 사람이 영적인 이유로 요가를 찾는 것은 아니니까요. 어떤 사람들에게는 요가의 시작 단계가 체육관에서 운동하는 것과 다를 바 없죠.

저는 수많은 남성들이 요가 수련을 통해서 섬세해지는 것을 목격했습니다. 그들의 여성적인 면이 드러나는 것이죠. 자기를 잘 살펴보는 것은 중요한 일입니다.

남자 선생님과 여자 선생님의 차이점은 무엇인가요?

요가에 뛰어난 여자 선생님들이 많지만, 남자 선생님들만큼 인정을 받지는 못하고 있습니다. 매우 훌륭한 여자 선생님들이 많은데도 능력만큼 대접을 못 받고 있죠.

요가가 점점 인기가 많아지고 있는데요. 그 때문에 요가 강사라는 '직업'도 도전해 볼 만한 유망한 직업인 것 같습니다. 어떻게 생각하시나요?

이탈리아나 해외에서 세미나를 열면, 사람들이 이 주제에 대해 질문합니다. 그리고 그들은 여기저기에서 열리는 다양한 강사 훈련 과정에 대해 이야기하지요.

제 생각에는 수련에 대한 마음가짐과 헌신, 사랑이 많이 퇴색되어

버린 것 같습니다. 실제로 요가를 배경음악과 함께 수련하는 경우도 있죠. 마치 에어로빅을 가르치듯이 말입니다. 요가의 성스러운 요소를 어느 정도 잃어버린 것이라고 볼 수 있죠.

하지만 이것은 우리가 스스로 변화되도록 돕는, 진정한 아쉬탕가 요가 수련이 아닙니다.

지금도 가르치는 일을 좋아하시나요? 아니면, 지치는 순간들이 있기도 하나요?

여행을 하다 보면 지치기도 합니다. 하지만 열정적인 학생들이 모여 있는 방으로 들어가면 에너지로 가득 채워지죠.

구루지 같은 스승이 또 있을까요?

제게는 없습니다. 구루지는 제자를 가르치지만 압도하거나 억누르는 분이 아닙니다. 이것은 매우 중요합니다. 스승을 사랑하고 존경하며 따를 필요가 있기 때문입니다. 어느 지점까지는 그렇습니다. 그렇지 않으면 그것은 맹신이 되어 버립니다. 모두들 스승을 떠나 자신의 길을 걸어가야 하는 순간이 옵니다. 이것은 큰 책임이 따르는 여정입니다.

각자의 소질에 따라 다르지만, 가르치는 선생이 되기 위해서는 시간이, 아주 긴 시간이 필요합니다.

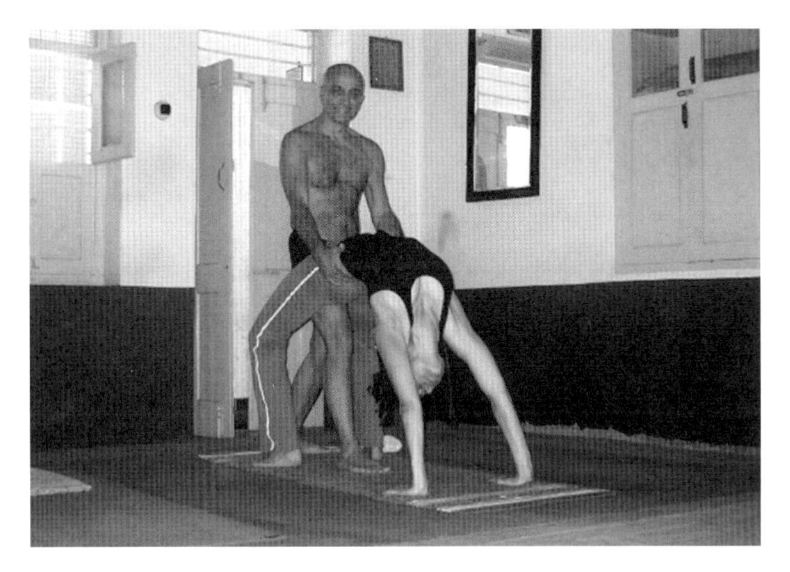

리노와 데즈레_마이소르, 2007년 8월

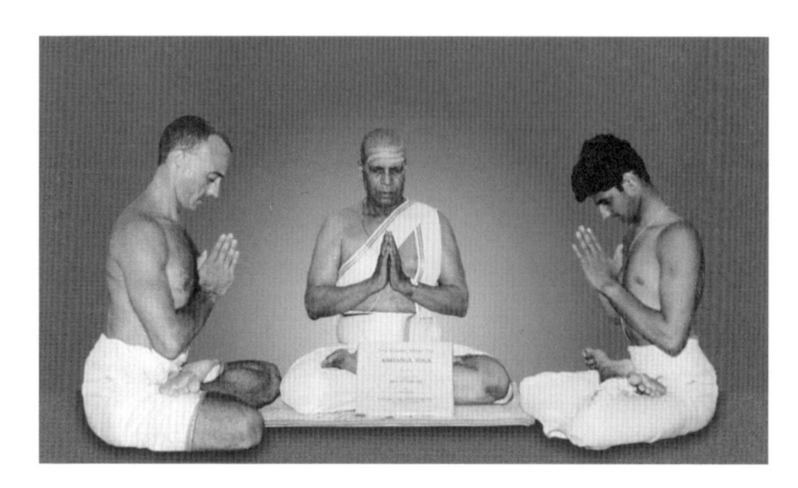

책에 관한 설명_마이소르, 1994년 4월

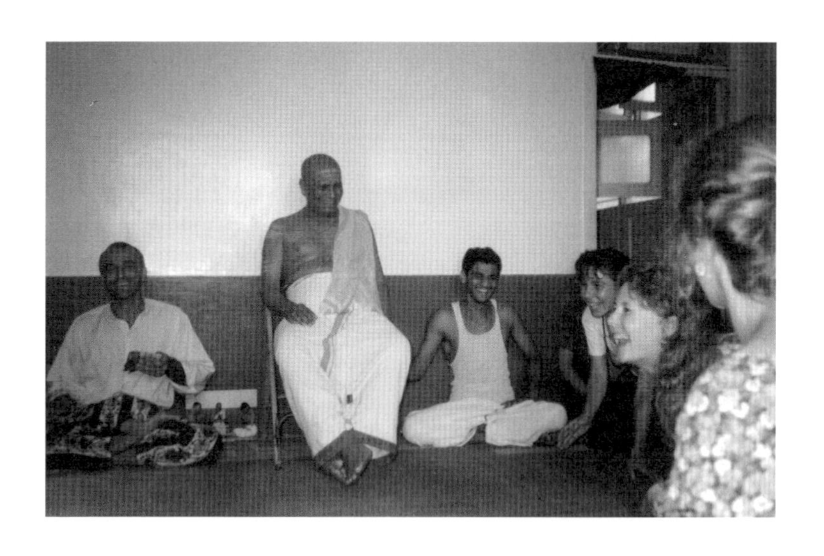

이 책의 활용법

아쉬탕가 요가는 마음과 신체, 영혼의 합일을 깊이 있게 탐구합니다. 이 수련법은 반드시 파타비 조이스에게 인가받은, 자격 있는 선생의 지도를 받으며 헌신하는 마음으로 수련해야 합니다. 이 책은 기술적인 안내서이며, 오직 아쉬탕가 요가를 배우도록 돕는 참고서로만 사용되어야 합니다.

각 아사나를 위한 빈야사를 정확한 번호로 행하기 위해서는 높은 수준의 수련이 필요합니다. 서서히 그리고 천천히, 수련자는 각 아사나의 호흡과 반다의 제어를 활용할 수 있게 될 것입니다.

책에 실린 목록대로 정확한 빈야사를 수련하기 위해서는 고도의 기술과 근력, 지구력이 필요합니다. 일단 프라이머리 시리즈나 두 번째 시리즈를 시작하면 시퀀스는 완전한 빈야사(Full Vinyasa)로 진행됩니다.

완전한 빈야사란 각각의 아사나가 사마스티티히로 시작해서 사마스티티히로 끝나는 것을 의미합니다. 완전한 빈야사는 수리야 나마스카라 A에 점프 스루(Jump Through)와 점프 백(Jump Back)이라는 동작들이 더해지는데, 점프 스루는 아사나로 들어가는 방법이고 점프 백은 아사나에서 나오는 방법입니다.

예를 들어, 자누 쉬르샤아사나 A에는 22개의 빈야사가 있습니다(137쪽 참조). 사마스티티히에서 수리야 나마스카라 A를 시작하여, 순차적으로 아도 무카 슈바나아사나(6번 빈야사)로 넘어갑니다. 시퀀스의 다음 동작은 양팔 사이 공간으로 다리를 점프해 들어가서, 왼다리를 곧게 펴고 오른다리는 접은 후 양손으로 왼발을 잡아 자누 쉬르샤아사나 A를 준비하는 것입니다. 머리는 들고, 가슴과 어깨는 펴 줍니다. 이 7번(삽타) 움직임 전체가 한 번의 완전한 들숨과 함께 이루어집니다.

8번(아쉬토)에는 숨을 내쉬면서 오른쪽 자누 쉬르샤아사나 A로 들어갑니다. 다섯 번 숨을 쉰 뒤 빈야사를 계속합니다.

9번(나와)에는 숨을 들이쉬면서 고개를 들고 가슴을 펴지만, 양손으로는 여전히 왼발을 잡고 있습니다. 여기서, 빈야사 숫자를 세지 않은 채로, 숨을 내쉬면서 양손을 골반 옆 바닥에 내려놓습니다. 그러고는 다시 빈야사를 세 나갑니다.

10번(다샤)에는 숨을 들이쉬면서 몸통을 들어 올립니다. 다리는 자누 쉬르샤아사나 A 자세 그대로입니다.

11번(에카다샤)에는 숨을 내쉬면서 다리를 뒤로 빼서 4번 자세, 즉 차투랑가 단다아사나를 취합니다.

12번(드와다샤)에는 숨을 들이쉬면서 앞으로 몸을 밀어 올려 우르드바 무카 슈바나아사나를 취합니다.

13번(트라요다샤)에는 숨을 내쉬면서 엉덩이를 들어 올려 아도 무카 슈바나아사나를 취합니다.

14번(차투르다샤)에는 숨을 들이쉬면서 한 번에 양팔 사이 공간으로 다리를 점프해 들어갑니다. 오른다리는 곧게 펴고 왼다리는 접은 후 양손으로 오른발을 잡아 자누 쉬르샤아사나 A를 준비합니다. 고개는 들고, 가슴과 어깨는 폅니다.

15번(판차다샤)에는 숨을 내쉬면서 상체를 내려 왼쪽 자누 쉬르샤아사나 A를 취하고, 다섯 번 숨을 쉽니다.

16번(쇼다샤)에는 숨을 들이쉬면서 양손으로는 발을 잡은 채 고개를 들고 가슴과 어깨를 폅니다. (빈야사 숫자를 세지 않고) 숨을 내쉬면서, 양손을 골반 옆 바닥에 내려놓습니다.

17번(삽타다샤)에는 숨을 들이쉬면서 몸통 전체를 들어 올립니다. 다리는 자누 쉬르샤아사나 자세를 유지합니다.

18번(아쉬타다샤)에는 숨을 내쉬면서 다리를 뒤로 빼서 4번 자세, 즉 차투랑가 단다아사나를 취합니다.

나머지 동작들은 수리야 나마스카라 A의 동작을 따라서 사마스티티히까지 돌아오는 것으로 이렇게 전체 22개의 빈야사가 완성됩니다. 완전한 빈야사는 근력과 지구력을 길러 줍니다. 하지만 어떤 학생들에게는 수련 초기에 이렇게 하기가 매우 어려우므로 절반 빈야사(Half Vinyasa)로 수련하기를 권합니다.

절반 빈야사는 생략된 빈야사입니다. 자누 쉬르샤아사나 A를 예로 들어 봅시다. 왼쪽 트리앙 무카에카파다 파스치마따나 아사나에서 아도 무카 슈바나아사나로 넘어간 뒤, 점프 스루를 하여 오른쪽 자누 쉬르샤아사나 A로 들어갑니다. 다섯 번 호흡을 한 뒤, 숨을 들이쉬며 고개를 들고, 숨을 내쉬면서 자세를 풀고, 다시 숨을 들이쉬면서 다리를 오른쪽에서 왼쪽으로 바꿉니다. 숨을 내쉬면서 아사나를 취하고, 다시 다섯 번 호흡을 한 뒤, 숨을 들이쉬면서 고개를 들고, 숨을 내쉬면서 양손으로 골반 옆 바닥을 누릅니다. 숨을 들이쉬면서 몸통 전체를 들어 올리고, 숨을 내쉬면서 점프 백을 하여 차투랑가 단다아사나를 취하고, 숨을 들이쉬면서 우르드바 무카 슈바나아사나를 취하고, 숨을 내쉬면서 아도 무카 슈바나아사나를 취한 뒤, 숨을 들이쉬면서 점프 스루를 통해 자누 쉬르샤아사나 B로 들어옵니다.

근력과 지구력이 발달함에 따라 오른쪽 자세와 왼쪽 자세 사이에 빈야사를 더해 갑니다. 근력과 지구력이 충분해지면, 각 아사나 사이에 사마스티티히로 돌아와서 완전한 빈야사를 완성하도록 노력하기 바랍니다.

아쉬탕가 요가

스리 K. 파타비 조이스의

지도에 따른

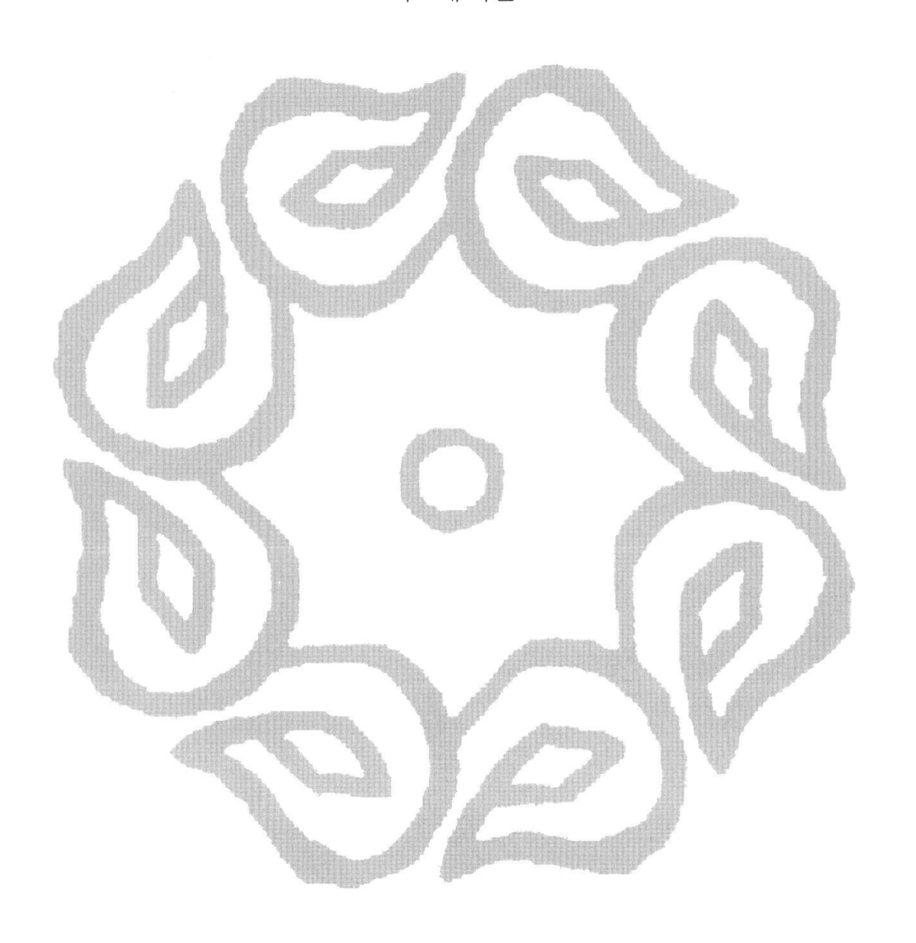

리노 밀레

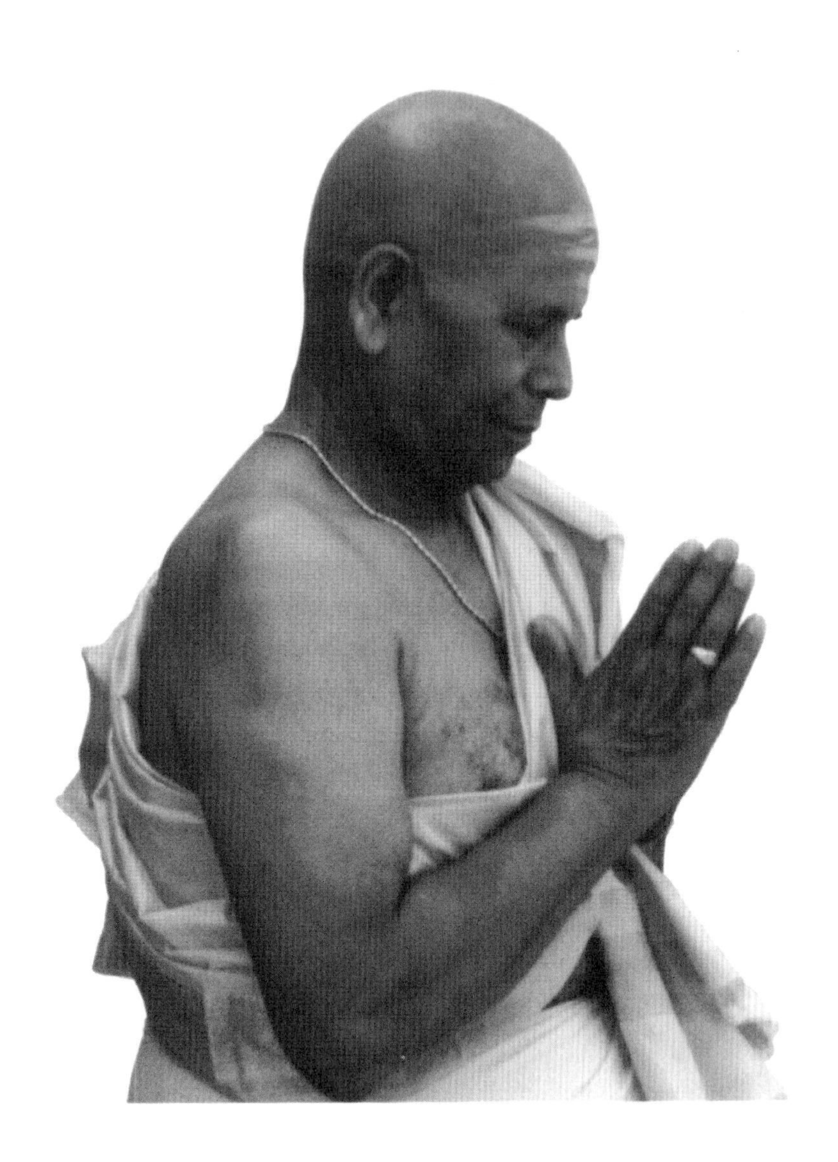

अष्टाङ्ग योग मंत्रम्

वन्दे गुरूणां चरणारविन्दे
सन्दर्शित स्वात्म सुखाव बोधे।
निः श्रेयसे जाङ्गलिकायमाने
संसार हालाहल मोहशांत्यै ॥

आबाहु पुरुषाकारं
शंखचक्रासि धारिणम् ।
सहस्र शिरसं श्वेतं
प्रणमामि पतञ्जलिम् ॥

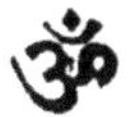

AṢṬĀṄGA YOGA MANTRAM

OM

VANDE GURŪṆĀṀ CARAṆĀRAVINDE
SANDARŚITA SVĀTMA SUKHĀVA BODHE
NIḤ ŚREYASE JĀṄGALIKĀYAMĀNE
SAṀSĀRA HĀLĀHALA MOHAŚĀNTYAI

ĀBĀHU PURUṢĀKĀRAṀ
ŚAṄKHACAKRĀSI DHĀRIṆAM
SAHASRA ŚIRASAṀ ŚVETAṀ
PRAṆAMĀMI PATAÑJALIM

OM

아쉬탕가 요가 만트라

시작하는 만트라

옴

지고한 구루의 연꽃 발밑에 절합니다.

선한 지식을 가르치시고, 참나의 행복을 아는 길을 보여 주시고,

무지에서 오는 윤회의 독을 제거하는 세상의 치유자시여.

어깨 아래에 인간의 모습을 하시고서

검(식별)과 불의 바퀴(영원한 시간을 상징하는 빛의 원반)와

소라고둥(신성한 소리)을 들고 계신,

천 개의 빛나는 머리(신성한 뱀 아난타의 모습)를 가진

하얀, 아디세샤의 화신이신

파탄잘리, 그분께 경배합니다.

옴

스리 K. 파타비 조이스

1915–2009

요가는 요가 마스터들이 세대에서 세대로 전승된 고대의 철학이자 수련법이다. 스리 K. 파타비 조이스는 위대한 요가 마스터 중 한 분으로서 자신의 지식을 미국, 호주, 캐나다, 유럽, 일본, 뉴질랜드, 남미, 말레이시아 등 전 세계의 제자들에게 전수해 주었다.

제자들에게 구루지로서 존경받는 파타비 조이스의 교육 배경은 매우 인상적이다. 1927년, 열두 살의 나이에 그는 스리 T. 크리슈나마차리아에게 요가를 배우기 시작했다. 이 배움은 1945년까지 이어졌다. 1930년부터 1956년까지는 마이소르의 마하라자 산스크리트 대학에서 산스크리트 사히티야 베다(Sanskrit Sahitya Veda)와 아드바이타 베단타(Advaita Vedanta)를 연구했다.

파타비 조이스는 헌신적인 요가 수행자로서 매일같이 요가 아사나를 수련했다. 뿐만 아니라 산스크리트로 된 요가 원전들과 고대 문헌들을 연구했는데, 여기에는 파탄잘리 요가다르샤나, 하타요가 프라디피카, 게란다상히타, 수우타상히타, 요가야그나발키야 등이 포함되었다.

파타비 조이스는 비드완(Vidwan)이라는 학위를 받았으며, 1937년에는 마이소르의 마하라자 산스크리트 대학의 요가학부 교수와 학장으로 임명되었다. 그는 이 직책을 1973년까지 맡았다. 1945년에 푸리의 스리 자가드구루 샹카라차리야는 그에게 '요가사나 비샤라다(Yogasana Visharada)'라는 영예로운 칭호를 하사했다. 1948년에 파타비 조이스는 고대 문헌에 묘사된 요가의 치유적인 가치를 탐구하고 실험하려는 목적으로 아쉬탕가 요가 연구소(Ashtanga Yoga Research Institute)를 설립했다. 1976년에서 1978년 사이에는 인도 의학 주립대학의 명예 교수로도 재직했다. 파타비 조이스는 빈야사(호흡과 움직임을 엮어 내는 체계)로 유명한 요가 방법인 아쉬탕가 요가에 대한 가르침으로 널리 알려졌다. 그는 스승인 크리슈나마차리야와 함께 빈야사 시리즈를 수집하고 해독했다. 이 책은 이 과학적인 체계를 상세하게 설명했다.

스리 K. 파타비 조이스 전통의 아쉬탕가 요가

요가는 삶의 철학이며, 활력이 넘치는 건강한 몸과 마음을 만들 수 있는 잠재력을 가지고 있다.

아쉬탕가 요가는, 정확한 순서에 따라 수련하면, 수련자가 인간 의식의 모든(신체적, 심리적, 영적) 수준에서 자신의 완전한 잠재력을 재발견할 수 있도록 서서히 이끌어 준다. 올바른 호흡(Ujjayi Pranayama)과 자세(Asana), 응시(Dristi)라는 이 수련을 통해 우리는 감각을 통제할 수 있게 되고 자기 자신을 깊이 자각할 수 있게 된다. 이 수련을 규칙적이고 헌신적으로 지속하면 수련자는 몸과 마음의 견고함을 얻는다.

'아쉬탕가'는 본래 여덟 개의 가지를 의미한다. 파탄잘리는 야마(Yama; 절제), 니야마(Niyama; 준수), 아사나(Asana; 자세), 프라나야마(Pranayama; 호흡 조절), 프라티야하라(Pratyahara; 감각 철수), 다라나(Dharana; 집중), 디야나(Dhyana; 명상), 사마디(Samadhi; 삼매)를 이 여덟 개의 가지로 설명한다.

이 가지들은 서로를 지탱해 준다. 아사나 수련은 올바른 프라나야마 수련을 위해서 반드시 이루어져야 하며, 또한 야마와 니야마의 발전을 위한 열쇠이기도 하다. 이 네 가지 외향적 가지들이 견고하게 자리 잡으면, 나머지 네 가지 내향적 가지들도 시간이 흐름에 따라 저절로 발달할 것이다.

'빈야사(Vinyasa)'는 호흡이 결합된 움직임을 가리킨다.

호흡은 이 수련의 중심이며, 아사나와 아사나를 정확한 순서로 연결시킨다. 호흡과 움직임을 결합시키고 물라반다(Mulabandha)와 웃디야나반다(Uddiyanabandha)를 수련하면, 강렬한 내적 열기가 생성된다. 이 열기는 독소를 배출하여 근육과 장기들을 정화하며, 유익한 호르몬과 미네랄을 분비시키므로 땀을 다시 피부에 문지르면 몸에 자양분을 공급할 수 있다. 호흡은 빈야사를 조절하고, 혈액이 효율적으로 순환되게 한다. 그 결과로 몸은 가볍고 튼튼해진다. 아쉬탕가 요가 체계에는 3가지 시퀀스 그룹이 있다.

프라이머리 시리즈(요가 치킷사)는 몸을 정화하고 바르게 조정한다.

인터미디어트 시리즈(나디 쇼다나)는 에너지 통로를 열고 깨끗하게 하여 신경계를 정화한다.

어드밴스드 시리즈 A, B, C, D(스티라 바가 사맙타)는 수련에서 오는 힘과 혜택을 통합시키는데, 더 높은 수준의 유연성과 겸손함이 요구된다.

수련자는 이전 단계를 충분히 익혀야만 다음 단계로 나갈 수 있고, 아사나들의 시퀀스 순서는 세심한 주의를 기울여 지켜야 한다. 각각의 자세들은 다음 자세를 위한 준비이며, 더 앞으로 나아가기 위한 힘과 균형을 발전시키는 과정이다.

호흡 아쉬탕가 요가 체계에서 깊고 고른 호흡을 유지하는 것의 중요성은 아무리 강조해도 지나치지 않다. 호흡이 행동을 지원하고, 행동이 자세를 지원할 때, 각각의 움직임은 부드럽고 정확하며 완벽하게 안정된다. 크리슈나마차리야와 파타비 조이스의 가르침에 따르면, "호흡은 생명"이다. 호흡은 우리의 가장 근본적이고 필수적인 행위이며 신성한 본질을 품는다. 내쉬는 숨은 신을 향한 움직임이고, 들이쉬는 숨은 신에게 받는 영감이다.

수련 노력하지 않으면 얻는 것도 없다는 말이 있다. 요가에 대한 서구의 인식과는 달리, 근력과 지구력, 그리고 땀을 흘리는 것은 이 전통 요가의 독특한 면모이다. 이 쉽지 않은 수련은 신경 체계를 정화하는데 상당한 노력을 요구한다. 그러면 마음은 명료하고 맑고 정확해지며, 파타비 조이스의 말씀처럼 "어디에서나 신을 보게 될 것이다." 오직 수련을 통해서만 우리는 구루지가 종종 하신 말씀의 진실을 깨닫게 될 것이다.

"모든 것은 신이다."

요가 아사나

아쉬탕가 요가 닐라얌, 마이소르(1948년 설립),
요가아사나 비샤라다, 베단타 비드완,
스리 K. 파타비 조이스

위에 명시된 요가샬라에서 가르치는 프라이머리 아사나 목록 차트

참고

(1) 아사나의 개수는 세상에 존재하는 생물의 종류만큼 많다(수효는 어림잡아 8억 4천만이다).

(2) 아사나는 경전에 열거되고 '구루'께서 가르친 바와 같이, 항상 과학적인 방식(빈야사)으로만 행해야 한다. 각각의 아사나를 위한 빈야사의 수효는 오른쪽 괄호 안에 명시되어 있다.

언제나 다음으로 시작한다:

1	수리야 나마스카라	A	(9)
2	수리야 나마스카라	B	(17)

프라이머리 아사나:*

1	파당구쉬타아사나	(3)

* 이 책에 나오는 시퀀스는 구루지인 파타비 조이스의 구술을 바탕으로 기록되었으나, 책이 나온 이후로도 아쉬탕가 빈야사 요가가 미세하게 진화되어 왔기 때문에 현재 마이소르에서 수련하고 있는 시퀀스와는 약간의 차이가 있다.—옮긴이

2	파다 하스타아사나		(3)
3	웃티타 트리코나아사나	A와 B	(5)
4	웃티타 파르쉬바코나아사나	A와 B	(5)
5	프라사리타 파도따나아사나	A,B,C,D	(5)
6	파르쉬보따나아사나		(5)
7	웃티타 하스타 파당구쉬타아사나		(7)
	파르쉬바사히타		(14)
8	아르다 밧다 파드모따나아사나		(9)
9	웃카타아사나		(13)
10	비라바드라아사나		(16)
11	파스치마따나아사나	A,B,C,D	(16)
12	푸르바따나아사나		(15)
13	아르다 밧다 파드마 파스치마따나아사나		(22)
14	트리앙 무카에카파다 파스치마따나아사나		(22)
15	자누 쉬르샤아사나	A,B,C	(22)
16	마리챠아사나	A	(22)
17	마리챠아사나	B	(22)
18	마리챠아사나	C	(18)
19	마리챠아사나	D	(18)
20	나바아사나		(13)
21	부자피다아사나		(15)
22	쿠르마아사나 – 숩타 쿠르마아사나		(16)
23	가르바 핀다아사나		(15)
24	쿡쿠타아사나		(15)
25	밧다 코나아사나		(15)
26	우파비쉬타 코나아사나		(15)
27	숩타 코나아사나		(16)
28	숩타 파당구쉬타아사나		(20)
	파르쉬바사히타		(28)
29	우바야 파당구쉬타아사나		(15)
30	우르드바 무카 파스치마따나아사나		(16)
31	세투 반다아사나		(15)
32	우르드바 다누라아사나		(15)

언제나 다음으로 마친다:

1	살람바 사르방가아사나	(13)
2	할라아사나	(13)
3	카르나피다아사나	(13)
4	우르드바 파드마아사나	(13)
5	핀다아사나	(14)
6	마츠야아사나	(14)
7	우따나 파다아사나	(13)
8	쉬르샤아사나	(13)
9	밧다 파드마아사나	(16)
10	요가무드라	(15)
11	파드마아사나	(14)
12	우트플루티히	(14)

OM
BHADRAM KARṆEBHIḤ ŚRUṆUYĀMA DEVĀḤ
BHADRAM PAŚYEMĀKSHABHIRYAJATRĀḤ
STHIRAIRAṄGAISTUṢṬUVĀGAMSASTANŪBHIḤ
VYAŚEMA DEVAHITAM YADĀYUH:

SWASTI NAḤ INDRO VRDDHAŚRAVAḤ
SWASTI NAḤ PŪSĀ VIŚVAVEDAḤ
SWASTI NASTĀRKSYO ARIṢṬANEMIḤ
SWASTI NO BRHASPATIRDADHĀTU
OM SHĀNTIḤ SHĀNTIḤ SHĀNTIḤ

भद्रं कर्णेभिः शृणुयाम देवाः। भद्रं पश्येमाक्षभिर्यजत्राः।

स्थिरैरङ्गैस्तुष्टुवांसस्तनूभिः। व्यशेम देवहितं यदायुः।

स्वस्ति न इन्द्रो वृद्धश्रवाः। स्वस्ति नः पूषा विश्ववेदाः।

स्वस्ति नस्तार्क्ष्यो अरिष्टनेमिः। स्वस्ति नो बृहस्पतिर्दधातु॥

ॐ शान्तिः शान्तिः शान्तिः॥

옴!

오, 신이시여, 저희를 봉헌하노니,

저희의 두 귀로 복된 말씀을 듣게 하시고,

저희의 두 눈으로 복된 것을 보게 하소서.

저희가 튼튼하고 한결같은 몸으로

신께서 주신 삶을 즐기며 찬미하게 하소서.

예부터 명성이 드높은 인드라시여, 저희를 축복하소서.

모든 것을 아시는 푸샤시여, 저희를 축복하소서.

악의 파괴자인 가루다시여, 저희를 축복하소서.

브리하스파티시여, 저희를 보호하소서.

옴 평화 평화 평화

수리야 나마스카라
Surya Namaskara A, B

(태양경배)

경전에 따르면, 수리야 나마스카라(태양경배)의 수련은 영적인 성장에 중요하다. 이것은 단순한 준비 운동이 아니라, 신체를 균형 잡히고 튼튼하게 하고 건강을 잘 유지하도록 돕는다. 수리야 나마스카라의 주안점은 마음을 더 잘 제어하고 더 깊이 헌신(박티)하도록 하는 것이다.

베다(Veda)는 야주르베다(Yajurveda), 리그베다(Rigveda), 사마베다(Samaveda), 아타르바베다(Atharvaveda) 등 네 가지가 있다. 그 중 야주르베다와 리그베다에는 수리야 나마스카라를 행하는 방법과 그 효능이 기술되어 있다. 수리야 나마스카라 A와 B에는 각각 개별적인 만트라(mantra)가 있다. 야주르베다 만트라(아루나 만트라) 중 하나에는 수리야 나마스카라 A가 9개의 빈야사로 이루어진다고 쓰여 있다. 리그베다 만트라(마하 사우라 만트라) 중 하나에는 수리야 나마스카라 B가 17개의 빈야사로 이루어진다고 쓰여 있다.

수리야 나마스카라의 수련은 행복과 건강을 주며, 영혼에 햇빛을 비춘다.

수리야 나마스카라 A 9

들숨	1	에캄	손을 들어 올리고
날숨	2	드웨	우따나아사나
들숨	3	트리니	고개를 들고
날숨	4	차트와리	점프 – 차투랑가 단다아사나
들숨	5	판차	우르드바 무카 슈바나아사나(약칭; 업독Up Dog)*
날숨	6	셋	아도 무카 슈바나아사나(약칭; 다운독Down Dog)
			– 5번 호흡
들숨	7	삽타	점프, 고개를 들고
날숨	8	아쉬토	우따나아사나
들숨	9	나와	손을 들어 올리고
			사마스티티히

드리쉬티	
엄지손가락	1, 9
코끝	2, 4, 8
배꼽	6
미간	3, 5, 7

---

* 우르드바 무카 슈바나아사나는 '위로 얼굴을 향한 개 자세'라는 뜻이고, 아도 무카 슈바나아사나는 '아래로 얼굴을 향한 개 자세'라는 뜻이다. 수업 시간에는 빈번하게 나오는 동작인데, 이름이 긴 관계로 약칭 업독(Up Dog), 다운독(Down Dog)으로 대체해서 부른다.–옮긴이

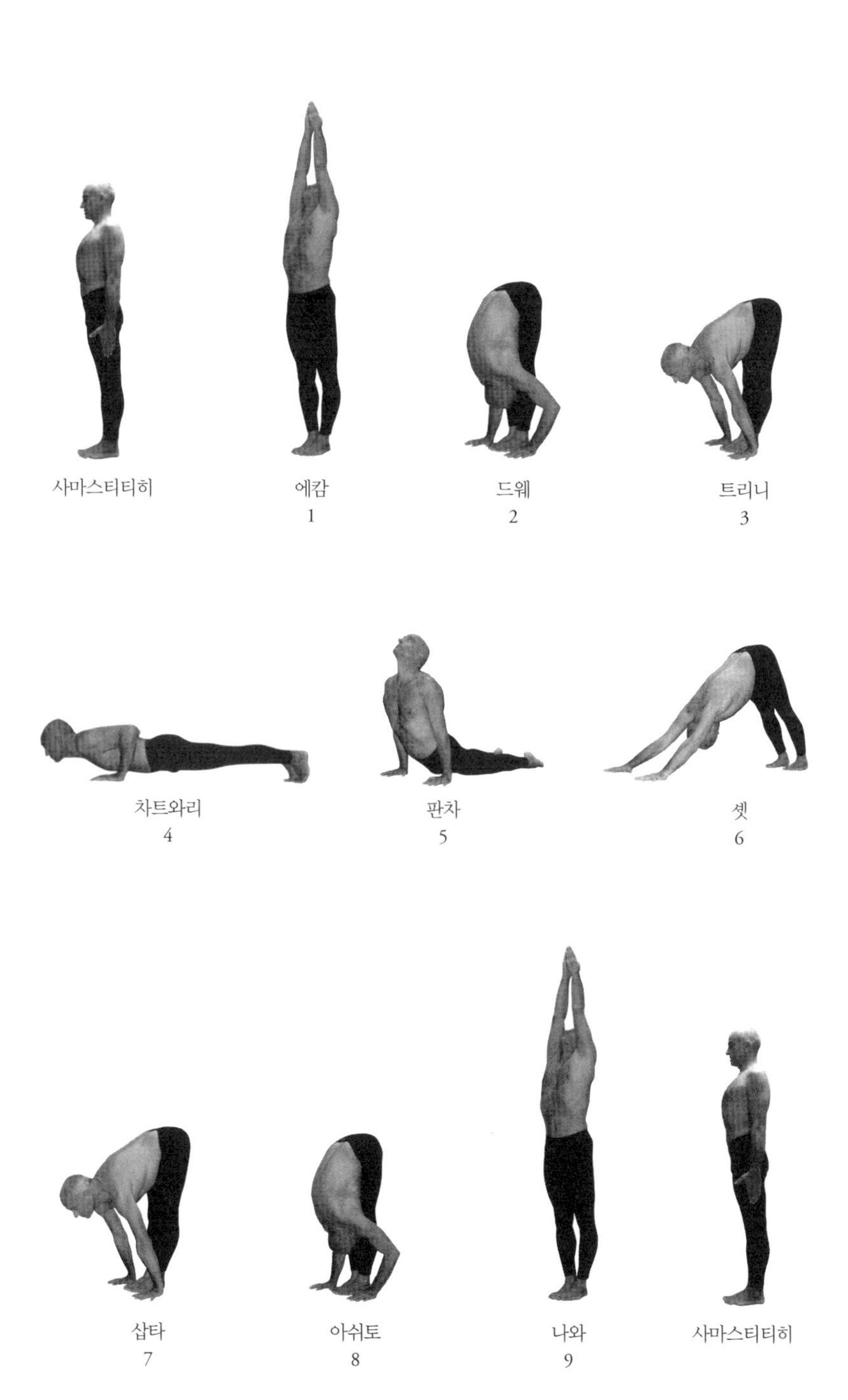
사마스티티히
에캄
1
드웨
2
트리니
3
차트와리
4
판차
5
셋
6
삽타
7
아쉬토
8
나와
9
사마스티티히

수리야 나마스카라 B 17

들숨	1	에캄	웃카타아사나
날숨	2	드웨	우따나아사나
들숨	3	트리니	고개를 들고
날숨	4	차트와리	점프 – 차투랑가 단다아사나
들숨	5	판차	우르드바 무카 슈바나아사나
날숨	6	셋	아도 무카 슈바나아사나
들숨	7	삽타	비라바드라아사나 – 오른쪽
날숨	8	아쉬토	점프 – 차투랑가 단다아사나
들숨	9	나와	우르드바 무카 슈바나아사나
날숨	10	다샤	아도 무카 슈바나아사나
들숨	11	에카다샤	비라바드라아사나 – 왼쪽
날숨	12	드와다샤	점프 – 차투랑가 단다아사나
들숨	13	트라요다샤	우르드바 무카 슈바나아사나
날숨	14	차투르다샤	아도 무카 슈바나아사나 – 5번 호흡
들숨	15	판차다샤	고개를 들고
날숨	16	쇼다샤	우따나아사나
들숨	17	삽타다샤	웃카타아사나
			사마스티티히

드리쉬티	
엄지손가락	1, 7, 11, 17
코끝	2, 4, 8, 12, 16
배꼽	6, 10, 14
미간	3, 5, 9, 13, 15

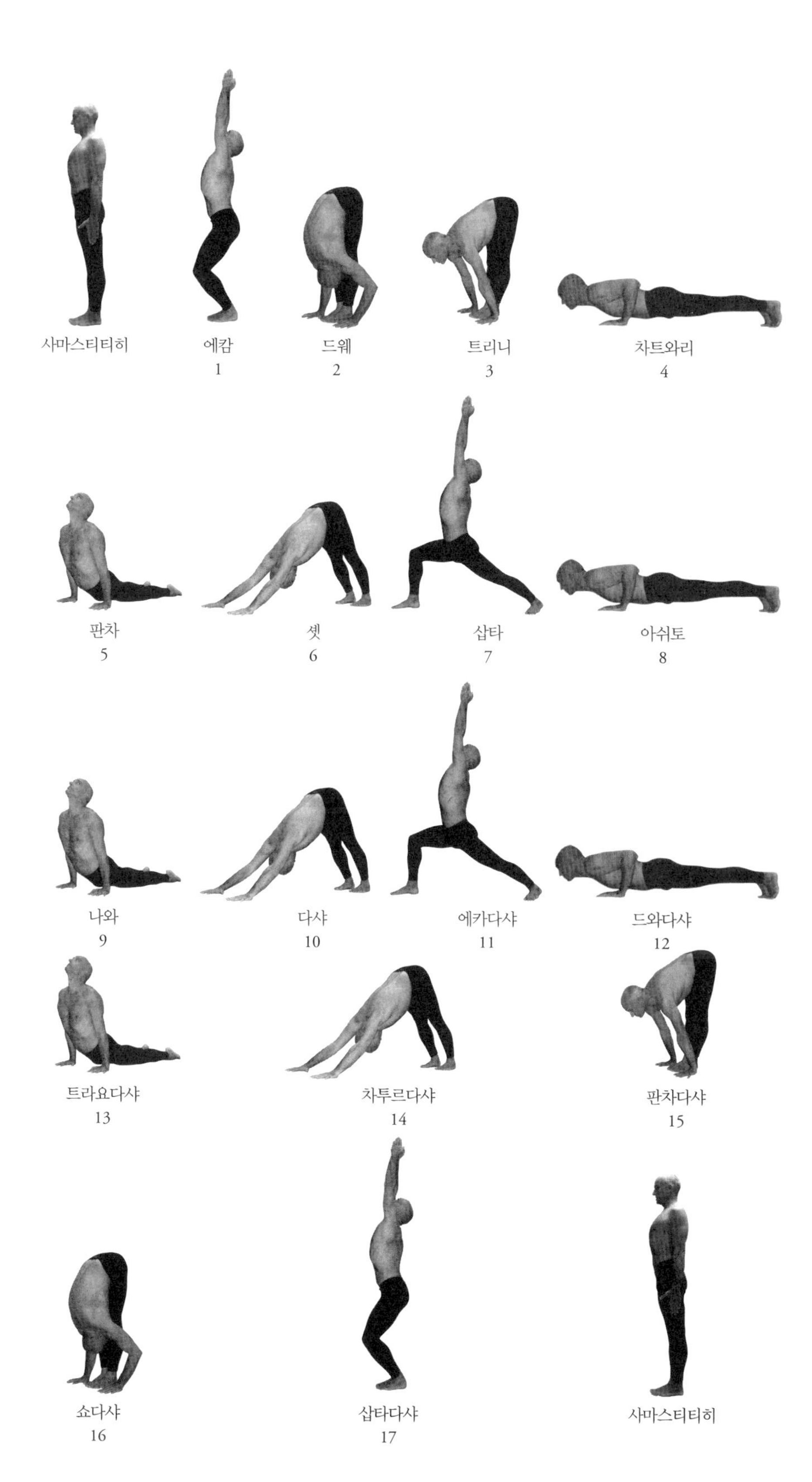
사마스티티히
에캄
1
드웨
2
트리니
3
차트와리
4
판차
5
셋
6
삽타
7
아쉬토
8
나와
9
다샤
10
에카다샤
11
드와다샤
12
트라요다샤
13
차투르다샤
14
판차다샤
15
쇼다샤
16
삽타다샤
17
사마스티티히

프라이머리 시리즈

선 자세

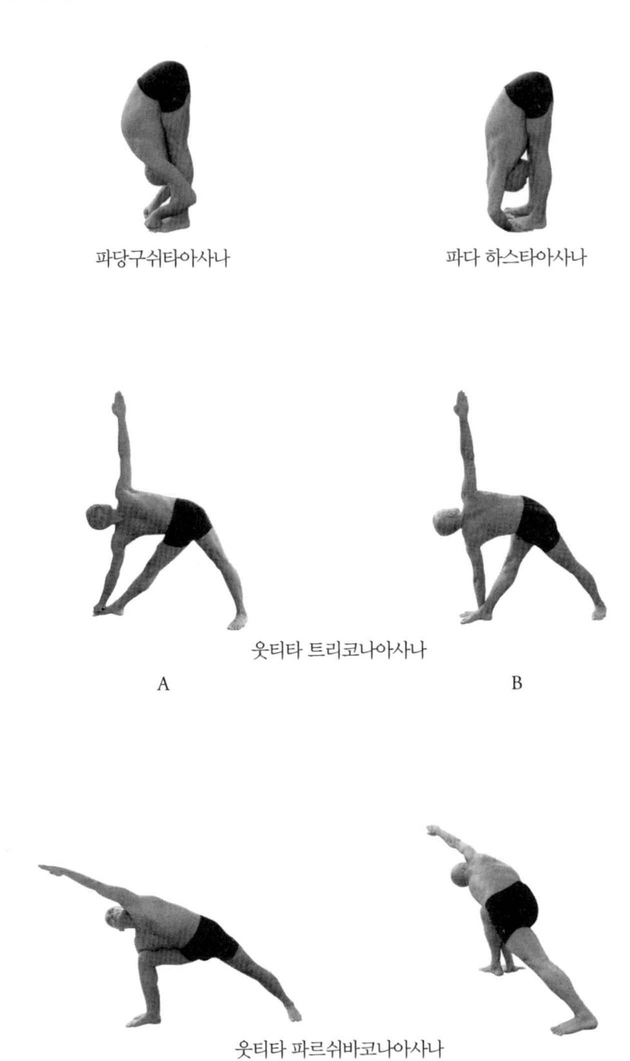

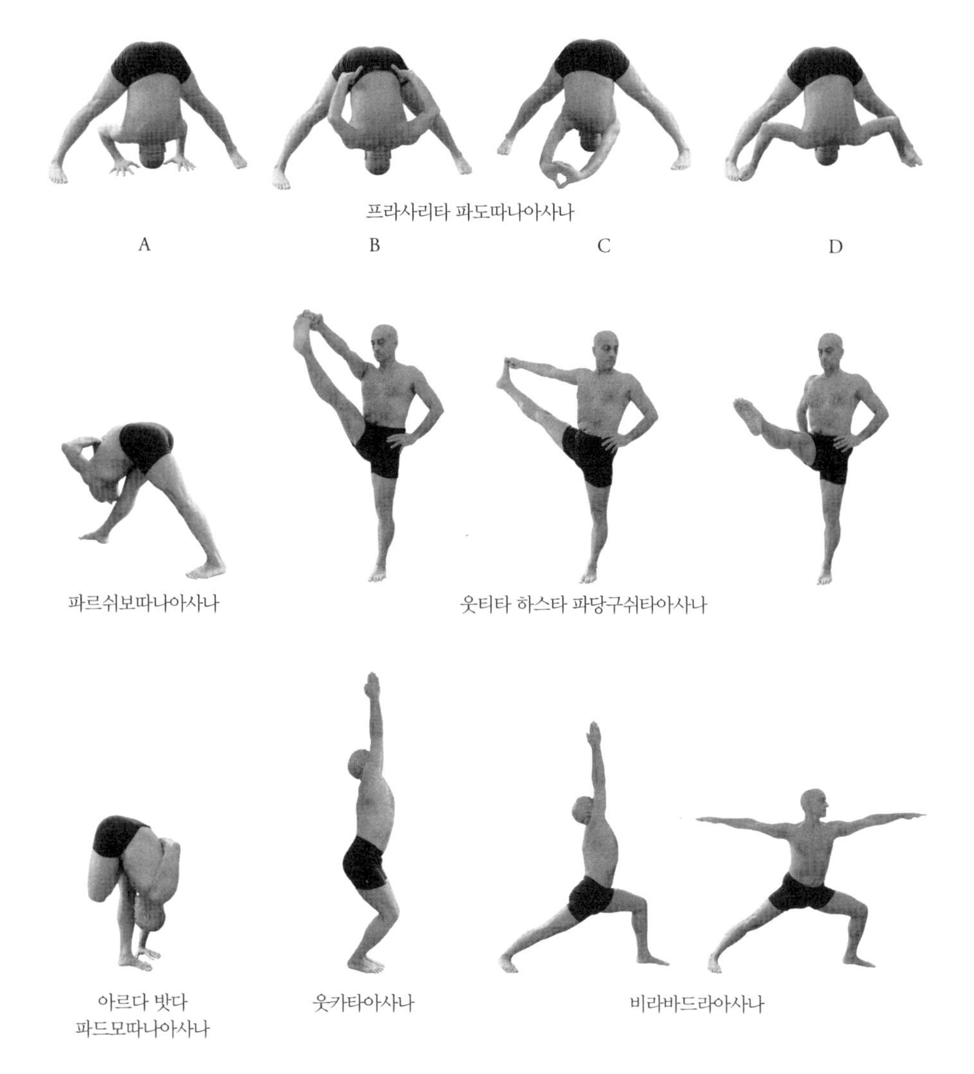
프라사리타 파도따나아사나
A
B
C
D
파르쉬보따나아사나
웃티타 하스타 파당구쉬타아사나
아르다 밧다
파드모따나아사나
웃카타아사나
비라바드라아사나

앉은 자세

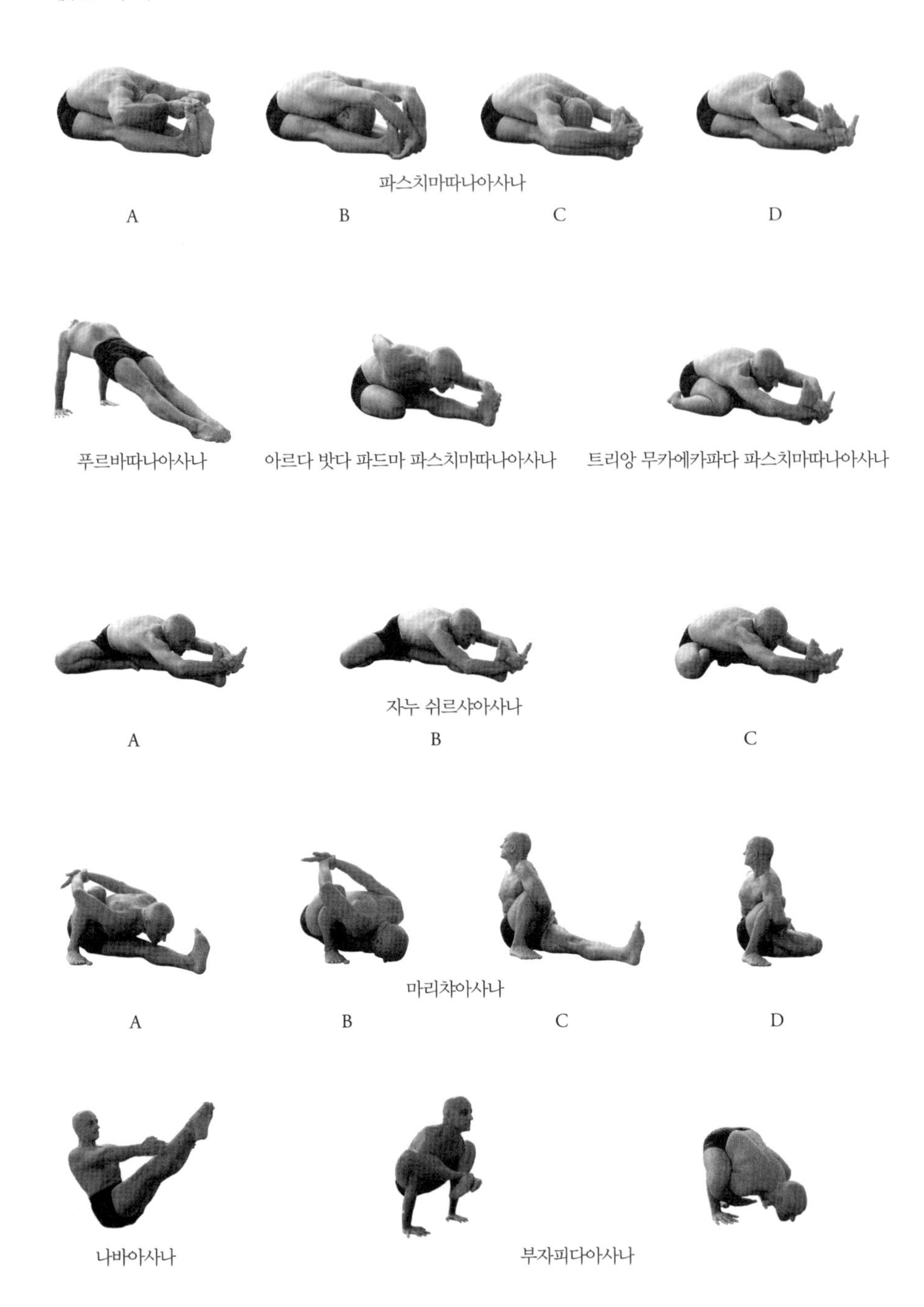
파스치마따나아사나
A
B
C
D
푸르바따나아사나
아르다 밧다 파드마 파스치마따나아사나
트리앙 무카에카파다 파스치마따나아사나
자누 쉬르샤아사나
A
B
C
마리챠아사나
A
B
C
D
나바아사나
부자피다아사나

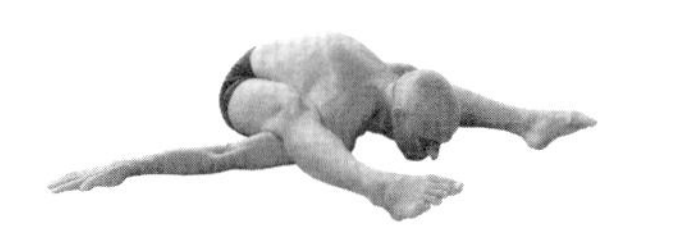
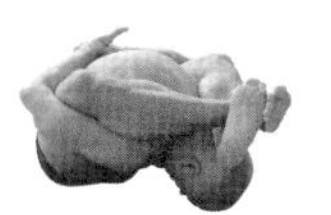
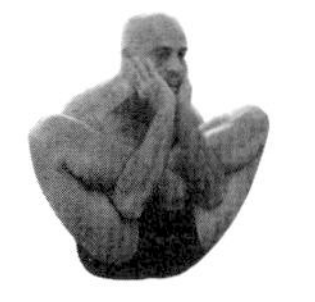
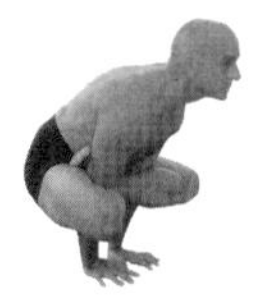

쿠르마아사나 – 숩타 쿠르마아사나

가르바 핀다아사나

쿡쿠타아사나

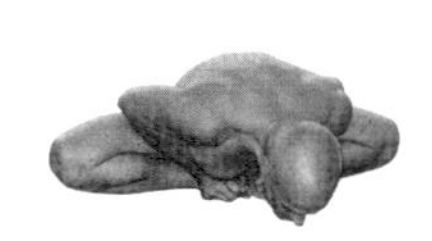
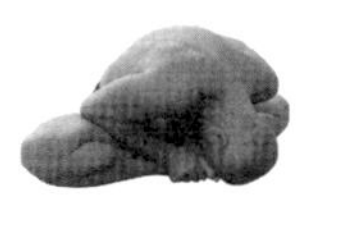
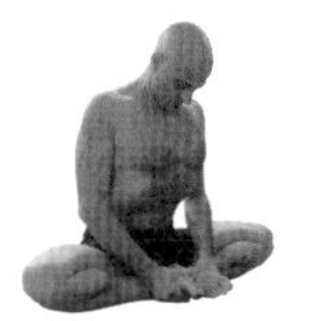

밧다 코나아사나

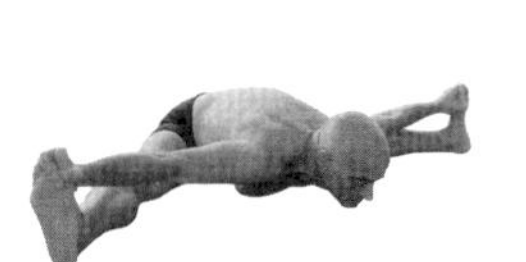
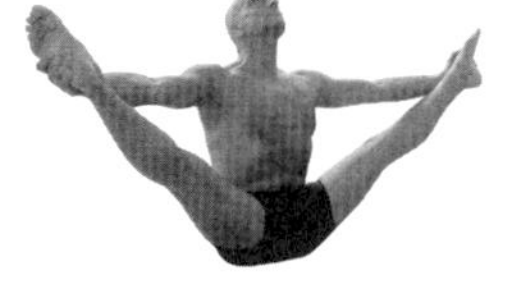
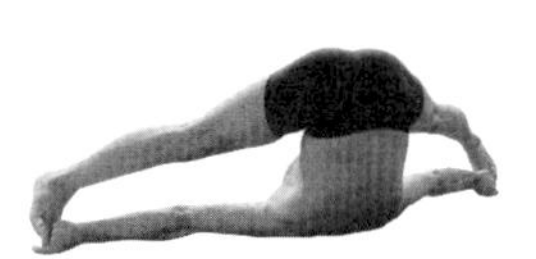

우파비쉬타 코나아사나

숩타 코나아사나

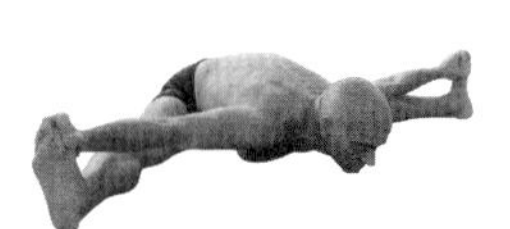
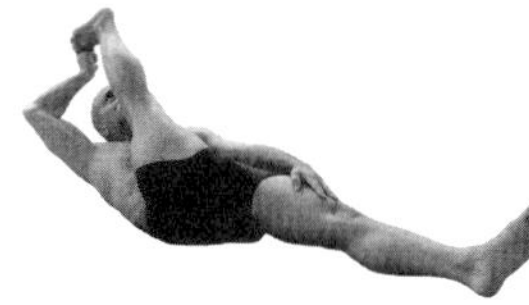

숩타 코나아사나

숩타 파르쉬바사히타

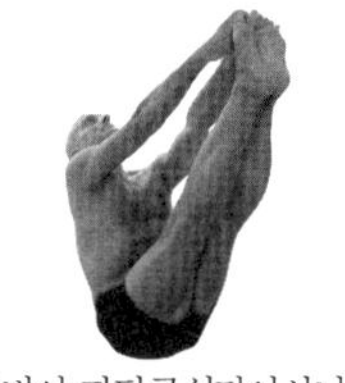
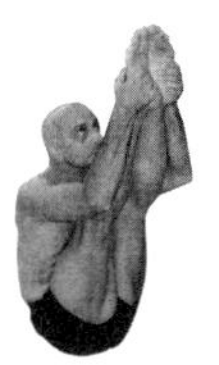
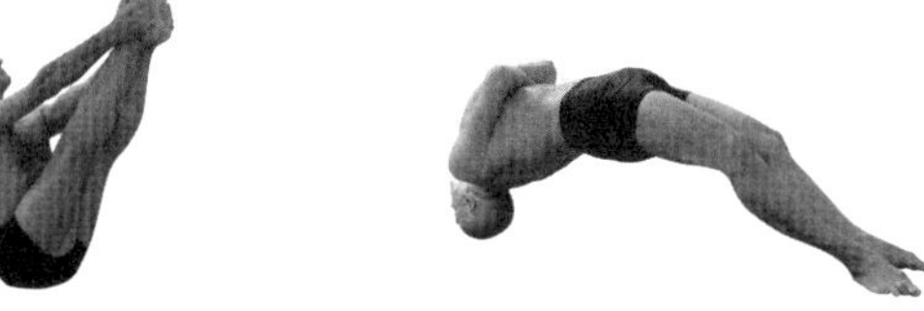

우바야 파당구쉬타아사나

우르드바 무카 파스치마따나아사나

세투 반다아사나

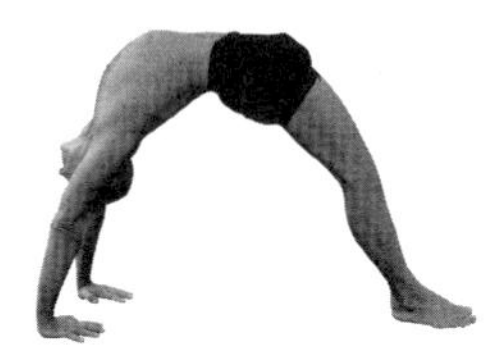

우르드바 다누라아사나

프라이머리 시리즈

요가 치킷사

머리말

질병은 몸 안의 불균형 상태 때문에 일어난다.

모든 (외적, 내적) 기관들은 상호의존적이며, 만약 하나의 기관이 균형을 잃거나 올바르게 기능하지 못하면 다른 모든 기관들이 그 영향을 받는다. 그러므로 건강한 생활방식을 택하고 몸 안에서 신진대사가 균형 있게 이루어지도록 돌보는 것이 매우 중요하다. 우리의 내부 기관들이 건강하지 않으면 우리는 건강할 수가 없다. 오늘날의 현대적인 생활 조건과 노동 조건, 그리고 생활방식, 식습관, 운동에 대한 관심의 부족을 고려하면, 신체 기관들에 과부하가 걸리고 있다는 것은 그리 놀라운 일이 아니다. 만약 우리가 몸 안에 들어온 독소를 제거하지 못하면, 노폐물이 체내에 쌓여 질병을 일으킬 것이다.

요가 치킷사(Yoga Chikitsa; 요가 치유)의 수련은 몸의 내부 기관들을 청소하고 정화한다. 관련 아사나들은 노폐물이 쌓이는 것을 방지하는 데 효과적이고, 몸이 질병에 걸리지 않도록 지켜 준다. 요가 아사나들은 병에 걸린 몸이 균형을 회복하도록 돕고, 건강한 몸이 균형을 유지하도록 돕는다.

각각의 아사나는 고유의 혜택을 가지고 있다. 그러나 더 깊은 청소와 정화 작용이 일어나기 위해서는 아사나의 수련을 통해 유연성을 얻는 것이 중요하다. 아사나를 더 깊이 수련할수록 우리 내부는 더 큰 혜택을 입는다.

여섯 가지 기본 아사나

신체 내에서 정화 과정이 시작되게 하는 여섯 가지 기본 아사나가 있다. 우선, 이 아사나들은 몸을 유연하게 만들어 주는데, 이 향상된 유연성은 정화 과정이 더 깊은 수준에서 이루어지도록 한다. 또한 이 아사나들을 통해 물라반다(회음부 잠금)와 웃디야나반다(복부 잠금)라는 몸의 잠금을 시작하게 되는데, 이 둘은 아사나 수련에 필수적인 것들이다.

1 파당구쉬타아사나

2 파다 하스타아사나

3 웃티타 트리코나아사나

4 웃티타 파르쉬바코나아사나

5 프라사리타 파도따나아사나

6 파르쉬보따나아사나

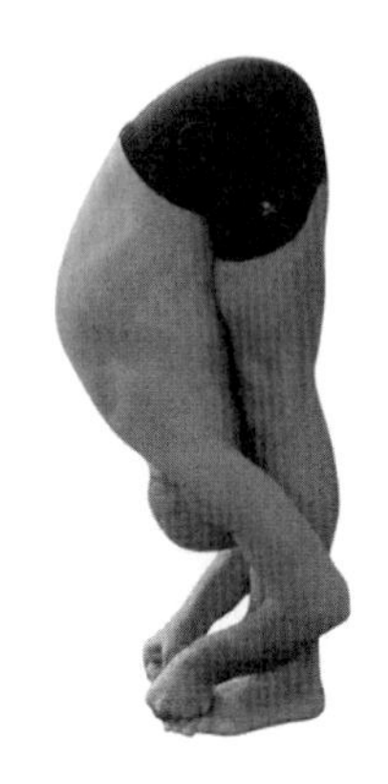

파당구쉬타아사나
Padangusthasana
(엄지발가락 잡는 자세)

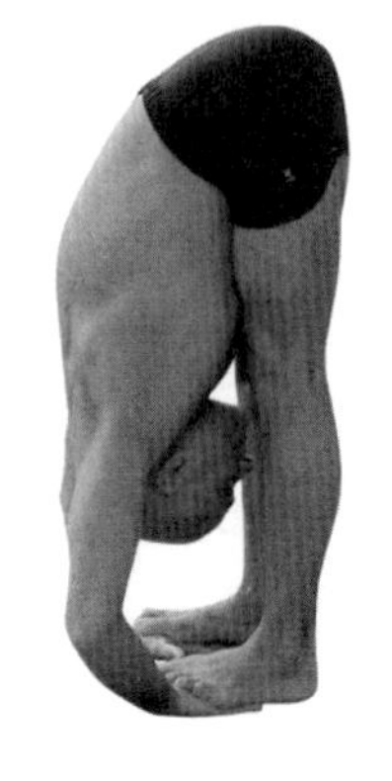

파다 하스타아사나
Pada Hastasana
(손을 발바닥에 대는 자세)

이 두 아사나는 정화의 시작 단계에서 중요한 역할을 한다. 허리 둘레와 복부에 축적된 지방을 빼 준다. 또한 복부(우다라)의 모든 내부 장기를 개선시키며, 위장병을 방지하고 치료하며, 몸 안에 독소가 쌓이게 하는 주요 요인이자 질병의 잠재적인 도화선인 변비(말라밧다타)를 없애 준다. 장의 가스를 제거하고 직장과 항문을 청소한다. 간과 비장이 튼튼해지며, 요도도 청소된다. 치질(바간다라)도 예방되고 완화된다.

파당구쉬타아사나 3

들숨	1	에캄	엄지발가락을 잡고, 고개를 들고
날숨	2	드웨	PADANGUSTHASANA – 5번 호흡
들숨	3	트리니	고개를 들고, 숨을 내쉬고
			사마스티티히

드리쉬티: 코끝

파다 하스타아사나 3

들숨	1	에캄	발밑에 손을 넣고, 고개를 들고
날숨	2	드웨	PADA HASTASANA – 5번 호흡
들숨	3	트리니	고개를 들고, 숨을 내쉬고
			사마스티티히

드리쉬티: 코끝

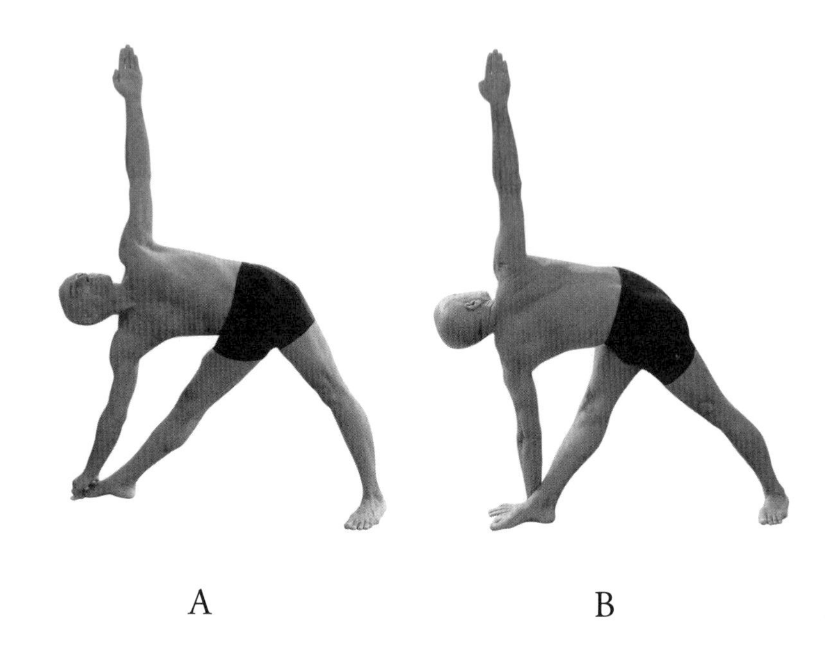

A B

웃티타 트리코나아사나
Utthita Trikonasana

(뻗은 삼각 자세)

이 두 아사나는 허리 둘레에 축적된 지방을 빼 준다. 등과 고관절, 다리를 강화시킨다. 평소 자세가 비뚤어져 있다면, 이 아사나들은 골격계를 교정하는 데 도움이 된다. 소화 기능이 향상되고, 변비는 완화되며, 호흡 곤란과 다른 호흡기 장애들도 개선된다. 목구멍에 생기는 질환들이 예방되며, 이미 있는 질환은 개선된다. 신경 체계가 튼튼해지고 척추가 강화된다.

웃티타 트리코나아사나 A, B 5

들숨	1	에캄	오른쪽으로 돌며 점프
날숨	2	드웨	UTTHITA TRIKONASANA 오른쪽 – 5번 호흡
들숨	3	트리니	올라오고
날숨	4	차트와리	UTTHITA TRIKONASANA 왼쪽 – 5번 호흡
들숨	5	판차	올라오고 사마스티티히

드리쉬티: 손

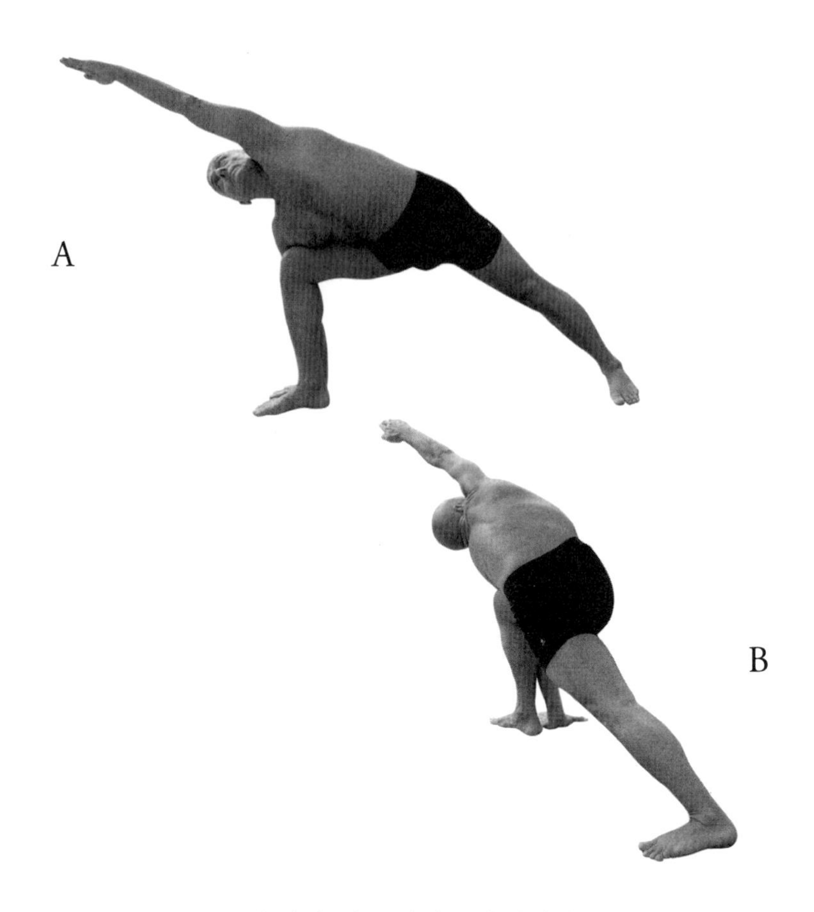

웃티타 파르쉬바코나아사나
Utthita Parsvakonasana

(뻗은 측면각 자세)

이 두 아사나는 허리 둘레의 지방을 빼 준다. 등과 고관절, 다리를 강화시킨다. 평소 자세가 비뚤어져 있다면, 이 아사나들은 골격계를 교정하는 데 도움이 된다. 소화 기능이 향상되고, 변비는 완화되며, 호흡 곤란과 다른 호흡기 장애들도 개선된다. 목구멍에 생기는 질환들이 예방되며, 이미 있는 질환은 개선된다. 신경 체계가 튼튼해지고 척추가 강화된다.

웃티타 파르쉬바코나아사나 A, B 5

들숨	1	에캄	오른쪽으로 돌며 점프
날숨	2	드웨	UTTHITA PARSVAKONASANA 오른쪽 – 5번 호흡
들숨	3	트리니	올라오고
날숨	4	차트와리	UTTHITA PARSVAKONASANA 왼쪽 – 5번 호흡
들숨	5	판차	올라오고 사마스티티히

드리쉬티: 손

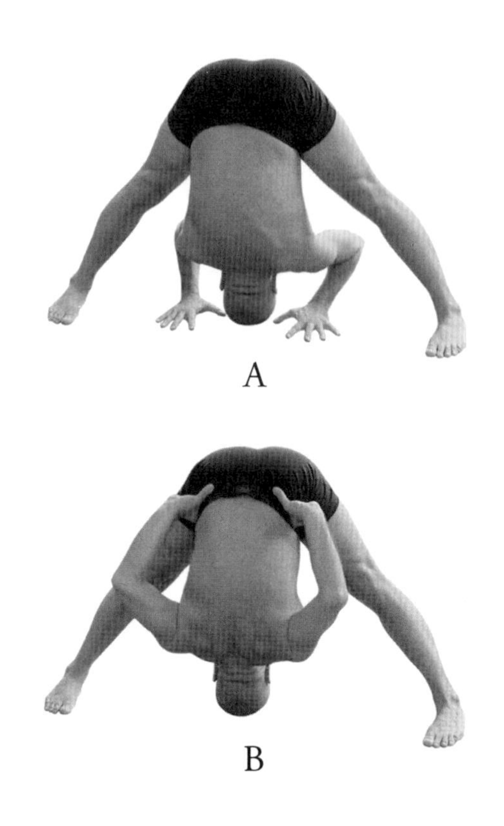

A

B

프라사리타 파도따나아사나
Prasarita Padottanasana A, B, C, D

(다리 넓게 벌린 전굴 자세)

이 그룹에 속한 아사나들은 허리 둘레에 축적된 지방을 빼 준다. 다리 근육과 등 근육을 더욱 탄력 있게 해 준다. 배꼽 밑(마드라)의 장기들이 청소되며, 이런 식으로 머리를 허리 밑으로 숙이면 내부의 불(아그니)이 장과 직장, 항문을 효과적으로 청소한다. 생식기관이 청소되며 호흡기관도 정화된다. 신경계 전체가 활성화된다.

프라사리타 파도따나아사나 A 5

들숨	1	에캄	오른쪽으로 돌며 점프, 손을 허리에 대고
날숨	2	드웨	상체를 숙이고, 손을 바닥으로
들숨*			고개를 들고
날숨	3	트리니	정수리를 바닥으로, PRASARITA P. – 5번 호흡
들숨	4	차트와리	고개를 들고, 팔을 펴고
날숨			자세를 유지하고
들숨	5	판차	올라오고 사마스티티히

드리쉬티: 코끝

프라사리타 파도따나아사나 B 5

들숨	1	에캄	오른쪽으로 돌며 점프, 팔을 벌리고
날숨	2	드웨	손을 허리에 대고
들숨			
날숨	3	트리니	정수리를 바닥으로, PRASARITA P. – 5번 호흡
들숨	4	차트와리	올라오고
날숨			
들숨	5	판차	팔을 벌리고 사마스티티히

드리쉬티: 코끝

* 이렇게 빈야사 숫자에 들어가지 않는 여분의 빈야사(Extra Vinyasa)도 있다. –옮긴이

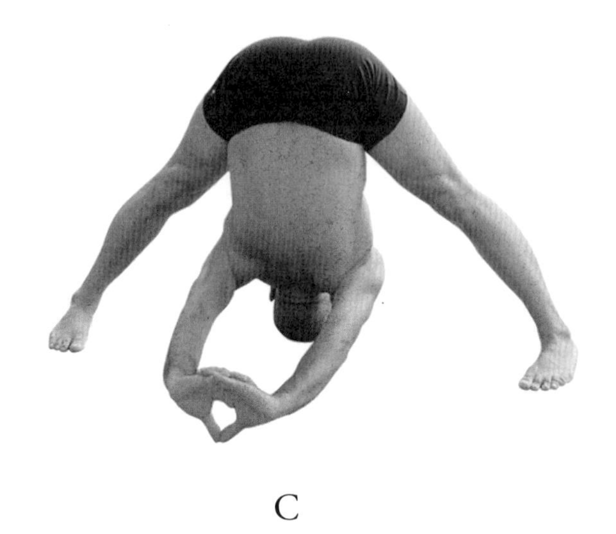

C

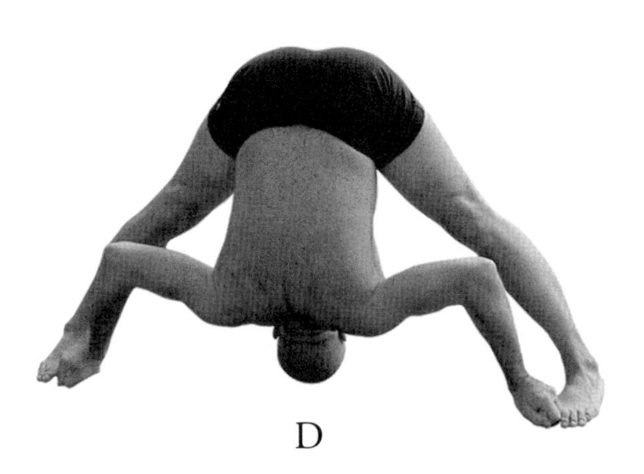

D

프라사리타 파도따나아사나 C 5

들숨	1	에캄	오른쪽으로 돌며 점프, 팔을 벌리고
날숨	2	드웨	손을 뒤로해서 깍지를 끼고
들숨			팔을 펴고
날숨	3	트리니	정수리를 바닥으로, PRASARITA P. – 5번 호흡
들숨	4	차트와리	올라오고
날숨			
들숨	5	판차	팔을 벌리고 사마스티티히

드리쉬티: 코끝

프라사리타 파도따나아사나 D 5

들숨	1	에캄	오른쪽으로 돌며 점프, 손을 허리에 대고
날숨	2	드웨	상체를 숙이고, 엄지발가락을 잡고
들숨			고개를 들고
날숨	3	트리니	정수리를 바닥으로, PRASARITA P. – 5번 호흡
들숨	4	차트와리	고개를 들고, 팔을 펴고
날숨			자세를 유지하고
들숨	5	판차	올라오고 사마스티티히

드리쉬티: 코끝

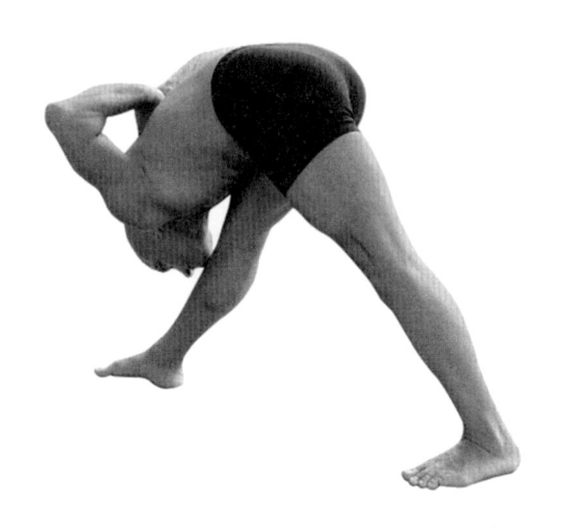

파르쉬보따나아사나

Parsvottanasana

(측면 늘리는 자세)

이 아사나는 허리와 다리의 과도한 지방을 줄이고, 다리의 근육을 탄력 있고 강하게 한다. 호흡계의 가래를 제거하도록 돕는다. 이와 같이 이 여섯 가지 아사나는 몸의 유연성과 탄력을 향상시키고 소화기관을 청소하는 데 꼭 필요한 아사나들이다.

파르쉬보따나아사나 5

들숨	1	에캄	오른쪽으로 돌며 점프, 손을 뒤로 모으고
날숨	2	드웨	PARSVOTTANASANA – 5번 호흡
들숨	3	트리니	올라와서 왼쪽으로 돌고
날숨	4	차트와리	PARSVOTTANASANA – 5번 호흡
들숨	5	판차	올라오고
			사마스티티히

드리쉬티: 코끝

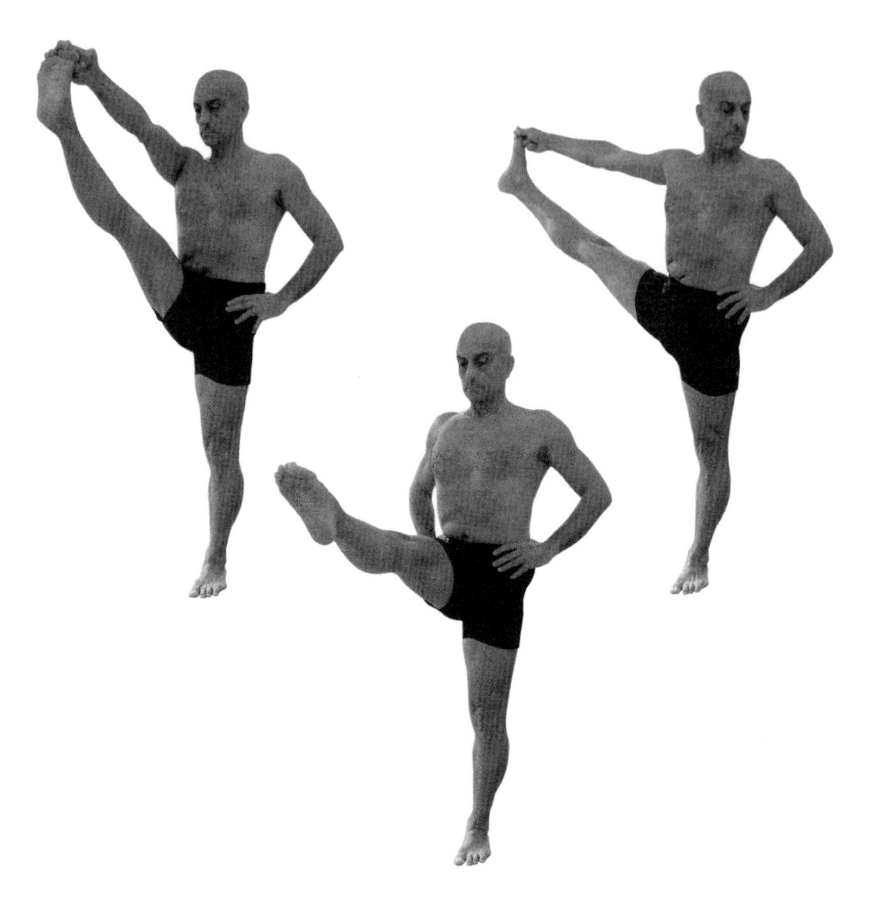

웃티타 하스타 파당구쉬타아사나
Utthita Hasta Padangusthasana

(뻗은 손으로 엄지발가락 잡는 자세)

이 아사나는 다리의 근육을 강화시키고 유연성을 길러 준다. 신장을 튼튼하게 하고 정화한다. 변비가 완화되고 고관절이 유연해진다. 또한 미저골 안쪽, 수슘나 나디(Susumna Nadi)의 기반부에 있는 세 가지 매듭(그란티스 트라야)을 활성화시킨다.

웃티타 하스타 파당구쉬타아사나 14

들숨	1	에캄	오른다리 들어서 엄지발가락 잡고
날숨	2	드웨	머리를 무릎으로 – 5번 호흡
들숨	3	트리니	다시 1번 자세로
날숨	4	차트와리	다리를 오른쪽으로 – 5번 호흡
들숨	5	판차	다리를 앞으로
날숨	6	셋	머리를 무릎으로
들숨	7	삽타	다리를 앞으로 90도 – 5번 호흡
날숨			다리를 내리고
들숨	8	아쉬토	왼다리 들어서 엄지발가락 잡고
날숨	9	나와	머리를 무릎으로 – 5번 호흡
들숨	10	다샤	다시 8번 자세로
날숨	11	에카다샤	다리를 왼쪽으로 – 5번 호흡
들숨	12	드와다샤	다리를 앞으로
날숨	13	트라요다샤	머리를 무릎으로
들숨	14	차투르다샤	다리를 앞으로 90도 – 5번 호흡
			사마스티티히

드리쉬티: 측면 멀리 & 발가락

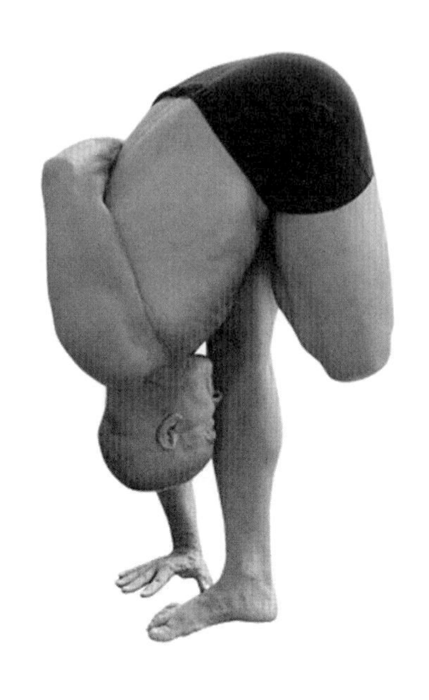

아르다 밧다 파드모따나아사나
Ardha Baddha Padmottanasana

(반연꽃 선 전굴 자세)

이 아사나는 각각 간과 비장을 청소하는 데 중점을 둔다. 발뒤꿈치가 배꼽을 깊게 누르면, 소화의 불(아그니)이 활성화되어 소화기관들이 청소되고 탄탄해진다. 이를 담당하는 스와디쉬타나 차크라(Svadhisthana Chakra)는 배꼽에서 약 10cm 아래에 있다. 장에 차 있는 가스가 제거되고, 위장의 문제들이 완화된다. 임신 3개월 이후로는 이 자세를 행하지 말아야 한다.

아르다 밧다 파드모따나아사나 9

들숨	1	에캄	오른다리 접어 손으로 발 잡고
날숨	2	드웨	ARDHA BADDHA P. – 5번 호흡
들숨	3	트리니	고개를 들고
날숨			자세를 유지하고
들숨	4	차트와리	올라오고
날숨	5	판차	다리를 내려놓고
들숨	6	셋	왼다리 접어 손으로 발 잡고
날숨	7	삽타	ARDHA BADDHA P. – 5번 호흡
들숨	8	아쉬토	고개를 들고
날숨			자세를 유지하고
들숨	9	나와	올라오고
			사마스티티히

드리쉬티: 코끝

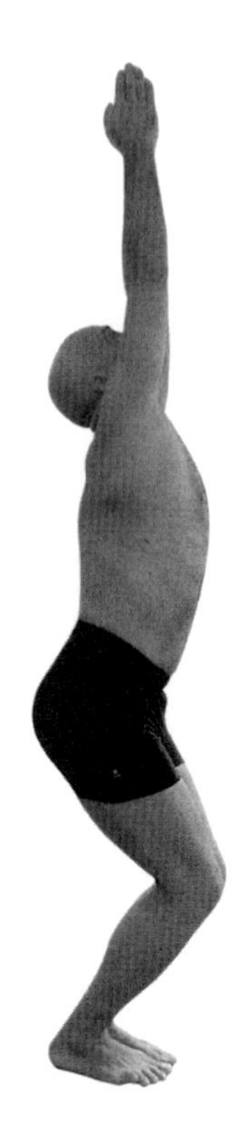

웃카타아사나 Utkatasana
(의자 자세)

이 아사나는 허리 둘레의 지방을 빼 주고, 다리와 등의 근육을 강화시킨다. 디스크 문제를 포함하여 모든 등 부위 통증에 아주 좋으며, 추간 연골의 바깥 섬유질 부위에 손상이 있을 때 이를 새롭게 교체하는 데 도움이 된다고 한다. 등의 전반적인 힘이 증가하며, 류머티즘이 크게 나아진다. 치유의 목적을 위해서는 이 아사나를 5–8번의 호흡보다 훨씬 길게, 최대 10분까지 유지해야 한다. 탈장과 척추의 교정에도 도움이 된다.

웃카타아사나 13

들숨	1	에캄	손을 들어 올리고
날숨	2	드웨	우따나아사나
들숨	3	트리니	고개를 들고
날숨	4	차트와리	점프 – 차투랑가 단다아사나
들숨	5	판차	우르드바 무카 슈바나아사나
날숨	6	셋	아도 무카 슈바나아사나
들숨	7	삽타	UTKATASANA – 5번 호흡
날숨			손을 바닥으로
들숨	8	아쉬토	몸을 들어 올리고
날숨	9	나와	점프 – 차투랑가 단다아사나
들숨	10	다샤	우르드바 무카 슈바나아사나
날숨	11	에카다샤	아도 무카 슈바나아사나
들숨	12	드와다샤	점프 – 고개를 들고
날숨	13	트라요다샤	우따나아사나
			사마스티티히

드리쉬티: 위(하늘)

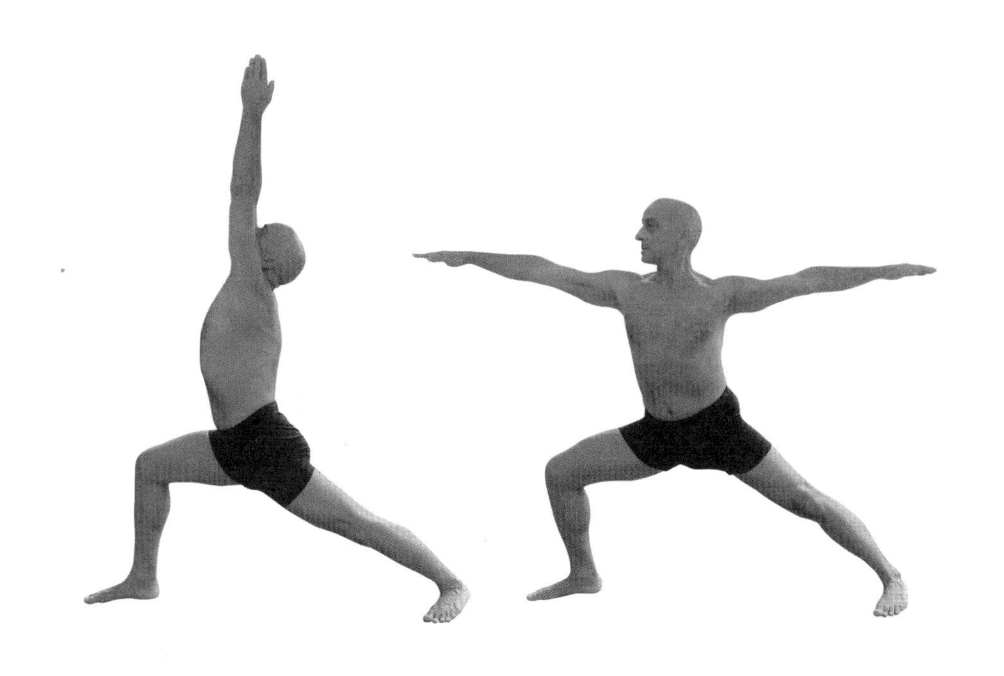

비라바드라아사나
Virabhadrasana

(전사 자세)

비라바드라아사나의 수련은 류머티즘 관련 통증을 경감시키는 데 도움이 된다. 류머티즘은 무릎에서 시작하여 팔꿈치, 손을 거쳐 목으로 진행되어 경추가 손상된다. 이 자세를 수련하면 다섯 번째 차크라인 비슛다 차크라(Vishuddha Chakra)를 자극하여 목이 그 효과를 직접적으로 받는다. 목 근육이 강화되고 청력이 향상된다.

비라바드라아사나 16

들숨	1	에캄	손을 들어 올리고
날숨	2	드웨	우따나아사나
들숨	3	트리니	고개를 들고
날숨	4	차트와리	점프 – 차투랑가 단다아사나
들숨	5	판차	우르드바 무카 슈바나아사나
날숨	6	솃	아도 무카 슈바나아사나
들숨	7	삽타	VIRABHADRASANA A 오른발 – 5번 호흡
날숨			
들숨	8	아쉬토	VIRABHADRASANA A 왼쪽 – 5번 호흡
날숨	9	나와	VIRABHADRASANA B 왼쪽 – 5번 호흡
들숨	10	다샤	VIRABHADRASANA B 오른쪽 – 5번 호흡
날숨			손을 바닥으로
들숨	11	에카다샤	몸을 들어 올리고
날숨	12	드와다샤	점프 – 차투랑가 단다아사나
들숨	13	트라요다샤	우르드바 무카 슈바나아사나
날숨	14	차투르다샤	아도 무카 슈바나아사나
들숨	15	판차다샤	점프 – 고개를 들고
날숨	16	쇼다샤	우따나아사나 사마스티티히

드리쉬티: 위(하늘) / 손

---

* 표의 1번 빈야사부터 시작해서 마지막 사마스티티히까지 하는 것을 완전한 빈야사(Full Vinyasa)를 한다고 하고, 색이 칠해진 부분만 하는 것을 절반 빈야사(Half Vinyasa)를 한다고 표현한다.–옮긴이

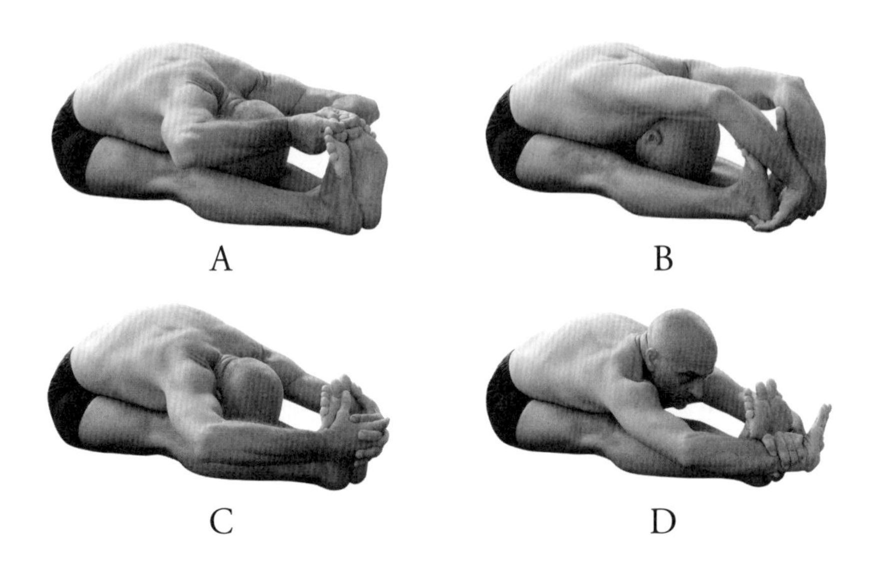

파스치마따나아사나 Paschimattanasana A, B, C, D

(서쪽-뒷면-늘리는 자세)

이 아사나를 수련할 때는 물라반다와 웃디야나반다를 조절하는 것이 매우 중요하다. 몸을 최대한 앞으로 굽혀 늘리면, 공기가 어느 정도 세게 폐에 들어온다. 물라반다로 항문과 요로를 닫으면, 이 공기가 수슘나 나디를 자극할 수 있게 된다. 들이쉬는 숨(프라나 바유)과 내쉬는 숨(아파나 바유)은 아그니를 증대시켜 내부 장기들의 정화를 돕는다. 간, 비장, 폐, 신장은 모두 혈액의 정화에 중요한 역할을 하는데, 이 정화는 좋은 건강을 위해 필수적이다. 모든 질병이 시작되는 복부 장기에 산소가 풍부한 혈액을 신선하게 공급하면, 장기들이 깨끗하고 건강하며 튼튼한 상태를 유지하게 된다. 파스치마따나아사나는 또한 미주 신경에도 좋은 영향을 미치는데, 이것은 심장을 포함한 몸 전체를 정화시키며, 신체를 과도한 지방 없이 단단하게 만들어 준다.

파스치마따나아사나 A, B, C, D 16

들숨	1	에캄	손을 들어 올리고
날숨	2	드웨	우따나아사나
들숨	3	트리니	고개를 들고
날숨	4	차트와리	점프 – 차투랑가 단다아사나
들숨	5	판차	우르드바 무카 슈바나아사나
날숨	6	셋	아도 무카 슈바나아사나
들숨	7	삽타	점프 – 자리에 앉고
날숨			
들숨	8	아쉬토	A, B, C, D 각 자세를 준비하고
날숨	9	나와	PASCHIMATTANASANA – 5번 호흡
들숨	10	다샤	고개를 들고
날숨			손을 바닥으로
들숨	11	에카다샤	몸을 들어 올리고
날숨	12	드와다샤	점프 차투랑가 단다아사나
들숨	13	트라요다샤	우르드바 무카 슈바나아사나
날숨	14	차투르다샤	아도 무카 슈바나아사나
들숨	15	판차다샤	점프 – 고개를 들고
날숨	16	쇼다샤	우따나아사나
			사마스티티히

드리쉬티: 발가락

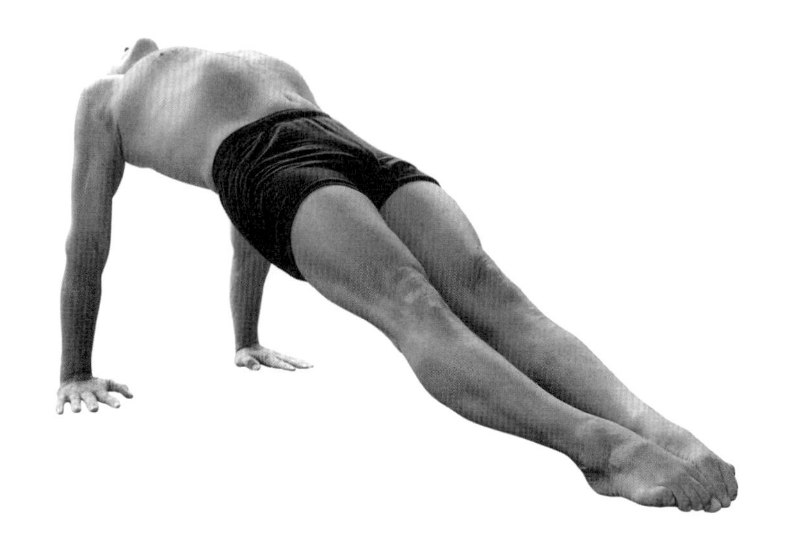

푸르바따나아사나
Purvattanasana

(동쪽-앞면-늘리는 자세)

이 자세는 파스치마따나아사나를 서로 보완한다. 강하게 전굴을 하면 그 대응자세(counterpose)로 반드시 후굴을 해줘야 한다. 대응자세를 함으로써 불균형과 질병을 예방할 수 있다. 이 아사나는 신경 체계에 이로우며, 수슘나 나디를 자극하고, 심장과 폐에도 좋다.

푸르바따나아사나 15

들숨	1	에캄	손을 들어 올리고
날숨	2	드웨	우따나아사나
들숨	3	트리니	고개를 들고
날숨	4	차트와리	점프 – 차투랑가 단다아사나
들숨	5	판차	우르드바 무카 슈바나아사나
날숨	6	셋	아도 무카 슈바나아사나
들숨	7	삽타	점프 – 자리에 앉고
날숨			손을 뒤로 놓고
들숨	8	아쉬토	PURVATTANASANA – 5번 호흡
날숨	9	나와	내려와 자리에 앉고
들숨	10	다샤	몸을 들어 올리고
날숨	11	에카다샤	점프 – 차투랑가 단다아사나
들숨	12	드와다샤	우르드바 무카 슈바나아사나
날숨	13	트라요다샤	아도 무카 슈바나아사나
들숨	14	차투르다샤	점프 – 고개를 들고
날숨	15	판차다샤	우따나아사나
			사마스티티히

드리쉬티: 코끝

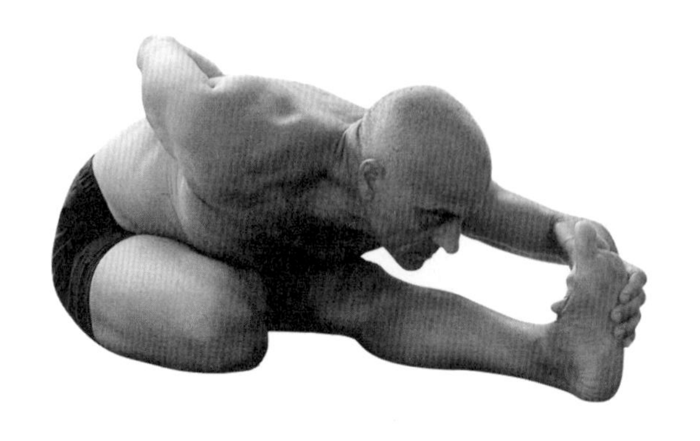

아르다 밧다 파드마 파스치마따나아사나
Ardha Baddha Padma Paschimattanasana

(반 접은 연꽃 전굴 자세)

이 아사나는 소화 작용을 돕는 간(야크룻)과 비장(플리하)에 큰 효과가 있다. 간은 지방의 소화를 조절하고 신진대사의 조절에 기여하며, 비장은 질병에 대항하는 데 필요한 백혈구를 만들고, 피를 정화하도록 돕는다. 이 두 기관은 함께 몸의 일곱 가지 요소인 삽타 다투(Sapta Dathu)를 구성하는데, 이 요소들로는 피, 살, 지방, 뼈, 골수, 피부, 정액이 있다. 간이 제대로 기능하기 시작하면 비장도 자연스럽게 회복된다. 소화 기능이 회복되면 위장 질환도 치유된다. 올바른 소화 기능을 위한 황금률은 "위의 절반은 음식으로, 4분의 1은 물로, 4분의 1은 움직이기 위한 공기로 채워야 한다."는 것이다.

아르다 밧다 파드마 파스치마따나아사나 22

들숨	1	에캄	손을 들어 올리고
날숨	2	드웨	우따나아사나
들숨	3	트리니	고개를 들고
날숨	4	차트와리	점프 – 차투랑가 단다아사나
들숨	5	판차	우르드바 무카 슈바나아사나
날숨	6	셋	아도 무카 슈바나아사나
들숨	7	삽타	점프 – 오른발 잡고, 고개를 들고
날숨	8	아쉬토	ARDHA BADDHA PADMA P. – 5번 호흡
들숨	9	나와	고개를 들고
날숨			손을 바닥으로
들숨	10	다샤	몸을 들어 올리고
날숨	11	에카다샤	점프 – 차투랑가 단다아사나
들숨	12	드와다샤	우르드바 무카 슈바나아사나
날숨	13	트라요다샤	아도 무카 슈바나아사나
들숨	14	차투르다샤	점프 – 왼발 잡고, 고개를 들고
날숨	15	판차다샤	ARDHA BADDHA PADMA P. – 5번 호흡
들숨	16	쇼다샤	고개를 들고
날숨			손을 바닥으로
들숨	17	삽타다샤	몸을 들어 올리고
날숨	18	아쉬타다샤	점프 – 차투랑가 단다아사나
들숨	19	에쿠나빔샤티히	우르드바 무카 슈바나아사나
날숨	20	빔샤티히	아도 무카 슈바나아사나
들숨	21	에카빔샤티히	점프 – 고개를 들고
날숨	22	드와빔샤티히	우따나아사나
			사마스티티히

드리쉬티: 발가락

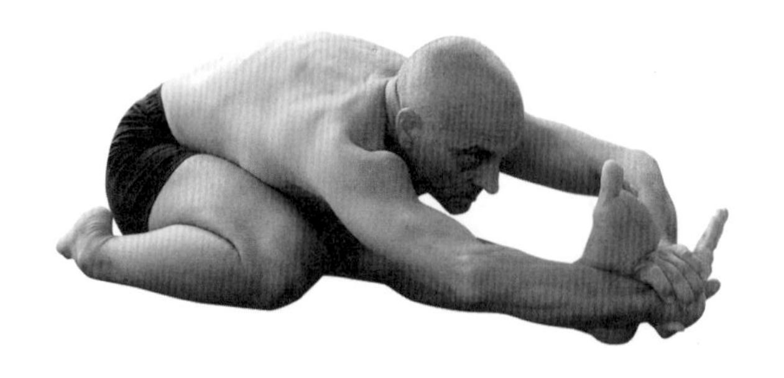

트리앙 무카에카파다 파스치마따나아사나
Triang Mukhaekapada Paschimattanasana
(한 다리 뒤로 접은 전굴 자세)

이 자세는 모기를 통해 감염되는 반크로프트 사상충이 악화되어 생기는 상피병을 예방하고 치유한다. 상피병은 림프계에 반복되는 감염과 그에 따른 염증으로 인해 발생한다. 이것은 또한 세 가지 증상으로 나타나는 안다 바유(Anda Vayu)를 예방하고 치유한다.

1) 대장에 가스가 차서 속이 불편함
2) 요로 감염으로 인한 요도 염증, 소변을 볼 때 느끼는 통증
3) 음낭 염증

좌골신경은 천골 신경총에서부터 둔부를 지나 다리를 타고 발까지 이어지는데, 이 중 어느 곳이든 염증이 생길 수 있다. 이것을 좌골신경통이라고 부르는데, 트리앙 무카에카파다 파스치마따나아사나는 이를 완화시켜 준다. 좌골신경통을 앓을 때는 아파나 바유(Apana Vayu)와 비야나 바유(Vyana Vayu)가 제대로 작용하지 않는다.

트리앙 무카에카파다 파스치마따나아사나 22

들숨	1	에캄	손을 들어 올리고
날숨	2	드웨	우따나아사나
들숨	3	트리니	고개를 들고
날숨	4	차트와리	점프 – 차투랑가 단다아사나
들숨	5	판차	우르드바 무카 슈바나아사나
날숨	6	셋	아도 무카 슈바나아사나
들숨	7	삽타	점프 – 왼발 잡고, 고개를 들고
날숨	8	아쉬토	TRIANG MUKHAEKAPADA P. – 5번 호흡
들숨	9	나와	고개를 들고
날숨			손을 바닥으로
들숨	10	다샤	몸을 들어 올리고
날숨	11	에카다샤	점프 – 차투랑가 단다아사나
들숨	12	드와다샤	우르드바 무카 슈바나아사나
날숨	13	트라요다샤	아도 무카 슈바나아사나
들숨	14	차투르다샤	점프 – 오른발 잡고, 고개를 들고
날숨	15	판차다샤	TRIANG MUKHAEKAPADA P. – 5번 호흡
들숨	16	쇼다샤	고개를 들고
날숨			손을 바닥으로
들숨	17	삽타다샤	몸을 들어 올리고
날숨	18	아쉬타다샤	점프 – 차투랑가 단다아사나
들숨	19	에쿠나빔샤티히	우르드바 무카 슈바나아사나
날숨	20	빔샤티히	아도 무카 슈바나아사나
들숨	21	에카빔샤티히	점프 – 고개를 들고
날숨	22	드와빔샤티히	우따나아사나 사마스티티히

드리쉬티: 발가락

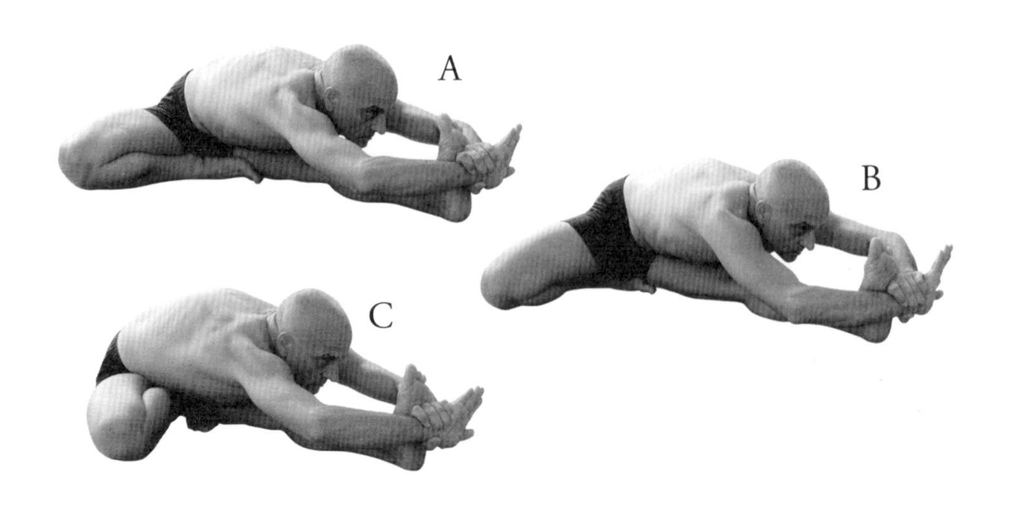

자누 쉬르샤아사나 Janu Sirsasana A, B, C
(머리를 무릎으로 향하는 자세)

자누 쉬르샤아사나는 비뇨기계에 큰 효과가 있다. 약해진 몸에 혈액이 묽어지면 허리 주위에 통증이 생기고 소변이 잦아진다. 이러한 현상은 커피를 너무 많이 마시거나 지나치게 성생활에 탐닉하여 생명 에너지가 저하되고 정액과 혈액이 묽어질 때 일어난다. 이미 질병이 생겼다면 비압타 로가(Vyaptha Roga)라고 하며, 질병이 퍼지고 있다면 비야파카 로가(Vyapaka Roga)라고 한다. 이런 상태들은 당뇨로 발전할 수도 있으며, 이 아사나를 수련함으로써 피할 수 있다. 자누 쉬르샤아사나 A와 B는 남성에게, C는 여성에게 특히 유익하다. 왜냐하면 췌장을 자극하여 충분한 인슐린을 분비하게 하는 쉬바니 나디(Shivani Nadi)가 남성에게는 회음부 근처에 있고, 여성에게는 배꼽 근처에 있기 때문이다. 뒤꿈치는 그 자체로 열을 만들어 내는데, 이것이 추가적인 치유 효과를 갖는다. 전립선 비대증도 감소한다.

자누 쉬르샤아사나 A, B, C 22

들숨	1	에캄	손을 들어 올리고
날숨	2	드웨	우따나아사나
들숨	3	트리니	고개를 들고
날숨	4	차트와리	점프 – 차투랑가 단다아사나
들숨	5	판차	우르드바 무카 슈바나아사나
날숨	6	셋	아도 무카 슈바나아사나
들숨	7	삽타	점프 – 왼발 잡고, 고개를 들고
날숨	8	아쉬토	JANU SIRSASANA – 5번 호흡
들숨	9	나와	고개를 들고
날숨			손을 바닥으로
들숨	10	다샤	몸을 들어 올리고
날숨	11	에카다샤	점프 – 차투랑가 단다아사나
들숨	12	드와다샤	우르드바 무카 슈바나아사나
날숨	13	트라요다샤	아도 무카 슈바나아사나
들숨	14	차투르다샤	점프 – 오른발 잡고, 고개를 들고
날숨	15	판차다샤	JANU SIRSASANA – 5번 호흡
들숨	16	쇼다샤	고개를 들고
날숨			손을 바닥으로
들숨	17	삽타다샤	몸을 들어 올리고
날숨	18	아쉬타다샤	점프 – 차투랑가 단다아사나
들숨	19	에쿠나빔샤티히	우르드바 무카 슈바나아사나
날숨	20	빔샤티히	아도 무카 슈바나아사나
들숨	21	에카빔샤티히	점프 – 고개를 들고
날숨	22	드와빔샤티히	우따나아사나
			사마스티티히

드리쉬티: 발가락

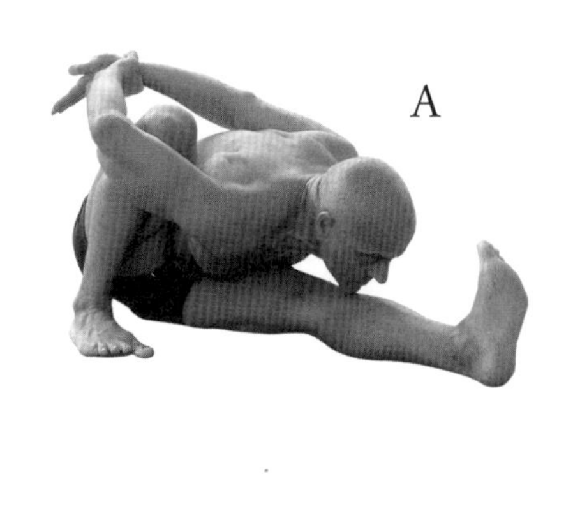

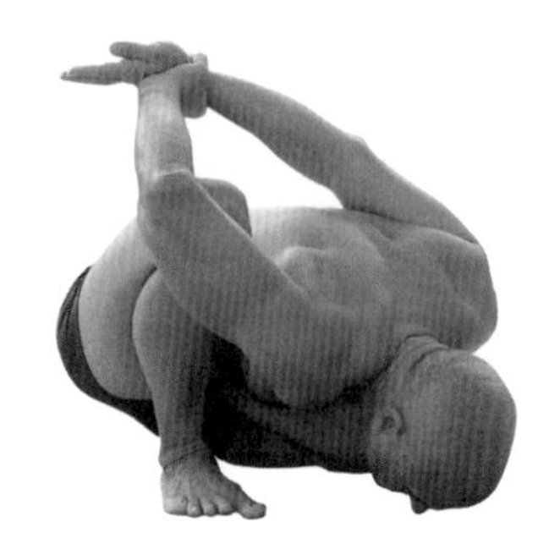

B

마리챠아사나 Marichyasana A, B

(현인 마리치 자세)

불규칙적인 식습관과 정신적인 긴장으로 인한 위궤양과 십이지장궤양은 이 아사나들을 통해 예방되고 완화된다. 변비와 장내 가스의 원인이 되는 약하고 비효율적인 소화력은 사마나 바유(Samana Vayu)와 아파나 바유(Apana Vayu)의 기능 장애와도 관련이 있다. 소화의 불(아그니)이 장의 연동 운동을 촉진시킬 만큼 충분히 강하지 않아서 숙변이 남으면 장에 가스가 차는 원인이 된다. 척추 아래 부위와 복부의 통증을 수반하는 생리통도 마리챠아사나 A, B, C, D의 수련으로 경감될 수 있다. 자궁(가르바 코샤)이 강해져서 유산과 같은 문제들이 예방되고 건강한 임신이 이루어지는 데 도움이 된다. 이 아사나들은 또한 신장에도 직접적인 효과가 있다. 임신부는 마리챠아사나 C와 D는 임신 3개월 이후에는 중지해야 하며, A와 B는 편안하게 느껴지면 임신 6개월까지 계속 수련할 수도 있다.

마리챠아사나 A, B 22

들숨	1	에캄	손을 들어 올리고
날숨	2	드웨	우따나아사나
들숨	3	트리니	고개를 들고
날숨	4	차트와리	점프 – 차투랑가 단다아사나
들숨	5	판차	우르드바 무카 슈바나아사나
날숨	6	셋	아도 무카 슈바나아사나
들숨	7	삽타	점프 – 자세를 준비하고
날숨	8	아쉬토	MARICHYASANA – 5번 호흡
들숨	9	나와	고개를 들고
날숨			손을 바닥으로
들숨	10	다샤	몸을 들어 올리고
날숨	11	에카다샤	점프 – 차투랑가 단다아사나
들숨	12	드와다샤	우르드바 무카 슈바나아사나
날숨	13	트라요다샤	아도 무카 슈바나아사나
들숨	14	차투르다샤	점프 – 자세를 준비하고
날숨	15	판차다샤	MARICHYASANA – 5번 호흡
들숨	16	쇼다샤	고개를 들고
날숨			손을 바닥으로
들숨	17	삽타다샤	몸을 들어 올리고
날숨	18	아쉬타다샤	점프 – 차투랑가 단다아사나
들숨	19	에쿠나빔샤티히	우르드바 무카 슈바나아사나
날숨	20	빔샤티히	아도 무카 슈바나아사나
들숨	21	에카빔샤티히	점프 – 고개를 들고
날숨	22	드와빔샤티히	우따나아사나
			사마스티티히

드리쉬티: A–발가락 B–코끝

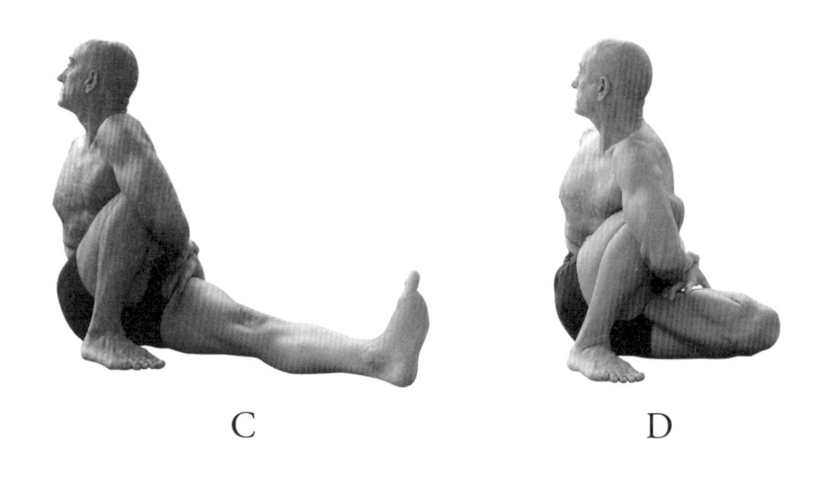

마리챠아사나 Marichyasana C, D

(현인 마리치 자세)

불규칙적인 식습관과 정신적인 긴장으로 인한 위궤양과 십이지장궤양은 이 아사나들을 통해 예방되고 완화된다. 변비와 장내 가스의 원인이 되는 약하고 비효율적인 소화력은 사마나 바유(Samana Vayu)와 아파나 바유(Apana Vayu)의 기능 장애와도 관련이 있다. 소화의 불(아그니)이 장의 연동 운동을 촉진시킬 만큼 충분히 강하지 않아서 숙변이 남으면 장에 가스가 차는 원인이 된다. 척추 아래 부위와 복부의 통증을 수반하는 생리통도 마리챠아사나 A, B, C, D의 수련으로 경감될 수 있다. 자궁(가르바 코샤)이 강해져서 유산과 같은 문제들이 예방되고 건강한 임신이 이루어지는 데 도움이 된다. 이 아사나들은 또한 신장에도 직접적인 효과가 있다. 임신부는 마리챠아사나 C와 D는 임신 3개월 이후에는 중지해야 하며, A와 B는 편안하게 느껴지면 임신 6개월까지 계속 수련할 수도 있다.

마리챠아사나 C, D 18

들숨	1	에캄	손을 들어 올리고
날숨	2	드웨	우따나아사나
들숨	3	트리니	고개를 들고
날숨	4	차트와리	점프 – 차투랑가 단다아사나
들숨	5	판차	우르드바 무카 슈바나아사나
날숨	6	셋	아도 무카 슈바나아사나
들숨	7	삽타	점프 – MARICHYASANA – 5번 호흡
날숨			손을 바닥으로
들숨	8	아쉬토	몸을 들어 올리고
날숨	9	나와	점프 – 차투랑가 단다아사나
들숨	10	다샤	우르드바 무카 슈바나아사나
날숨	11	에카다샤	아도 무카 슈바나아사나
들숨	12	드와다샤	점프 – MARICHYASANA – 5번 호흡
날숨			손을 바닥으로
들숨	13	트라요다샤	몸을 들어 올리고
날숨	14	차투르다샤	점프 – 차투랑가 단다아사나
들숨	15	판차다샤	우르드바 무카 슈바나아사나
날숨	16	쇼다샤	아도 무카 슈바나아사나
들숨	17	삽타다샤	점프 – 고개를 들고
날숨	18	아쉬타다샤	우따나아사나
			사마스티티히

드리쉬티: 측면 멀리

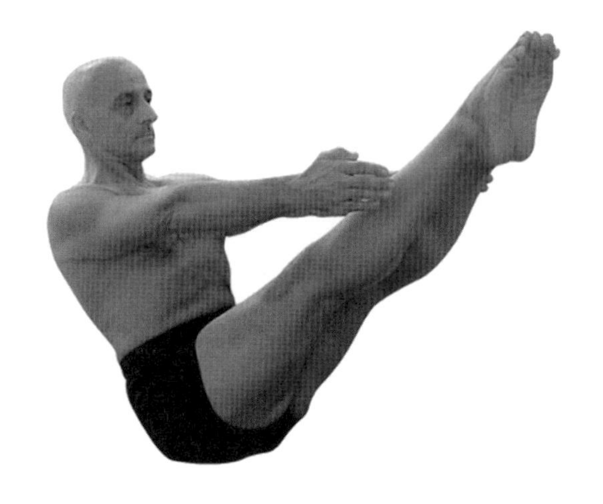

나바아사나
Navasana

(보트 자세)

나바아사나는 척추(비나 단다), 직장(구다 날라), 고관절을 튼튼하게 하는 데 유익하다. 복부 근육이 탄탄해져서 소화 촉진 자극을 향상시키는 데도 도움이 된다. 소화의 불(아그니)이 증가하여 장을 자극하므로 연동 운동이 강해지고 과다한 가스가 배출된다. 내장이 전체적으로 튼튼해진다.

나바아사나 13

들숨	1	에캄	손을 들어 올리고
날숨	2	드웨	우따나아사나
들숨	3	트리니	고개를 들고
날숨	4	차트와리	점프 – 차투랑가 단다아사나
들숨	5	판차	우르드바 무카 슈바나아사나
날숨	6	셋	아도 무카 슈바나아사나
들숨	7	삽타	점프 – NAVASANA – 5번 호흡
날숨			손을 바닥으로
들숨	8	아쉬토	몸을 들어 올리고
날숨	9	나와	점프 – 차투랑가 단다아사나
들숨	10	다샤	우르드바 무카 슈바나아사나
날숨	11	에카다샤	아도 무카 슈바나아사나
들숨	12	드와다샤	점프 – 고개를 들고
날숨	13	트라요다샤	우따나아사나
			사마스티티히

드리쉬티: 코끝 / 발가락

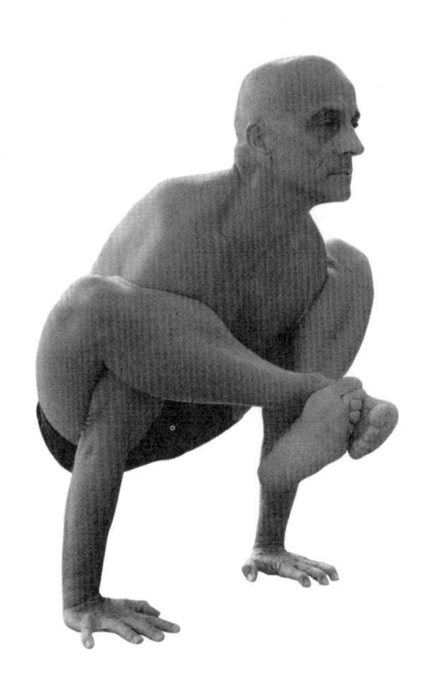
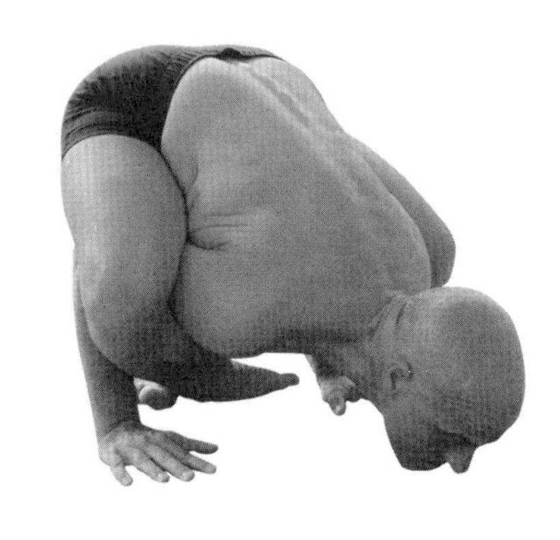

부자피다아사나
Bhujapidasana

(어깨 누르는 자세)

이 아사나는 식도(아나 날라)를 깨끗하게 청소한다. 손목과 팔의 힘이 증가하여 이 자세를 가볍고 균형 잡히게 할 수 있게 한다. 처음에 초심자는 이마를 바닥에 대게 될 것이다. 그러나 이 아사나를 계속 수련하면 턱을 바닥에 댄 채 코끝을 바라볼 수 있게 된다.

부자피다아사나 15

들숨	1	에캄	손을 들어 올리고
날숨	2	드웨	우따나아사나
들숨	3	트리니	고개를 들고
날숨	4	차트와리	점프 – 차투랑가 단다아사나
들숨	5	판차	우르드바 무카 슈바나아사나
날숨	6	셋	아도 무카 슈바나아사나
들숨	7	삽타	점프 – 발을 서로 걸고
날숨	8	아쉬토	BHUJAPIDASANA – 5번 호흡
들숨	9	나와	고개를 들고
날숨			바카아사나를 준비하고
들숨	10	다샤	몸을 들어 올리고 – 바카아사나
날숨	11	에카다샤	점프 – 차투랑가 단다아사나
들숨	12	드와다샤	우르드바 무카 슈바나아사나
날숨	13	트라요다샤	아도 무카 슈바나아사나
들숨	14	차투르다샤	점프 – 고개를 들고
날숨	15	판차다샤	우따나아사나
			사마스티티히

드리쉬티: 코끝

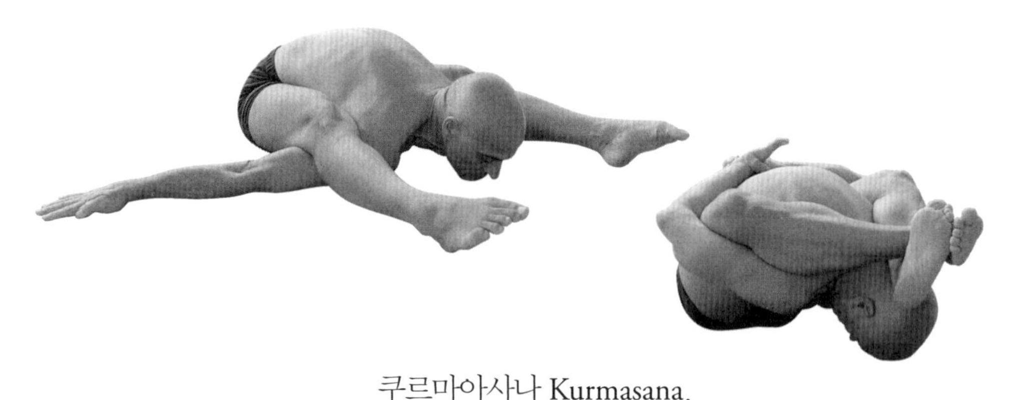

쿠르마아사나 Kurmasana,
숩타 쿠르마아사나 Supta Kurmasana

(거북 자세, 잠자는 거북 자세)

이 아사나들은 칸다(Kanda)를 자극하는 효과가 있다. 칸다는 신체적인 요소가 아니며, 미묘한 몸 안에 있고, 나디(Nadi; 에너지 통로)들이 시작하는 뿌리이자 근원이다. 배꼽에서 10cm 정도 아래, 회음부 기저 위에 위치해 있으며, 달걀 모양을 하고 있고, 72,000개의 나디를 지원한다. 쿠르마아사나는 가슴을 확장시켜서 폐와 기관지의 용량을 키우고 심장으로 가는 혈액의 산소량을 증가시킨다. 이 아사나는 심장 관련 질환, 협심증, 천식, 기관지염을 앓고 있는 사람들에게 효과가 있다. 천식이나 기관지염은 아파나 바유(Apana Vayu)와 프라나 바유(Prana Vayu)의 불균형으로 인해 생기는데, 프라나 바유가 두드러지게 우세할 때 그렇다. 이 아사나들을 수련하여 아파나 바유와 프라나 바유가 균형을 회복하면 호흡 관련 장애가 바로잡힐 수 있다. 들숨이 강도와 길이 면에서 날숨과 같아지면 호흡기관이 건강해진다. 척추 뼈들과 더불어 척추(비나 단다)도 강해진다. 신장이 튼튼해지고 신장의 통증도 완화된다. 과다 지방이 줄어들고, 몸 전체를 통제할 수 있는 능력을 얻게 된다.

쿠르마아사나, 숩타 쿠르마아사나 16

들숨	1	에캄	손을 들어 올리고
날숨	2	드웨	우따나아사나
들숨	3	트리니	고개를 들고
날숨	4	차트와리	점프 – 차투랑가 단다아사나
들숨	5	판차	우르드바 무카 슈바나아사나
날숨	6	셋	아도 무카 슈바나아사나
들숨	7	삽타	점프 – KURMASANA – 5번 호흡
날숨	8	아쉬토	다리를 걸고, 손을 뒤로 잡고
들숨	9	나와	SUPTA KURMASANA – 5번 호흡
날숨			고개를 들고, 손을 바닥으로
들숨	10	다샤	몸을 들어 올리고
날숨			바카아사나를 준비하고
들숨	11	에카다샤	몸을 들어 올리고 – 바카아사나
날숨	12	드와다샤	점프 – 차투랑가 단다아사나
들숨	13	트라요다샤	우르드바 무카 슈바나아사나
날숨	14	차투르다샤	아도 무카 슈바나아사나
들숨	15	판차다샤	점프 – 고개를 들고
날숨	16	쇼다샤	우따나아사나
			사마스티티히

드리쉬티: 미간

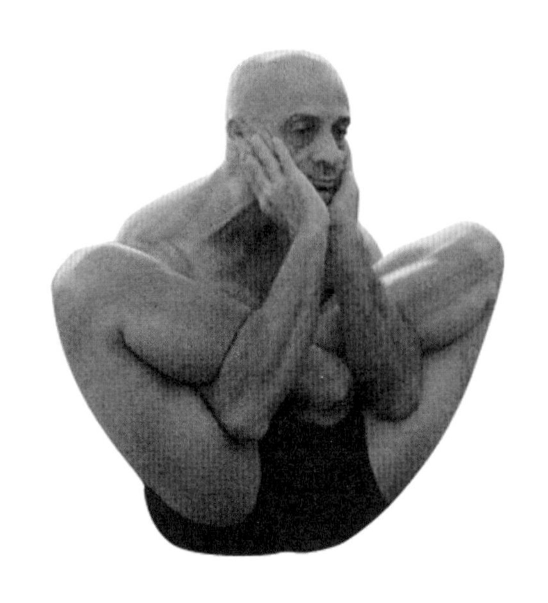

가르바 핀다아사나
Garbha Pindasana

(자궁 속 태아 자세)

이 자세는 특히 여성에게 좋다. 자궁(가르바 코샤)과 직장(구다 날라)을 강화시켜 주기 때문이다. 또한 간(야크릇)과 비장(플리하)을 깨끗하고 튼튼하게 하며, 첫 세 개의 차크라를 활성화시킨다. (시계방향으로) 아홉 번 구르며 도는 것은 아홉 달 동안의 임신을 상징한다고 한다. 이 아사나는 태아가 태어날 때 바른 자리에 있도록 준비시켜 준다고 한다. 그러므로 임신부에게 이로우며, 임신 3개월까지 수련할 수 있다.

가르바 핀다아사나 15

들숨	1	에캄	손을 들어 올리고
날숨	2	드웨	우따나아사나
들숨	3	트리니	고개를 들고
날숨	4	차트와리	점프 – 차투랑가 단다아사나
들숨	5	판차	우르드바 무카 슈바나아사나
날숨	6	셋	아도 무카 슈바나아사나
들숨	7	삽타	점프 – 자리에 앉고
날숨	8	아쉬토	GARBHA PINDASANA – 5번 호흡
들숨	9	나와	아홉 번 구르고
날숨			팔을 빼고
들숨	10	다샤	몸을 들어 올리고
날숨	11	에카다샤	점프 – 차투랑가 단다아사나
들숨	12	드와다샤	우르드바 무카 슈바나아사나
날숨	13	트라요다샤	아도 무카 슈바나아사나
들숨	14	차투르다샤	점프 – 고개를 들고
날숨	15	판차다샤	우따나아사나
			사마스티티히

드리쉬티: 코끝

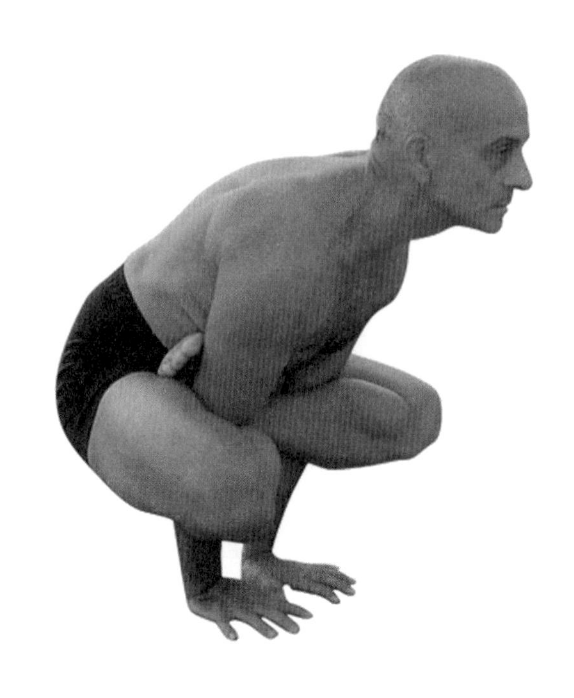

쿡쿠타아사나
Kukkutasana

(수탉 자세)

이 아사나를 수련할 때는 물라반다와 웃디야나반다를 풀어야 한다. 직장(구다 날라)은 이완되어야 하며, 나울리(Nauli)를 한다. 나울리는 복직근을 움직이는 동작인데, 먼저 시계방향으로 돌린 뒤에 시계반대방향으로 돌리며, 그동안 폐는 비어 있게 한다. 이 아사나는 변비(말라밧다타)를 치유한다. 소변 장애도 완화되고 요도가 깨끗해진다. 팔과 어깨의 근육이 강해진다.

쿡쿠타아사나 15

들숨	1	에캄	손을 들어 올리고
날숨	2	드웨	우따나아사나
들숨	3	트리니	고개를 들고
날숨	4	차트와리	점프 – 차투랑가 단다아사나
들숨	5	판차	우르드바 무카 슈바나아사나
날숨	6	셋	아도 무카 슈바나아사나
들숨	7	삽타	점프 – 자리에 앉고
날숨	8	아쉬토	파드마아사나, 팔을 넣고
들숨	9	나와	KUKKUTASANA – 5번 호흡
날숨			팔을 빼고
들숨	10	다샤	몸을 들어 올리고
날숨	11	에카다샤	점프 – 차투랑가 단다아사나
들숨	12	드와다샤	우르드바 무카 슈바나아사나
날숨	13	트라요다샤	아도 무카 슈바나아사나
들숨	14	차투르다샤	점프 – 고개를 들고
날숨	15	판차다샤	우따나아사나
			사마스티티히

드리쉬티: 코끝

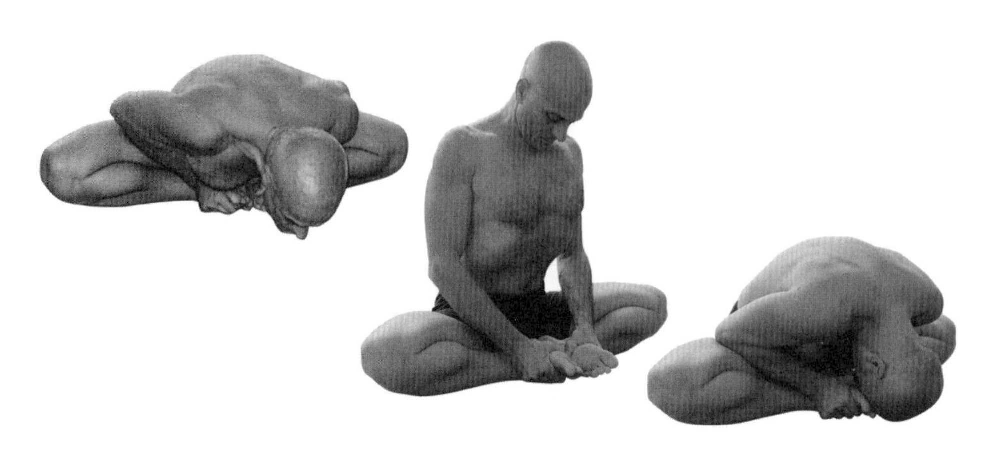

밧다 코나아사나 Baddha Konasana
(접은 각 자세)

인도의 옛 문헌에는 밧다 코나아사나가 모든 위장 문제와 직장 문제를 치유하는 데 가장 강력하고 효과적인 자세라고 씌어 있다. 이 자세는 변비를 치유하고 치질을 완화시킨다. 치질을 앓고 있는 사람이라면, 어렵기는 하지만 이 자세를 수련하면서 물라반다와 웃디야나반다를 조절하는 것이 매우 중요하다. 또한 튀긴 음식과 기름기 많은 음식을 완전히 피해야 하고, 사트바적인(satvic) 음식(우유, 버터우유, 쌀 등)을 섭취해야 한다. 이런 음식들은 치질을 일으키는 하나의 요소인, 몸속의 불필요한 열을 줄여 준다. 이 아사나는 다음의 세 가지 질병에 도움이 된다:

1) 벤누파니(척추 문제)

2) 바간다레(치질)

3) 구다로가(직장 문제)

항문 조절이 이런 질병들을 치유한다는 것은 진실이다.

밧다 코나아사나 15

들숨	1	에캄	손을 들어 올리고
날숨	2	드웨	우따나아사나
들숨	3	트리니	고개를 들고
날숨	4	차트와리	점프 – 차투랑가 단다아사나
들숨	5	판차	우르드바 무카 슈바나아사나
날숨	6	셋	아도 무카 슈바나아사나
들숨	7	삽타	점프 – 자세를 준비하고
날숨	8	아쉬토	BADDHA KONASANA – 5번 호흡
들숨	9	나와	등을 곧게 펴고 – 5번 호흡
날숨			
들숨	10	다샤	몸을 들어 올리고
날숨	11	에카다샤	점프 – 차투랑가 단다아사나
들숨	12	드와다샤	우르드바 무카 슈바나아사나
날숨	13	트라요다샤	아도 무카 슈바나아사나
들숨	14	차투르다샤	점프 – 고개를 들고
날숨	15	판차다샤	우따나아사나
			사마스티티히

드리쉬티: 코끝

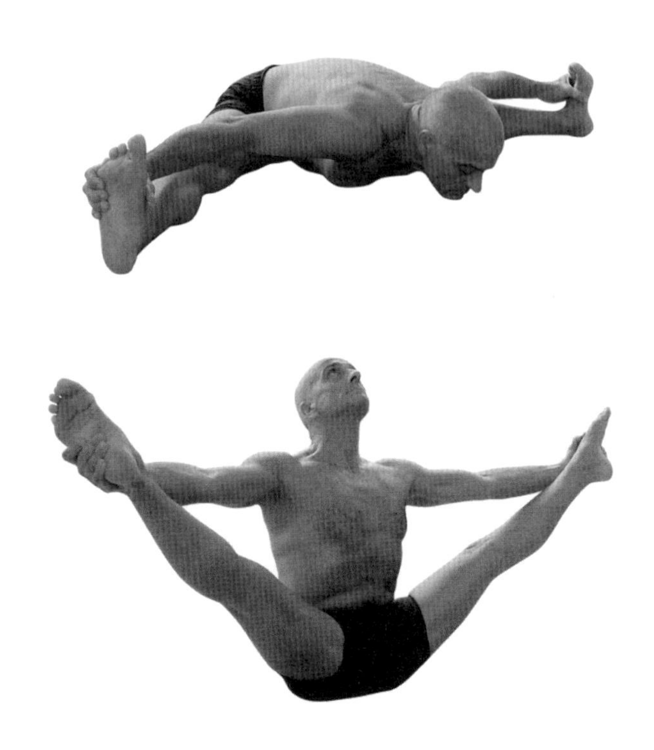

우파비쉬타 코나아사나 Upavistha Konasana
(앉은 각 자세)

이 두 가지 아사나는 모든 등허리 문제에 유익하다. 척추에 관한 모든 통증을 관장하는 그리다시 나디(Gridhasi Nadi)에 직접 영향을 미치기 때문이다. 좌골 신경통이 예방되고 치유된다. 내장 기관의 통증을 경감시키고, 직장(구다 날라)의 출혈을 예방하고 치유한다. 식도(안나 날라)가 완전히 깨끗해진다. 또한 신체의 지방을 분해하도록 돕고, 몸통을 단단하게 하며, 몸 전체를 가볍고 건강하고 튼튼하게 한다. 이 자세들은 임신 3개월까지 수련할 수 있다.

우파비쉬타 코나아사나 15

들숨	1	에캄	손을 들어 올리고
날숨	2	드웨	우따나아사나
들숨	3	트리니	고개를 들고
날숨	4	차트와리	점프 – 차투랑가 단다아사나
들숨	5	판차	우르드바 무카 슈바나아사나
날숨	6	셋	아도 무카 슈바나아사나
들숨	7	삽타	점프 – 발을 잡고, 고개를 들고
날숨	8	아쉬토	UPAVISTHA KONASANA – 5번 호흡
들숨			고개를 들고
날숨			
들숨	9	나와	다리를 들고 – 5번 호흡
날숨			손을 바닥으로
들숨	10	다샤	몸을 들어 올리고
날숨	11	에카다샤	점프 – 차투랑가 단다아사나
들숨	12	드와다샤	우르드바 무카 슈바나아사나
날숨	13	트라요다샤	아도 무카 슈바나아사나
들숨	14	차투르다샤	점프 – 고개를 들고
날숨	15	판차다샤	우따나아사나
			사마스티티히

드리쉬티: 미간 / 위(하늘)

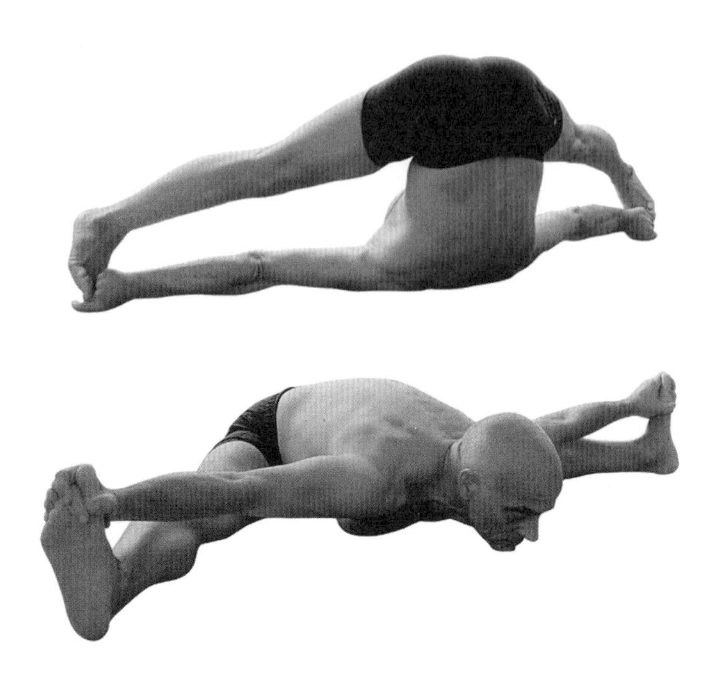

숩타 코나아사나
Supta Konasana

(누운 각 자세)

이 두 가지 아사나는 모든 등허리 문제에 유익하다. 척추에 관한 모든 통증을 관장하는 그리다시 나디(Gridhasi Nadi)에 직접 영향을 미치기 때문이다. 좌골 신경통이 예방되고 치유된다. 내장 기관의 통증을 경감시키고, 직장(구다 날라)의 출혈을 예방하고 치유한다. 식도(안나 날라)가 완전히 깨끗해진다. 또한 신체의 지방을 분해하도록 돕고, 몸통을 단단하게 하며, 몸 전체를 가볍고 건강하고 튼튼하게 한다. 이 자세들은 임신 3개월까지 수련할 수 있다.

숩타 코나아사나 16

들숨	1	에캄	손을 들어 올리고
날숨	2	드웨	우따나아사나
들숨	3	트리니	고개를 들고
날숨	4	차트와리	점프 – 차투랑가 단다아사나
들숨	5	판차	우르드바 무카 슈바나아사나
날숨	6	셋	아도 무카 슈바나아사나
들숨	7	삽타	점프 – 앉은 자세로
날숨			자리에 눕고
들숨	8	아쉬토	SUPTA KONASANA – 5번 호흡
날숨			
들숨	9	나와	올라오고
날숨			내려가서 턱을 바닥에 대고
들숨	10	다샤	고개를 들고
날숨			손을 바닥으로
들숨	11	에카다샤	몸을 들어 올리고
날숨	12	드와다샤	점프 – 차투랑가 단다아사나
들숨	13	트라요다샤	우르드바 무카 슈바나아사나
날숨	14	차투르다샤	아도 무카 슈바나아사나
들숨	15	판차다샤	점프 – 고개를 들고
날숨	16	쇼다샤	우따나아사나
			사마스티티히

드리쉬티: 미간 / 위(하늘)

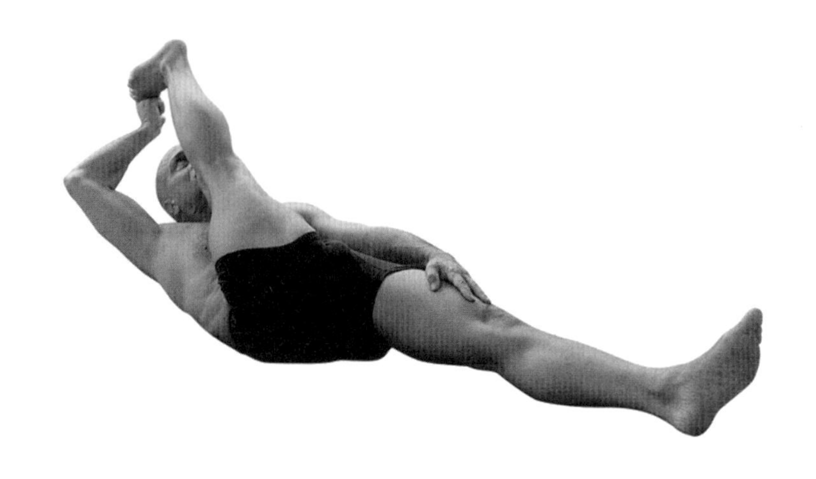

숩타 파당구쉬타아사나
Supta Padangusthasana

(누워서 엄지발가락 잡는 자세)

이 아사나는 직장(구다 날라), 요로(비리야 날라), 식도(안나 날라), 정맥(락타 날라)을 깨끗하게 청소하도록 돕는다. 또한 허리(카티트라 프라데샤)에 지방이 축적되지 않도록 해주며, 옆쪽 갈비뼈(팍켈루부) 부근의 통증을 완화시킨다. 몸 전체를 건강하고 가볍고 튼튼하게 유지시킨다.

숩타 파당구쉬타아사나 20

들숨	1	에캄	손을 들어 올리고
날숨	2	드웨	우따나아사나
들숨	3	트리니	고개를 들고
날숨	4	차트와리	점프 – 차투랑가 단다아사나
들숨	5	판차	우르드바 무카 슈바나아사나
날숨	6	셋	아도 무카 슈바나아사나
들숨	7	삽타	점프 – 자리에 앉고
날숨			자리에 눕고
들숨	8	아쉬토	오른다리 들고
날숨	9	나와	머리를 무릎으로 – 5번 호흡
들숨	10	다샤	머리를 바닥으로
날숨	11	에카다샤	오른다리 내려놓고
들숨	12	드와다샤	왼다리 들고
날숨	13	트라요다샤	머리를 무릎으로 – 5번 호흡
들숨	14	차투르다샤	머리를 바닥으로
날숨	15	판차다샤	왼다리 내려놓고
들숨	16	쇼다샤	차크라아사나 후 숨을 내쉬면서 차투랑가 단다아사나
들숨	17	삽타다샤	우르드바 무카 슈바나아사나
날숨	18	아쉬타다샤	아도 무카 슈바나아사나
들숨	19	에쿠나빔샤티히	점프 – 고개를 들고
날숨	20	빔샤티히	우따나아사나 사마스티티히

드리쉬티: 발가락

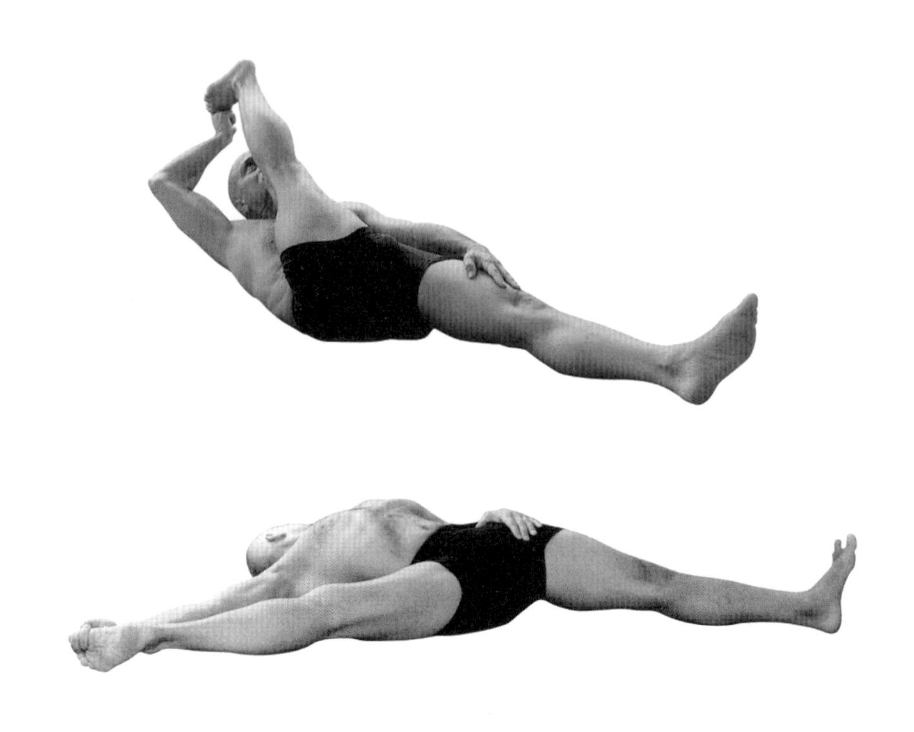

숩타 파르쉬바사히타
Supta Parsvasahita

(누워서 측면으로 엄지가 발로 향하는 자세)

이 아사나는 직장(구다 날라), 요로(비리야 날라), 식도(안나 날라), 정맥(락타 날라)을 깨끗하게 청소하도록 돕는다. 또한 허리(카티트라 프라데샤)에 지방이 축적되지 않도록 해주며, 옆쪽 갈비뼈(파켈루부) 부근의 통증을 완화시킨다. 몸 전체를 건강하고 가볍고 튼튼하게 유지시킨다.

숩타 파르쉬바사히타 28

들숨	1	에캄	손을 들어 올리고
날숨	2	드웨	우따나아사나
들숨	3	트리니	고개를 들고
날숨	4	차트와리	점프 – 차투랑가 단다아사나
들숨	5	판차	우르드바 무카 슈바나아사나
날숨	6	셋	아도 무카 슈바나아사나
들숨	7	삽타	점프 – 자리에 앉고
날숨			자리에 눕고
들숨	8	아쉬토	오른다리 들고
날숨	9	나와	머리를 무릎으로 – 5번 호흡
들숨	10	다샤	머리를 바닥으로
날숨	11	에카다샤	오른다리 측면으로 – 5번 호흡
들숨	12	드와다샤	오른다리 들고
날숨	13	트라요다샤	머리를 무릎으로
들숨	14	차투르다샤	머리를 바닥으로
날숨	15	판차다샤	오른다리 내려놓고
들숨	16	쇼다샤	왼다리 들고
날숨	17	삽타다샤	머리를 무릎으로 – 5번 호흡
들숨	18	아쉬타다샤	머리를 바닥으로
날숨	19	에쿠나빔샤티히	왼다리 측면으로 – 5번 호흡
들숨	20	빔샤티히	왼다리 들고
날숨	21	에카빔샤티히	머리를 무릎으로
들숨	22	드와빔샤티히	머리를 바닥으로
날숨	23	트라요빔샤티히	왼다리 내려놓고
들숨	24	차투르빔샤티히	차크라아사나 후 숨을 내쉬면서 차투랑가 단다아사나
들숨	25	판차빔샤티히	우르드바 무카 슈바나아사나
날숨	26	쇼다빔샤티히	아도 무카 슈바나아사나
들숨	27	삽타빔샤티히	점프 – 고개를 들고
날숨	28	아쉬토빔샤티히	우따나아사나
			사마스티티히

드리쉬티: 발가락 / 측면 멀리

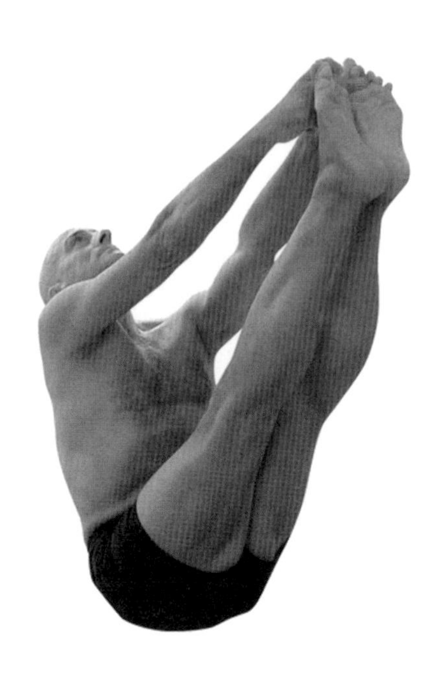

우바야 파당구쉬타아사나
Ubhaya Padangusthasana

(양쪽 엄지발가락 잡는 자세)

이 아사나는 생식기관(구햐 인드리야)을 강하게 하고, 타는 듯한 느낌과 함께 소변이 마렵지만 소변을 거의 혹은 전혀 보지 못하는 증상을 보이는 우리 무트라 로가(Uri Muthra Roga)라는 질병에 효과가 있다. 등을 견고하고 곧게 편 채로 우바야 파당구쉬타아사나를 올바르게 수련하면 세 가지 매듭(그란티스 트라야)이 자극을 받고 강화된다. 이 세 개의 매듭에는 브라마 그란티(Brahma Granthi), 비슈누 그란티(Vishnu Granthi), 마헤슈와라(Maheshwara) 또는 루드라 그란티(Rudra Granthi)가 있다. 이들은 척추(비나단다) 아래 꼬리뼈 안에 있다.

우바야 파당구쉬타아사나 15

들숨	1	에캄	손을 들어 올리고
날숨	2	드웨	우따나아사나
들숨	3	트리니	고개를 들고
날숨	4	차트와리	점프 – 차투랑가 단다아사나
들숨	5	판차	우르드바 무카 슈바나아사나
날숨	6	셋	아도 무카 슈바나아사나
들숨	7	삽타	점프 – 자리에 앉고
날숨			자리에 눕고
들숨	8	아쉬토	발을 머리 위로 넘기고, 발가락을 잡고
날숨			
들숨	9	나와	UBHAYA PADANGUSTHASANA
날숨			– 5번 호흡 손을 바닥으로
들숨	10	다샤	몸을 들어 올리고
날숨	11	에카다샤	점프 – 차투랑가 단다아사나
들숨	12	드와다샤	우르드바 무카 슈바나아사나
날숨	13	트라요다샤	아도 무카 슈바나아사나
들숨	14	차투르다샤	점프 – 고개를 들고
날숨	15	판차다샤	우따나아사나
			사마스티티히

드리쉬티: 위(하늘)

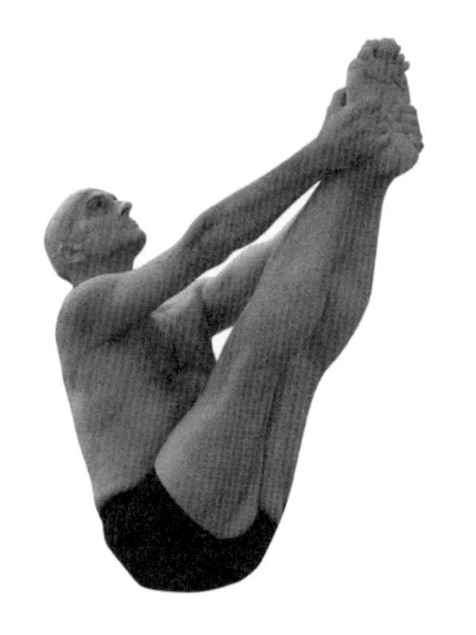
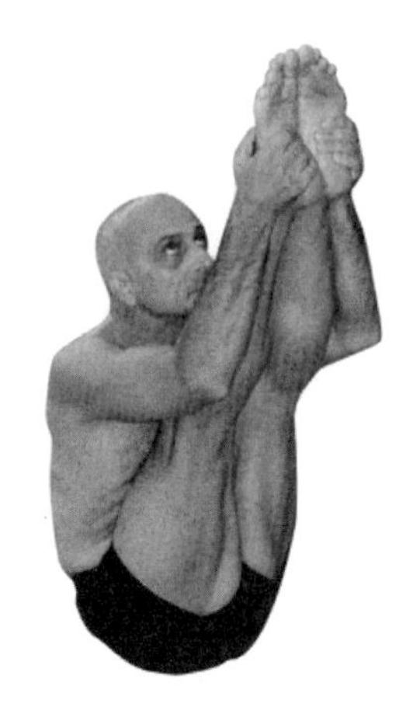

우르드바 무카 파스치마따나아사나
Urdhva Mukha Paschimattanasana

(위로 얼굴 향한 전굴 자세)

이 아사나는 생식기관(구햐 인드리야)을 강하게 하고, 타는 듯한 느낌과 함께 소변이 마렵지만 소변을 거의 혹은 전혀 보지 못하는 증상을 보이는 우리 무트라 로가(Uri Muthra Roga)라는 질병에 효과가 있다. 등을 견고하고 곧게 편 채로 우르드바 무카 파스치마따나아사나를 올바르게 수련하면 세 가지 매듭(그란티스 트라야)이 자극을 받고 강화된다. 이 세 가지 매듭에는 브라마 그란티(Brahma Granthi), 비슈누 그란티(Vishnu Granthi), 마헤슈와라(Maheshwara) 또는 루드라 그란티(Rudra Granthi)가 있다. 이것들은 척추(비나 단다) 아래 꼬리뼈 안에 있다.

우르드바 무카 파스치마따나아사나 16

들숨	1	에캄	손을 들어 올리고
날숨	2	드웨	우따나아사나
들숨	3	트리니	고개를 들고
날숨	4	차트와리	점프 – 차투랑가 단다아사나
들숨	5	판차	우르드바 무카 슈바나아사나
날숨	6	셋	아도 무카 슈바나아사나
들숨	7	삽타	점프 – 자리에 앉고
날숨			자리에 눕고
들숨	8	아쉬토	발을 머리 위로 넘기고
날숨			발을 잡고
들숨	9	나와	몸을 굴려 세우고
날숨	10	다샤	URDHVA MUKHA P. – 5번 호흡
들숨			고개를 들고
날숨			
들숨	11	에카다샤	몸을 들어 올리고
날숨	12	드와다샤	점프 – 차투랑가 단다아사나
들숨	13	트라요다샤	우르드바 무카 슈바나아사나
날숨	14	차투르다샤	아도 무카 슈바나아사나
들숨	15	판차다샤	점프 – 고개를 들고
날숨	16	쇼다샤	우따나아사나
			사마스티티히

드리쉬티: 발가락

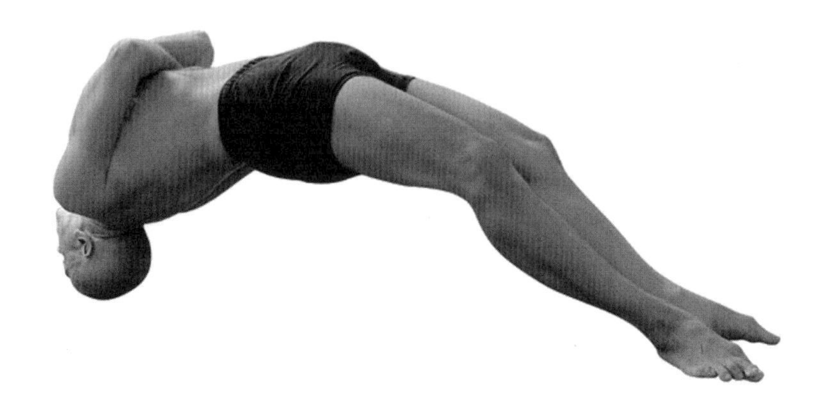

세투 반다아사나
Setu Bandhasana

(다리 세우는 자세)

폐와 정맥이 깨끗이 청소되고 정화된다. 태양신경총(마니푸라 차크라)이 자극됨에 따라 복부에 있는 소화의 불(아그니)이 증가하여 변비가 개선된다. 이 아사나에서는 회음부 조절이 매우 중요하다. 목이 튼튼해지고 목구멍이 열리며, 가슴이 확장되어 폐활량이 늘어난다. 몸 전체가 튼튼해진다.

세투 반다아사나 15

들숨	1	에캄	손을 들어 올리고
날숨	2	드웨	우따나아사나
들숨	3	트리니	고개를 들고
날숨	4	차트와리	점프 – 차투랑가 단다아사나
들숨	5	판차	우르드바 무카 슈바나아사나
날숨	6	셋	아도 무카 슈바나아사나
들숨	7	삽타	점프 – 자리에 앉고
날숨	8	아쉬토	자리에 눕고, 자세를 준비하고
들숨	9	나와	SETU BANDHASANA – 5번 호흡
날숨	10	다샤	자리에 눕고
들숨	11	에카다샤	차크라아사나 후 숨을 내쉬면서 차투랑가 단다아사나
들숨	12	드와다샤	우르드바 무카 슈바나아사나
날숨	13	트라요다샤	아도 무카 슈바나아사나
들숨	14	차투르다샤	점프 – 고개를 들고
날숨	15	판차다샤	우따나아사나 사마스티티히

드리쉬티: 코끝

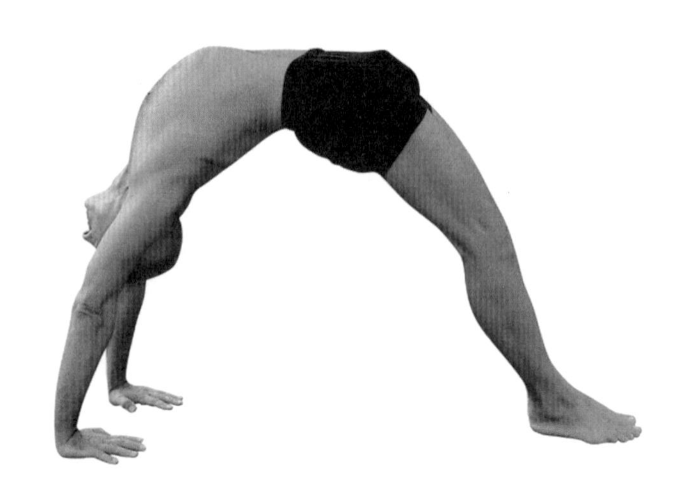

우르드바 다누라아사나 15

(위로 향한 활 자세)

들숨	1	에캄	손을 들어 올리고
날숨	2	드웨	우따나아사나
들숨	3	트리니	고개를 들고
날숨	4	차트와리	점프 – 차투랑가 단다아사나
들숨	5	판차	우르드바 무카 슈바나아사나
날숨	6	셋	아도 무카 슈바나아사나
들숨	7	삽타	점프 – 자리에 앉고
날숨	8	아쉬토	자리에 눕고, 자세를 준비하고
들숨	9	나와	URDHVA DHANURASANA – 5번 호흡
날숨	10	다샤	자리에 눕고
들숨	11	에카다샤	차크라아사나 후 숨을 내쉬면서 차투랑가 단다아사나
들숨	12	드와다샤	우르드바 무카 슈바나아사나
날숨	13	트라요다샤	아도 무카 슈바나아사나
들숨	14	차투르다샤	점프 – 고개를 들고
날숨	15	판차다샤	우따나아사나
			사마스티티히

드리쉬티: 코끝

구루지는 설명에 나와 있는 질병을 앓고 있다면,

관련 아사나의 각 측면에서 적어도 25번은

호흡을 해야 한다고 조언한다.

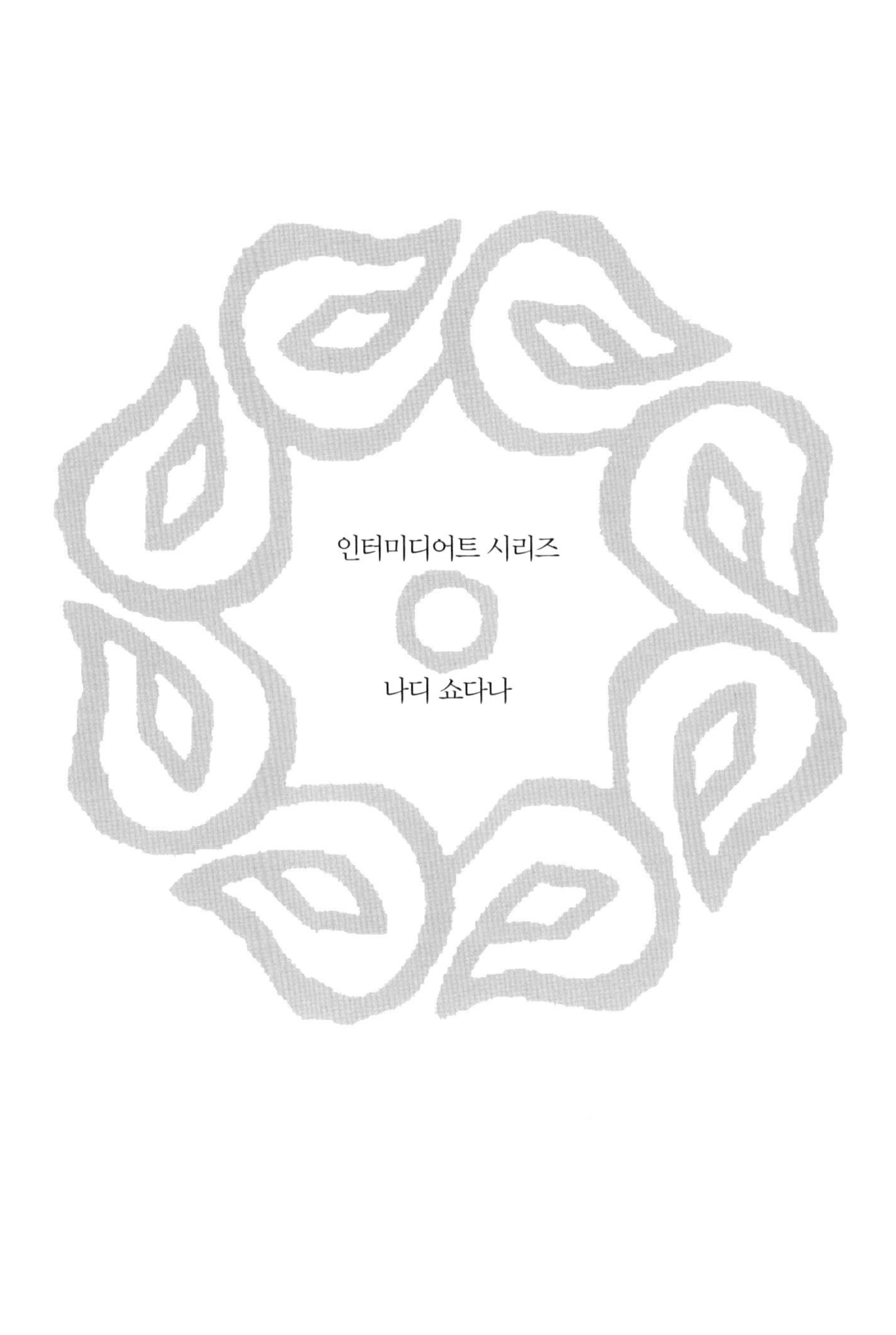

인터미디어트 시리즈

O

나디 쇼다나

요가 아사나

아쉬탕가 요가 닐라얌, 마이소르(1948년 설립),
요가아사나 비샤라다, 베단타 비드완,
스리 K. 파타비 조이스

위에 명시된 요가샬라에서 가르치는 인터미디어트 아사나 목록 차트

참고

(1) 아사나의 개수는 세상에 존재하는 생물의 종류만큼 많다(수효는 어림잡아 8억 4천만이다).

(2) 아사나는 경전에 열거되고 '구루'께서 가르친 바와 같이, 항상 과학적인 방식(빈야사)으로만 행해야 한다. 각각의 아사나를 위한 빈야사의 수효는 오른쪽 괄호 안에 명시되어 있다.

언제나 다음으로 시작한다:

1	수리야 나마스카라	A	(9)
2	수리야 나마스카라	B	(17)

인터미디어트 아사나:

1	파샤아사나		(14)
2	크라운차아사나		(22)
3	샬라바아사나	A와 B	(9)
4	베카아사나		(9)
5	다누라아사나		(9)
6	파르쉬바 다누라아사나		(13)
7	우슈트라아사나		(15)
8	라구바즈라아사나		(15)
9	카포타아사나		(15)

10 숩타 바즈라아사나		(16)
11 바카아사나	A와 B	(13)
12 바라드바자아사나		(20)
13 아르다 마첸드라아사나		(20)
14 에카 파다 쉬르샤아사나		(22)
15 드위 파다 쉬르샤아사나		(14)
16 요가니드라아사나		(13)
17 티띠바아사나	A,B,C	(16)
18 핀차 마유라아사나		(13)
19 카란다바아사나		(15)
20 마유라아사나		(9)
21 나크라아사나		(9)
22 바타야나아사나		(20)
23 파리가아사나		(22)
24 고무카아사나		(22)
25 숩타 우르드바 파다 바즈라아사나		(22)
26 묵타 하스타 쉬르샤아사나	A,B,C	(13)
27 밧다 하스타 쉬르샤아사나	A,B,C,D	(13)
28 우르드바 다누라아사나		(15)

언제나 다음으로 마친다:

1 살람바 사르방가아사나	(13)
2 할라아사나	(13)
3 카르나피다아사나	(13)
4 우르드바 파드마아사나	(13)
5 핀다아사나	(14)
6 마츠야아사나	(14)
7 우따나 파다아사나	(13)
8 쉬르샤아사나	(13)
9 밧다 파드마아사나	(16)
10 요가무드라	(15)
11 파드마아사나	(14)
12 우트플루티히	(14)

인터미디어트 시리즈

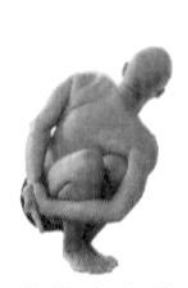
파샤아사나

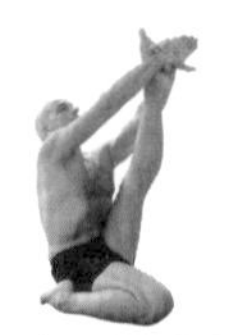
크라운차아사나

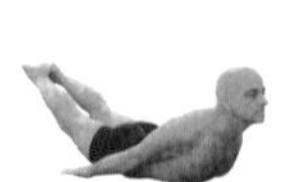
A

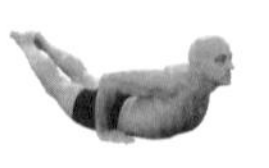
B

샬라바아사나

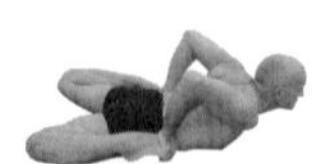
베카아사나

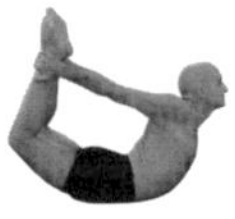
다누라아사나

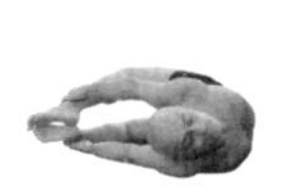
파르쉬바
다누라아사나

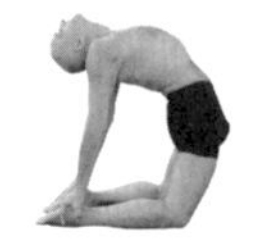
우슈트라아사나

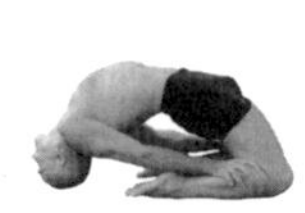
라구바즈라아사나

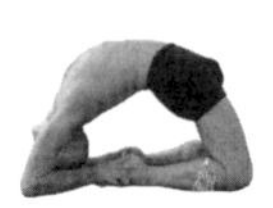
카포타아사나

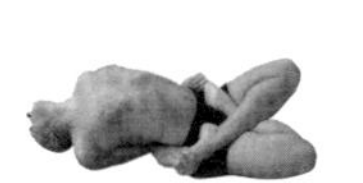
숩타 바즈라아사나

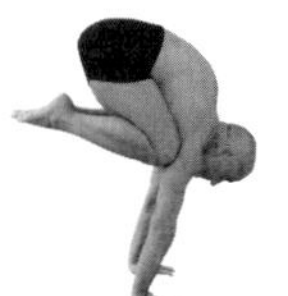
바카아사나
A B

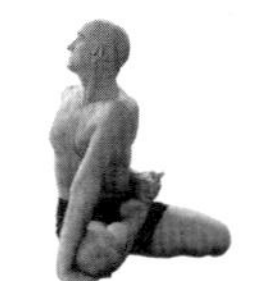
바라드바자아사나

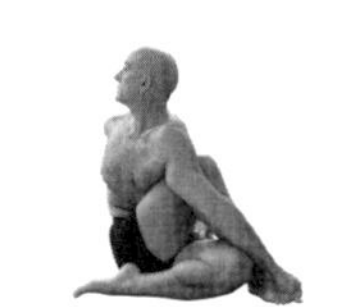
아르다 마첸드라아사나

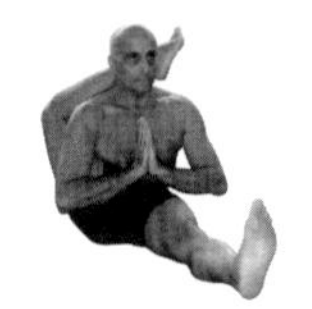
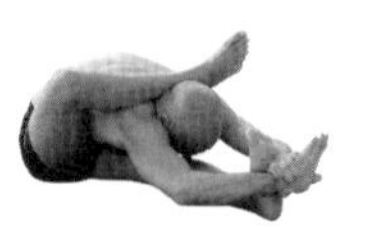
에카 파다 쉬르샤아사나

드위 파다 쉬르샤아사나

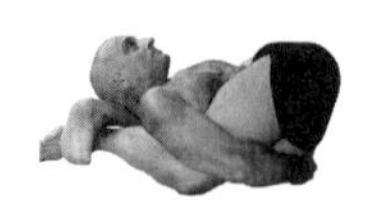
요가니드라아사나

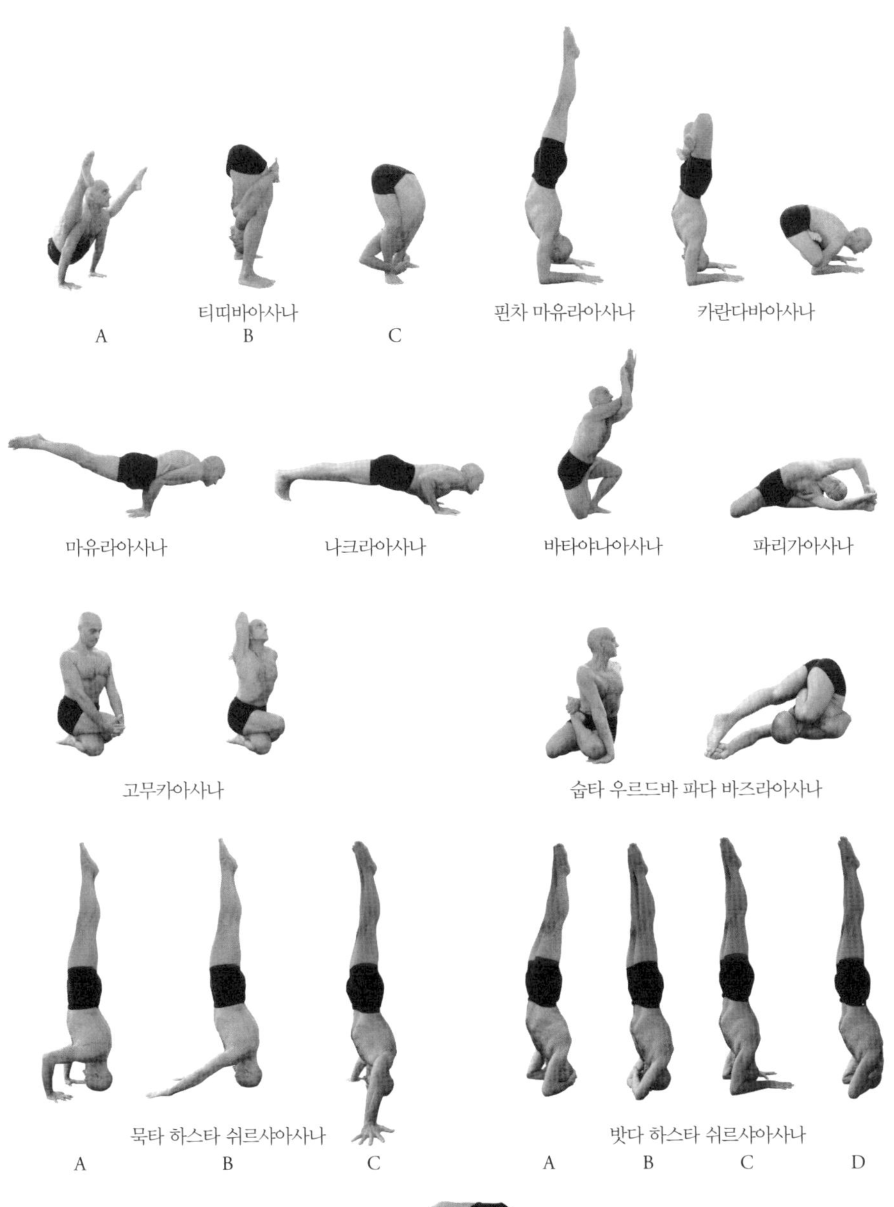
티띠바아사나
A
B
C
핀차 마유라아사나
카란다바아사나
마유라아사나
나크라아사나
바타야나아사나
파리가아사나
고무카아사나
숩타 우르드바 파다 바즈라아사나
묵타 하스타 쉬르샤아사나
A
B
C
밧다 하스타 쉬르샤아사나
A
B
C
D

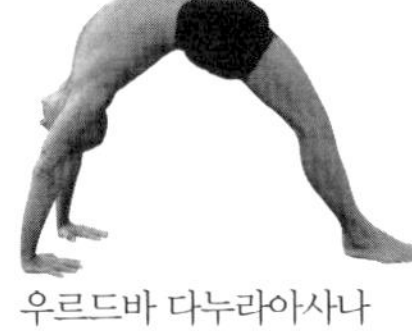
우르드바 다누라아사나

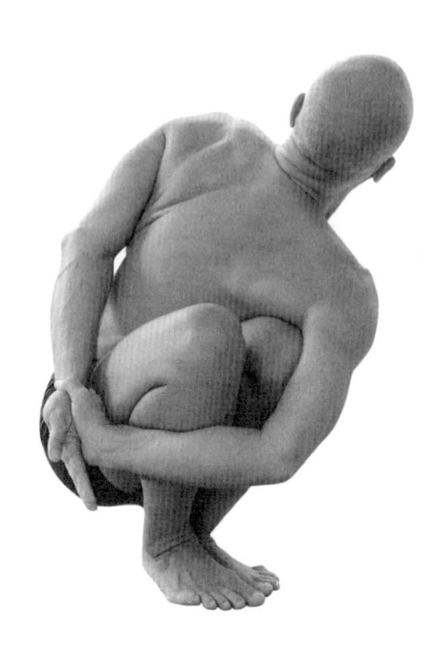

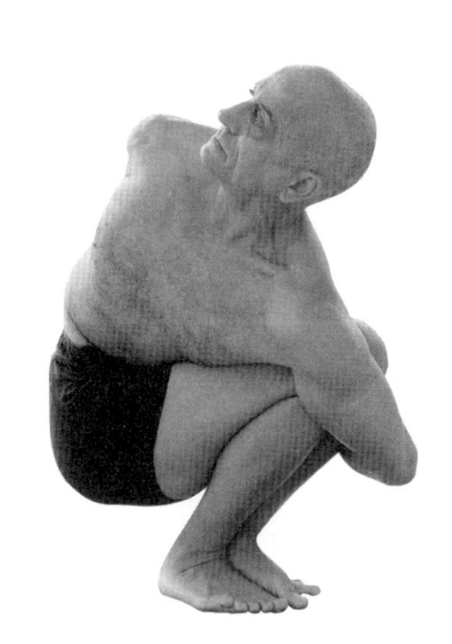

파사아사나 14

(올가미 자세)

들숨	1	에캄	손을 들어 올리고
날숨	2	드웨	우따나아사나
들숨	3	트리니	고개를 들고
날숨	4	차트와리	점프 – 차투랑가 단다아사나
들숨	5	판차	우르드바 무카 슈바나아사나
날숨	6	셋	아도 무카 슈바나아사나
들숨	7	삽타	점프 – 오른팔을 걸고 PASASANA – 5번 호흡
날숨			몸을 돌리고
들숨	8	아쉬토	왼팔을 걸고 PASASANA – 5번 호흡
날숨			손을 바닥으로
들숨	9	나와	몸을 들어 올리고
날숨	10	다샤	점프 – 차투랑가 단다아사나
들숨	11	에카다샤	우르드바 무카 슈바나아사나
날숨	12	드와다샤	아도 무카 슈바나아사나
들숨	13	트라요다샤	점프 – 고개를 들고
날숨	14	차투르다샤	우따나아사나
			사마스티티히

드리쉬티: 측면 멀리

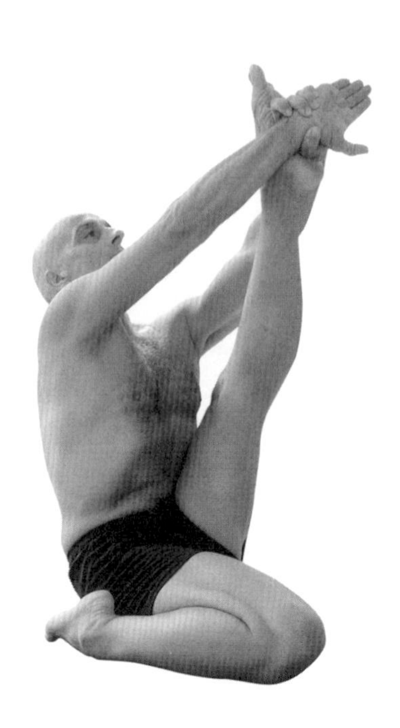

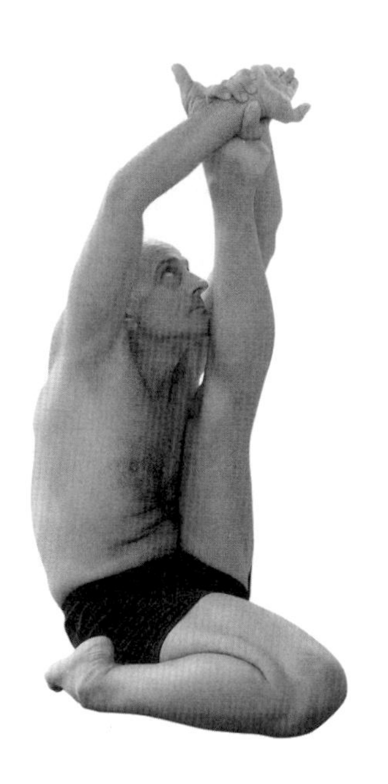

크라운차아사나 22

(왜가리 자세)

들숨	1	에캄	손을 들어 올리고
날숨	2	드웨	우따나아사나
들숨	3	트리니	고개를 들고
날숨	4	차트와리	점프 – 차투랑가 단다아사나
들숨	5	판차	우르드바 무카 슈바나아사나
날숨	6	셋	아도 무카 슈바나아사나
들숨	7	삽타	점프 – 왼발을 잡고, 고개를 들고
날숨	8	아쉬토	KROUNCHASANA – 5번 호흡
들숨	9	나와	고개를 들고
날숨			손을 바닥으로
들숨	10	다샤	몸을 들어 올리고
날숨	11	에카다샤	점프 – 차투랑가 단다아사나
들숨	12	드와다샤	우르드바 무카 슈바나아사나
날숨	13	트라요다샤	아도 무카 슈바나아사나
들숨	14	차투르다샤	점프 – 오른발을 잡고, 고개를 들고
날숨	15	판차다샤	KROUNCHASANA – 5번 호흡
들숨	16	쇼다샤	고개를 들고
날숨			손을 바닥으로
들숨	17	삽타다샤	몸을 들어 올리고
날숨	18	아쉬타다샤	점프 – 차투랑가 단다아사나
들숨	19	에쿠나빔샤티히	우르드바 무카 슈바나아사나
날숨	20	빔샤티히	아도 무카 슈바나아사나
들숨	21	에카빔샤티히	점프 – 고개를 들고
날숨	22	드와빔샤티히	우따나아사나
			사마스티티히

드리쉬티: 발가락

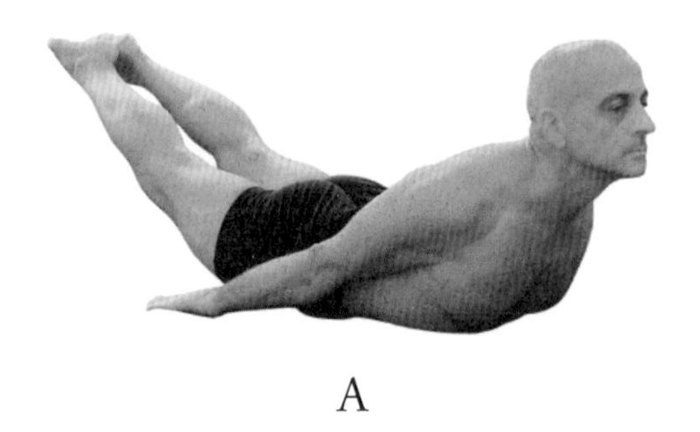

A

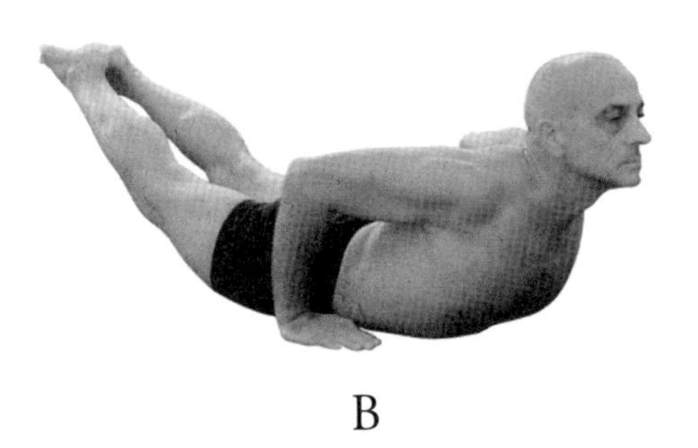

B

샬라바아사나 A, B 9

(메뚜기 자세)

들숨	1	에캄	손을 들어 올리고
날숨	2	드웨	우따나아사나
들숨	3	트리니	고개를 들고
날숨	4	차트와리	점프 – 차투랑가 단다아사나
들숨	5	판차	SALABHASANA – 5번 호흡
날숨			
들숨	6	셋	우르드바 무카 슈바나아사나
날숨	7	삽타	아도 무카 슈바나아사나
들숨	8	아쉬토	점프 – 고개를 들고
날숨	9	나와	우따나아사나
			사마스티티히

드리쉬티: 코끝

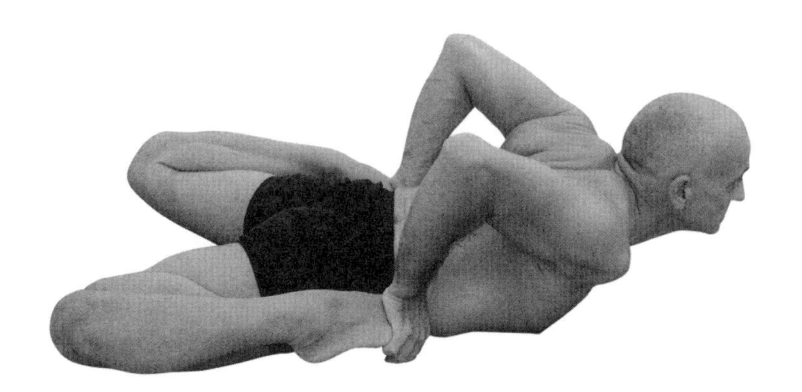

베카아사나 9

(개구리 자세)

들숨	1	에캄	손을 들어 올리고
날숨	2	드웨	우따나아사나
들숨	3	트리니	고개를 들고
날숨	4	차트와리	점프백 – 발을 잡고
들숨	5	판차	BHEKASANA – 5번 호흡
날숨			손을 바닥으로
들숨	6	셋	우르드바 무카 슈바나아사나
날숨	7	삽타	아도 무카 슈바나아사나
들숨	8	아쉬토	점프 – 고개를 들고
날숨	9	나와	우따나아사나
			사마스티티히

드리쉬티: 코끝

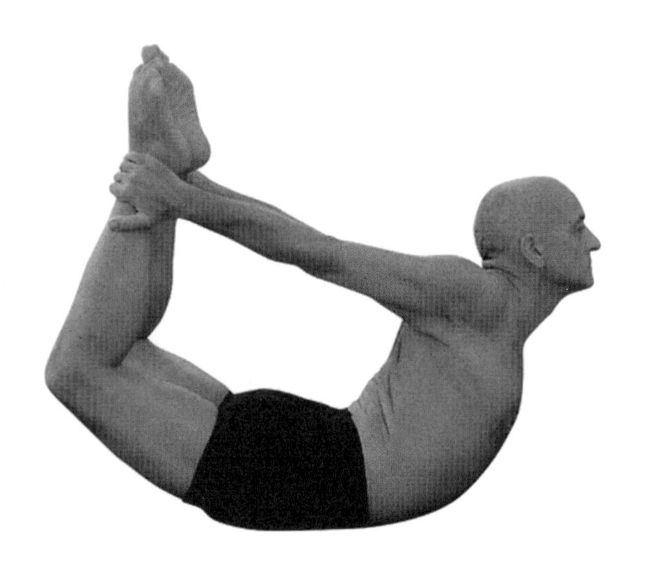

다누라아사나 9

(활 자세)

들숨	1	에캄	손을 들어 올리고
날숨	2	드웨	우따나아사나
들숨	3	트리니	고개를 들고
날숨	4	차트와리	점프백 – 발목을 잡고
들숨	5	판차	DHANURASANA – 5번 호흡
날숨			손을 바닥으로
들숨	6	셋	우르드바 무카 슈바나아사나
날숨	7	삽타	아도 무카 슈바나아사나
들숨	8	아쉬토	점프 – 고개를 들고
날숨	9	나와	우따나아사나
			사마스티티히

드리쉬티: 코끝

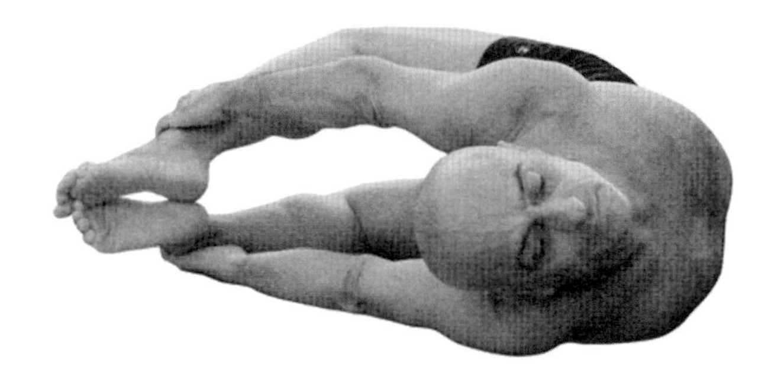

파르쉬바 다누라아사나 13

(옆으로 활 자세)

들숨	1	에캄	손을 들어 올리고
날숨	2	드웨	우따나아사나
들숨	3	트리니	고개를 들고
날숨	4	차트와리	점프 – 차투랑가 단다아사나
들숨	5	판차	다누라아사나
날숨	6	셋	PARSVA DHANURASANA 오른쪽 – 5번 호흡
들숨	7	삽타	다누라아사나
날숨	8	아쉬토	PARSVA DHANURASANA 왼쪽 – 5번 호흡
들숨	9	나와	DHANURASANA – 5번 호흡
날숨			손을 바닥으로
들숨	10	다샤	우르드바 무카 슈바나아사나
날숨	11	에카다샤	아도 무카 슈바나아사나
들숨	12	드와다샤	점프 – 고개를 들고
날숨	13	트라요다샤	우따나아사나 사마스티티히

드리쉬티: 코끝

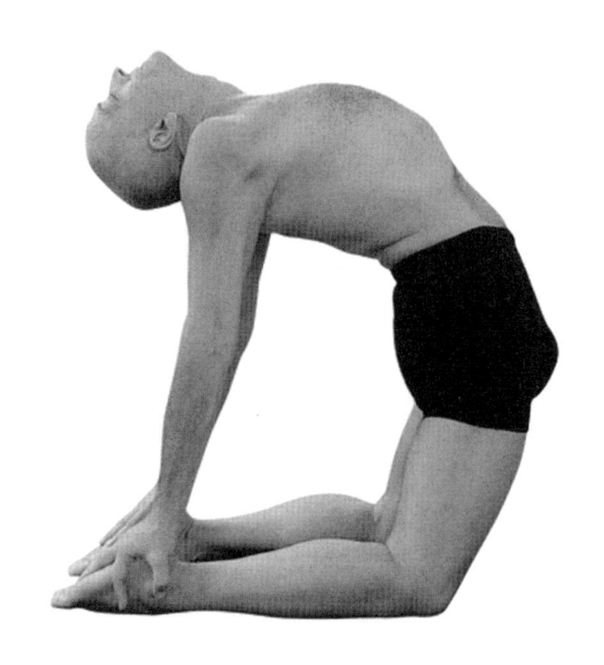

우슈트라아사나 15

(낙타 자세)

들숨	1	에캄	손을 들어 올리고
날숨	2	드웨	우따나아사나
들숨	3	트리니	고개를 들고
날숨	4	차트와리	점프 – 차투랑가 단다아사나
들숨	5	판차	우르드바 무카 슈바나아사나
날숨	6	셋	아도 무카 슈바나아사나
들숨	7	삽타	점프 – 손을 허리에 대고
날숨	8	아쉬토	USTRASANA – 5번 호흡
들숨	9	나와	올라오고, 손을 허리에 대고
날숨			손을 바닥으로
들숨	10	다샤	몸을 들어 올리고
날숨	11	에카다샤	점프 – 차투랑가 단다아사나
들숨	12	드와다샤	우르드바 무카 슈바나아사나
날숨	13	트라요다샤	아도 무카 슈바나아사나
들숨	14	차투르다샤	점프 – 고개를 들고
날숨	15	판차다샤	우따나아사나
			사마스티티히

드리쉬티: 코끝

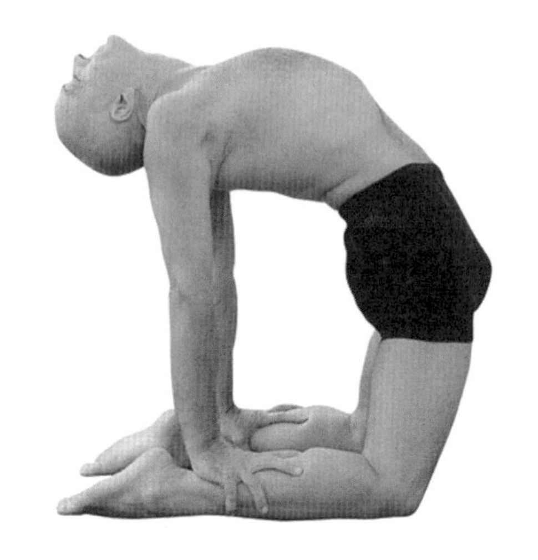

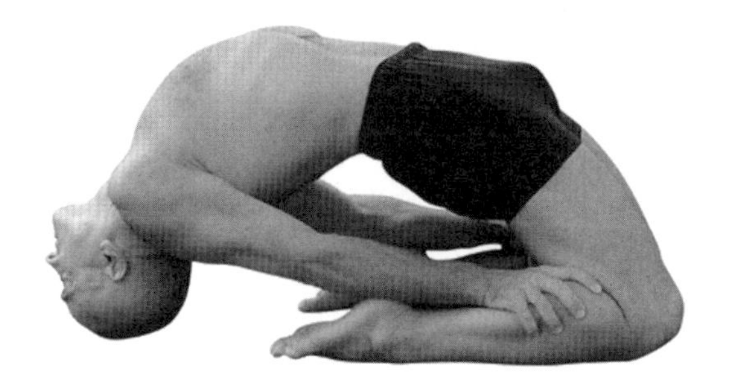

라구바즈라아사나 15

(가벼운 벼락 자세)

들숨	1	에캄	손을 들어 올리고
날숨	2	드웨	우따나아사나
들숨	3	트리니	고개를 들고
날숨	4	차트와리	점프 – 차투랑가 단다아사나
들숨	5	판차	우르드바 무카 슈바나아사나
날숨	6	셋	아도 무카 슈바나아사나
들숨	7	삽타	점프 – 손을 허리에 대고
날숨	8	아쉬토	LAGHUVAJRASANA – 5번 호흡
들숨	9	나와	올라오고, 손을 허리에 대고
날숨			손을 바닥으로
들숨	10	다샤	몸을 들어 올리고
날숨	11	에카다샤	점프 – 차투랑가 단다아사나
들숨	12	드와다샤	우르드바 무카 슈바나아사나
날숨	13	트라요다샤	아도 무카 슈바나아사나
들숨	14	차투르다샤	점프 – 고개를 들고
날숨	15	판차다샤	우따나아사나
			사마스티티히

드리쉬티: 미간

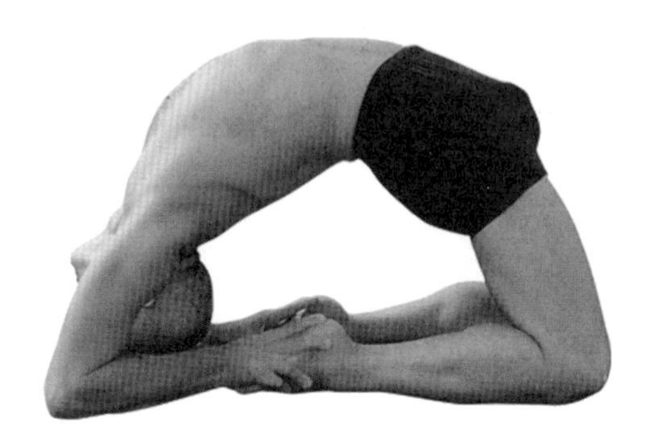

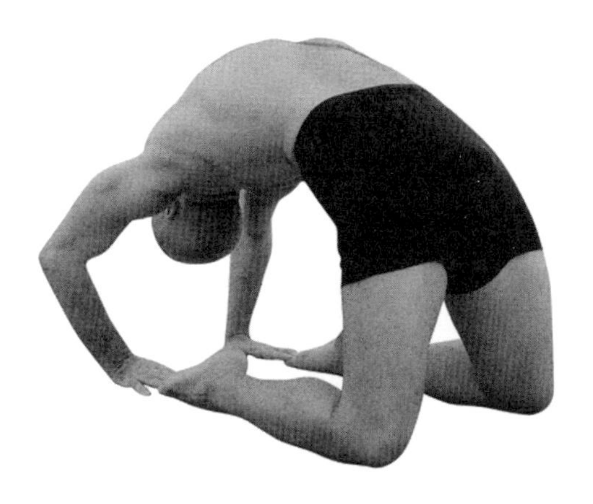

카포타아사나 15

(비둘기 자세)

들숨	1	에캄	손을 들어 올리고
날숨	2	드웨	우따나아사나
들숨	3	트리니	고개를 들고
날숨	4	차트와리	점프 – 차투랑가 단다아사나
들숨	5	판차	우르드바 무카 슈바나아사나
날숨	6	셋	아도 무카 슈바나아사나
들숨	7	삽타	점프 – 손을 허리에 대고
날숨	8	아쉬토	KAPOTASANA – 5번 호흡
들숨	9	나와	올라오고 – 손을 허리에 대고
날숨			손을 바닥으로
들숨	10	다샤	몸을 들어 올리고
날숨	11	에카다샤	점프 – 차투랑가 단다아사나
들숨	12	드와다샤	우르드바 무카 슈바나아사나
날숨	13	트라요다샤	아도 무카 슈바나아사나
들숨	14	차투르다샤	점프 – 고개를 들고
날숨	15	판차다샤	우따나아사나
			사마스티티히

드리쉬티: 코끝

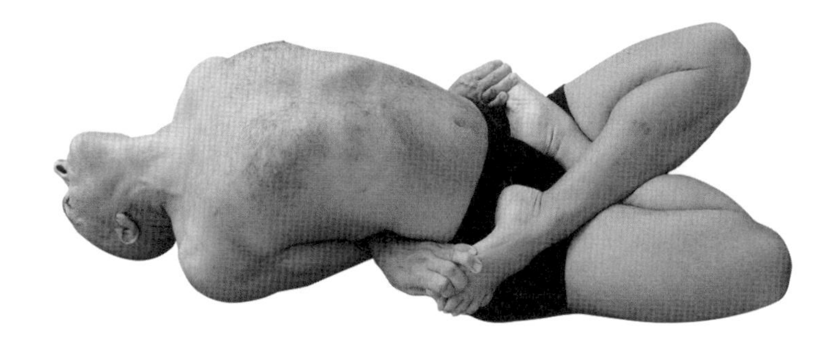

숩타 바즈라아사나 15

(잠자는 벼락 자세)

들숨	1	에캄	손을 들어 올리고
날숨	2	드웨	우따나아사나
들숨	3	트리니	고개를 들고
날숨	4	차트와리	점프 – 차투랑가 단다아사나
들숨	5	판차	우르드바 무카 슈바나아사나
날숨	6	셋	아도 무카 슈바나아사나
들숨	7	삽타	점프 – 자리에 앉고
날숨	8	아쉬토	파드마아사나
들숨			밧다 파드마아사나
날숨	9	나와	SUPTA VAJRASANA – 5번 호흡
들숨	10	다샤	몸을 들어 올리고
날숨	11	에카다샤	점프 – 차투랑가 단다아사나
들숨	12	드와다샤	우르드바 무카 슈바나아사나
날숨	13	트라요다샤	아도 무카 슈바나아사나
들숨	14	차투르다샤	점프 – 고개를 들고
날숨	15	판차다샤	우따나아사나
			사마스티티히

드리쉬티: 코끝

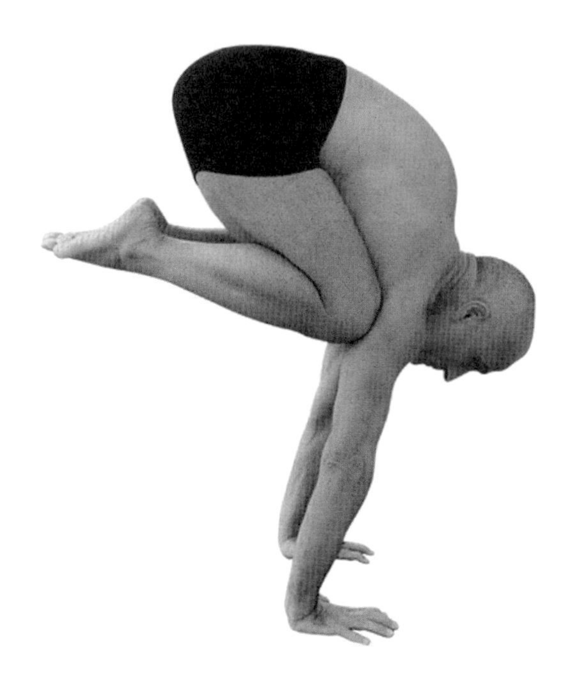

바카아사나 A, B 13

(까마귀 자세)

들숨	1	에캄	손을 들어 올리고
날숨	2	드웨	우따나아사나
들숨	3	트리니	고개를 들고
날숨	4	차트와리	점프 – 차투랑가 단다아사나
들숨	5	판차	우르드바 무카 슈바나아사나
날숨	6	셋	아도 무카 슈바나아사나
들숨	7	삽타	BAKASANA – 5번 호흡
날숨			
들숨	8	아쉬토	몸을 들어 올리고
날숨	9	나와	점프 – 차투랑가 단다아사나
들숨	10	다샤	우르드바 무카 슈바나아사나
날숨	11	에카다샤	아도 무카 슈바나아사나
들숨	12	드와다샤	점프 – 고개를 들고
날숨	13	트라요다샤	우따나아사나
			사마스티티히

드리쉬티: 코끝

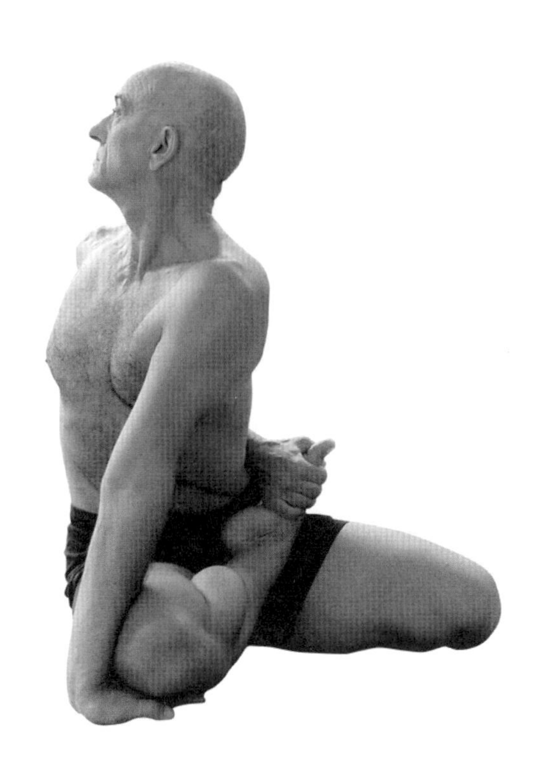

바라드바자아사나 20

(바라드바자 자세)

들숨	1	에캄	손을 들어 올리고
날숨	2	드웨	우따나아사나
들숨	3	트리니	고개를 들고
날숨	4	차트와리	점프 – 차투랑가 단다아사나
들숨	5	판차	우르드바 무카 슈바나아사나
날숨	6	셋	아도 무카 슈바나아사나
들숨	7	삽타	점프 – 자리에 앉고
날숨	8	아쉬토	BHARADVAJASANA – 5번 호흡
들숨	9	나와	몸을 들어 올리고
날숨	10	다샤	점프 – 차투랑가 단다아사나
들숨	11	에카다샤	우르드바 무카 슈바나아사나
날숨	12	드와다샤	아도 무카 슈바나아사나
들숨	13	트라요다샤	점프 – 자리에 앉고
날숨	14	차투르다샤	BHARADVAJASANA – 5번 호흡
들숨	15	판차다샤	몸을 들어 올리고
날숨	16	쇼다샤	점프 – 차투랑가 단다아사나
들숨	17	삽타다샤	우르드바 무카 슈바나아사나
날숨	18	아쉬타다샤	아도 무카 슈바나아사나
들숨	19	에쿠나빔샤티히	점프 – 고개를 들고
날숨	20	빔샤티히	우따나아사나
			사마스티티히

드리쉬티: 측면 멀리

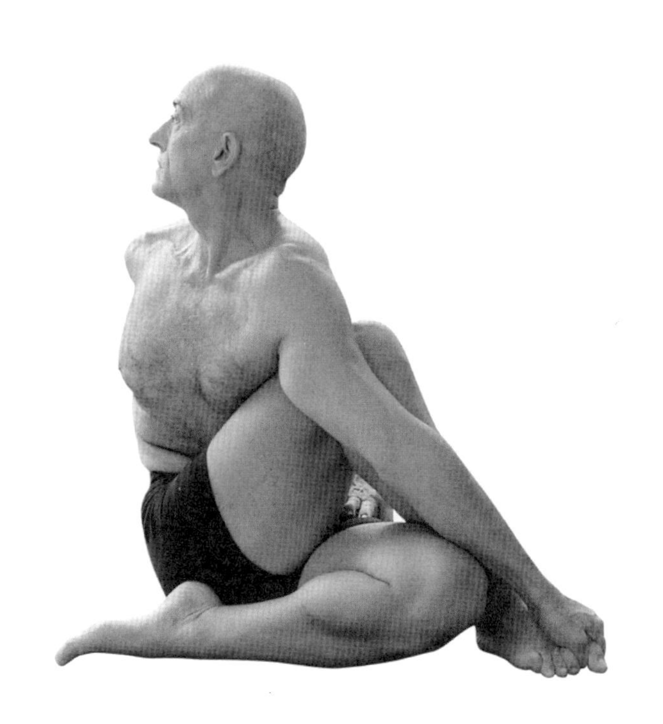

아르다 마첸드라아사나 20

(현인 마첸드라의 절반 자세)

들숨	1	에캄	손을 들어 올리고
날숨	2	드웨	우따나아사나
들숨	3	트리니	고개를 들고
날숨	4	차트와리	점프 – 차투랑가 단다아사나
들숨	5	판차	우르드바 무카 슈바나아사나
날숨	6	셋	아도 무카 슈바나아사나
들숨	7	삽타	점프 – 자세를 준비하고
날숨	8	아쉬토	ARDHA MATSYENDRASANA – 5번 호흡
들숨	9	나와	몸을 들어 올리고
날숨	10	다샤	점프 – 차투랑가 단다아사나
들숨	11	에카다샤	우르드바 무카 슈바나아사나
날숨	12	드와다샤	아도 무카 슈바나아사나
들숨	13	트라요다샤	점프 – 자리에 앉고
날숨	14	차투르다샤	ARDHA MATSYENDRASANA – 5번 호흡
들숨	15	판차다샤	몸을 들어 올리고
날숨	16	쇼다샤	점프 – 차투랑가 단다아사나
들숨	17	삽타다샤	우르드바 무카 슈바나아사나
날숨	18	아쉬타다샤	아도 무카 슈바나아사나
들숨	19	에쿠나빔샤티히	점프 – 고개를 들고
날숨	20	빔샤티히	우따나아사나 사마스티티히

드리쉬티: 측면 멀리

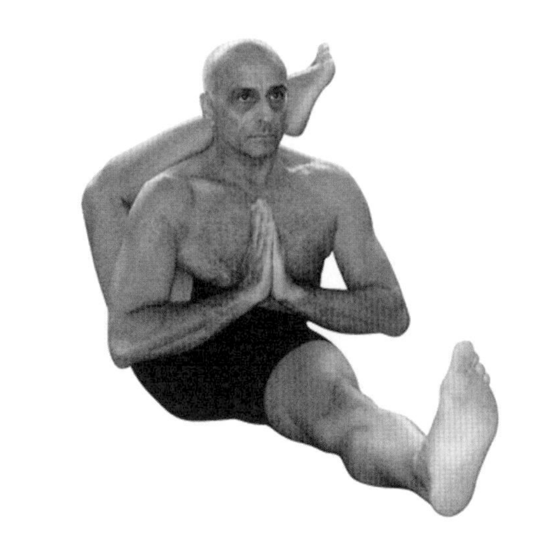

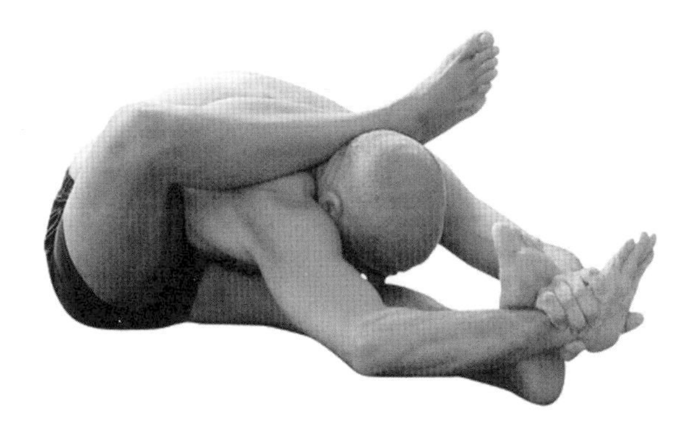

에카 파다 쉬르샤아사나 22

(한 발 목 뒤로 거는 자세)

들숨	1	에캄	손을 들어 올리고
날숨	2	드웨	우따나아사나
들숨	3	트리니	고개를 들고
날숨	4	차트와리	점프 – 차투랑가 단다아사나
들숨	5	판차	우르드바 무카 슈바나아사나
날숨	6	셋	아도 무카 슈바나아사나
들숨	7	삽타	점프 – 오른다리 들고
날숨	8	아쉬토	EKA PADA SIRSASANA – 5번 호흡
들숨	9	나와	올라오고
날숨			손을 바닥으로
들숨	10	다샤	몸을 들어 올리고
날숨	11	에카다샤	점프 – 차투랑가 단다아사나
들숨	12	드와다샤	우르드바 무카 슈바나아사나
날숨	13	트라요다샤	아도 무카 슈바나아사나
들숨	14	차투르다샤	점프 – 왼다리 들고
날숨	15	판차다샤	EKA PADA SIRSASANA – 5번 호흡
들숨	16	쇼다샤	올라오고
날숨			손을 바닥으로
들숨	17	삽타다샤	몸을 들어 올리고
날숨	18	아쉬타다샤	점프 – 차투랑가 단다아사나
들숨	19	에쿠나빔샤티히	우르드바 무카 슈바나아사나
날숨	20	빔샤티히	아도 무카 슈바나아사나
들숨	21	에카빔샤티히	점프 – 고개를 들고
날숨	22	드와빔샤티히	우따나아사나
			사마스티티히

드리쉬티: 코끝

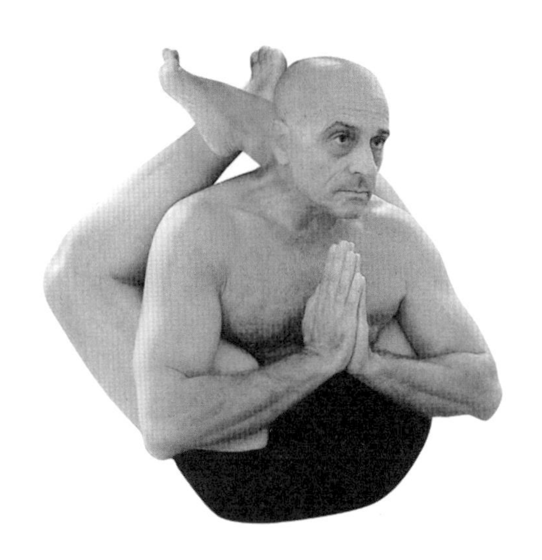

드위 파다 쉬르샤아사나 14

(두 발 목 뒤로 거는 자세)

들숨	1	에캄	손을 들어 올리고
날숨	2	드웨	우따나아사나
들숨	3	트리니	고개를 들고
날숨	4	차트와리	점프 – 차투랑가 단다아사나
들숨	5	판차	우르드바 무카 슈바나아사나
날숨	6	셋	아도 무카 슈바나아사나
들숨	7	삽타	점프 – 자리에 앉고
날숨	8	아쉬토	DWI PADA SIRSASANA – 5번 호흡
들숨	9	나와	몸을 들어 올리고
날숨	10	다샤	점프 – 차투랑가 단다아사나
들숨	11	에카다샤	우르드바 무카 슈바나아사나
날숨	12	드와다샤	아도 무카 슈바나아사나
들숨	13	트라요다샤	점프 – 고개를 들고
날숨	14	차투르다샤	우따나아사나
			사마스티티히

드리쉬티: 코끝

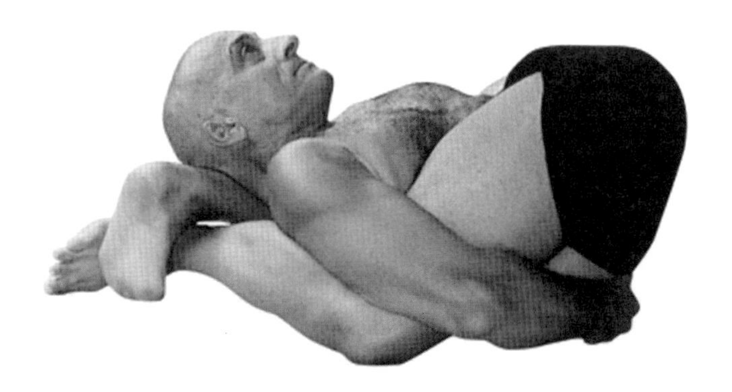

요가니드라아사나 13

(요가 잠자는 자세)

들숨	1	에캄	손을 들어 올리고
날숨	2	드웨	우따나아사나
들숨	3	트리니	고개를 들고
날숨	4	차트와리	점프 – 차투랑가 단다아사나
들숨	5	판차	우르드바 무카 슈바나아사나
날숨	6	셋	아도 무카 슈바나아사나
들숨	7	삽타	점프 – 자리에 앉고
날숨			자리에 눕고
들숨	8	아쉬토	YOGANIDRASANA – 5번 호흡
날숨			자세를 풀고
들숨	9	나와	차크라아사나 후 숨을 내쉬면서
			차투랑가 단다아사나
들숨	10	다샤	우르드바 무카 슈바나아사나
날숨	11	에카다샤	아도 무카 슈바나아사나
들숨	12	드와다샤	점프 – 고개를 들고
날숨	13	트라요다샤	우따나아사나
			사마스티티히

드리쉬티: 미간 / 코끝

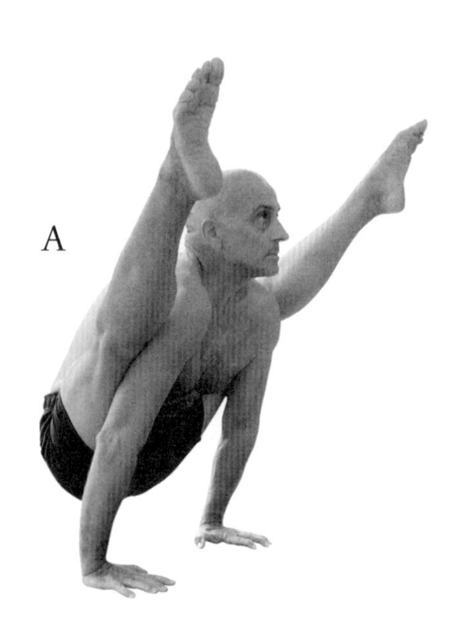
A

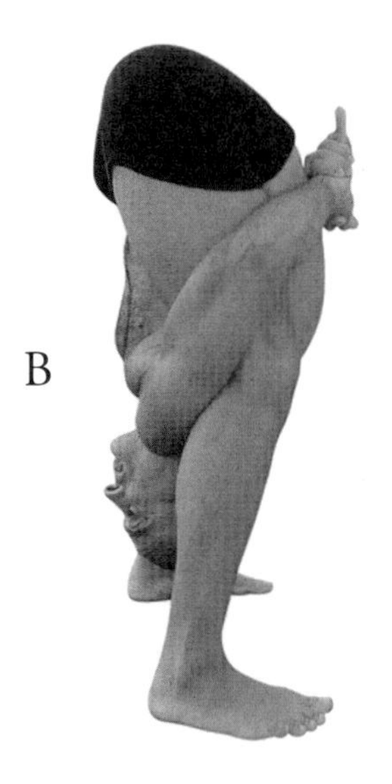
B

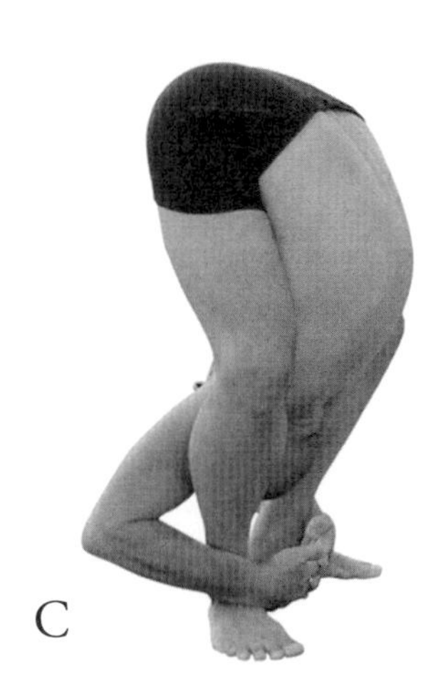
C

티띠바아사나 A, B, C 16

(반딧불이 자세)

들숨	1	에캄	손을 들어 올리고
날숨	2	드웨	우따나아사나
들숨	3	트리니	고개를 들고
날숨	4	차트와리	점프 – 차투랑가 단다아사나
들숨	5	판차	우르드바 무카 슈바나아사나
날숨	6	셋	아도 무카 슈바나아사나
들숨	7	삽타	TITTIBHASANA A – 5번 호흡
날숨	8	아쉬토	다리를 내리고 B – 5번 호흡(5번 앞으로 걷고, 5번 뒤로 걷고)
들숨	9	나와	다리를 모으고, TITTIBHASANA C – 5번 호흡
날숨			손을 바닥으로
들숨	10	다샤	몸을 들어 티띠바아사나 A
날숨	11	에카다샤	바카아사나
들숨			
날숨	12	드와다샤	점프 – 차투랑가 단다아사나
들숨	13	트라요다샤	우르드바 무카 슈바나아사나
날숨	14	차투르다샤	아도 무카 슈바나아사나
들숨	15	판차다샤	점프 – 고개를 들고
날숨	16	쇼다샤	우따나아사나 사마스티티히

드리쉬티: 코끝

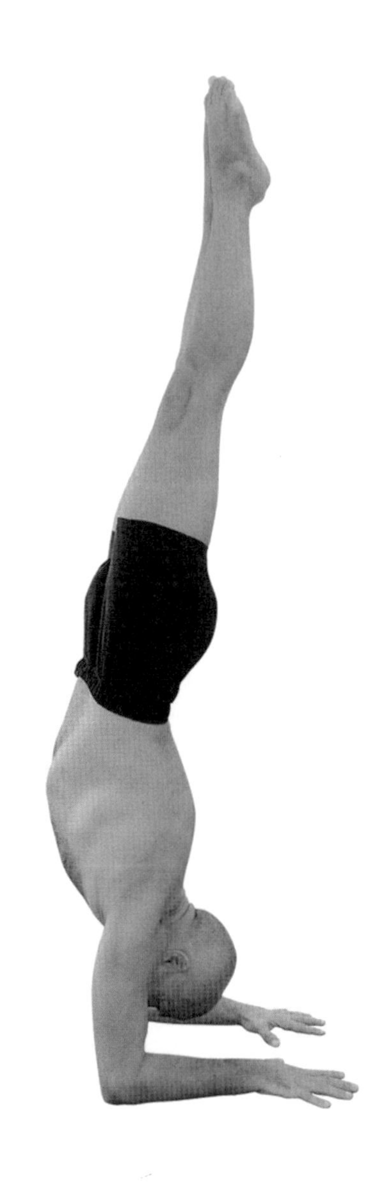

핀차 마유라아사나 13

(공작 꼬리 자세)

들숨	1	에캄	손을 들어 올리고
날숨	2	드웨	우따나아사나
들숨	3	트리니	고개를 들고
날숨	4	차트와리	점프 – 차투랑가 단다아사나
들숨	5	판차	우르드바 무카 슈바나아사나
날숨	6	셋	아도 무카 슈바나아사나
들숨	7	삽타	무릎을 바닥에 대고
날숨			자세를 준비하고
들숨	8	아쉬토	PINCHA MAYURASANA – 5번 호흡
날숨	9	나와	내려오고 – 차투랑가 단다아사나
들숨	10	다샤	우르드바 무카 슈바나아사나
날숨	11	에카다샤	아도 무카 슈바나아사나
들숨	12	드와다샤	점프 – 고개를 들고
날숨	13	트라요다샤	우따나아사나
			사마스티티히

드리쉬티: 코끝

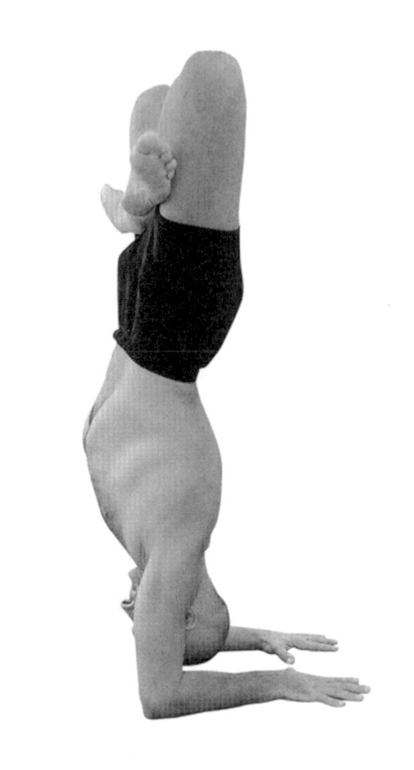

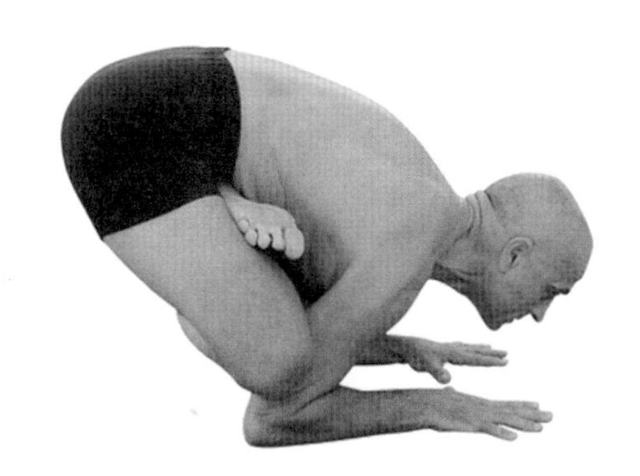

카란다바아사나 15

(히말라야 거위 자세)

들숨	1	에캄	손을 들어 올리고
날숨	2	드웨	우따나아사나
들숨	3	트리니	고개를 들고
날숨	4	차트와리	점프 – 차투랑가 단다아사나
들숨	5	판차	우르드바 무카 슈바나아사나
날숨	6	셋	아도 무카 슈바나아사나
들숨	7	삽타	무릎을 바닥에 대고
날숨			자세를 준비하고
들숨	8	아쉬토	핀차 마유라아사나
날숨	9	나와	KARANDAVASANA – 5번 호흡
들숨	10	다샤	다시 올라가고
날숨	11	에카다샤	내려오고 – 차투랑가 단다아사나
들숨	12	드와다샤	우르드바 무카 슈바나아사나
날숨	13	트라요다샤	아도 무카 슈바나아사나
들숨	14	차투르다샤	점프 – 고개를 들고
날숨	15	판차다샤	우따나아사나
			사마스티티히

드리쉬티: 코끝

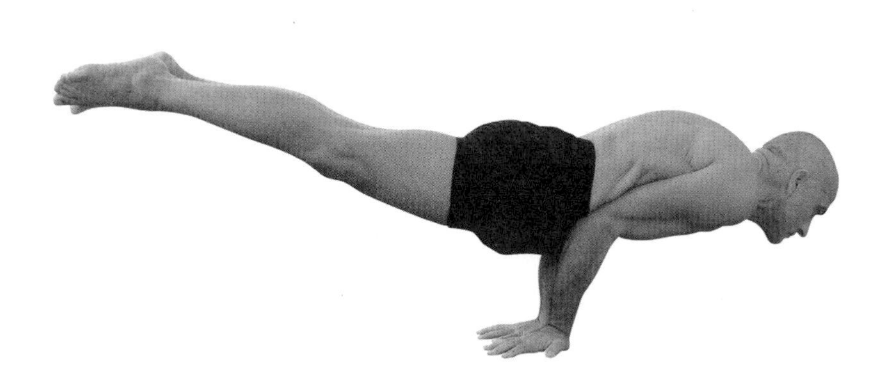

마유라아사나 9

(공작 자세)

들숨	1	에캄	다리 간격을 넓히고, 손을 바닥으로, 고개를 들고
날숨	2	드웨	고개를 내리고
들숨	3	트리니	고개를 들고
날숨	4	차트와리	점프백
들숨	5	판차	MAYURASANA – 5번 호흡
날숨			
들숨	6	셋	앞으로 몸을 늘리고
날숨	7	삽타	뒤로 몸을 늘리고
들숨	8	아쉬토	점프 – 고개를 들고
날숨	9	나와	고개를 내리고
			사마스티티히

드리쉬티: 코끝

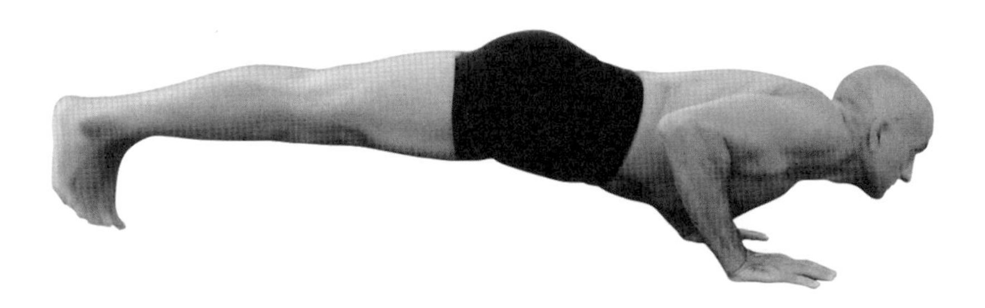

나크라아사나 9
(악어 자세)

들숨	1	에캄	손을 들어 올리고
날숨	2	드웨	우따나아사나
들숨	3	트리니	고개를 들고
날숨	4	차트와리	점프 – NAKRASANA, 발을 모으고
들숨	5	판차	앞으로 5번, 뒤로 5번
날숨			
들숨	6	셋	우르드바 무카 슈바나아사나
날숨	7	삽타	아도 무카 슈바나아사나
들숨	8	아쉬토	점프 – 고개를 들고
날숨	9	나와	우따나아사나
			사마스티티히

드리쉬티: 코끝

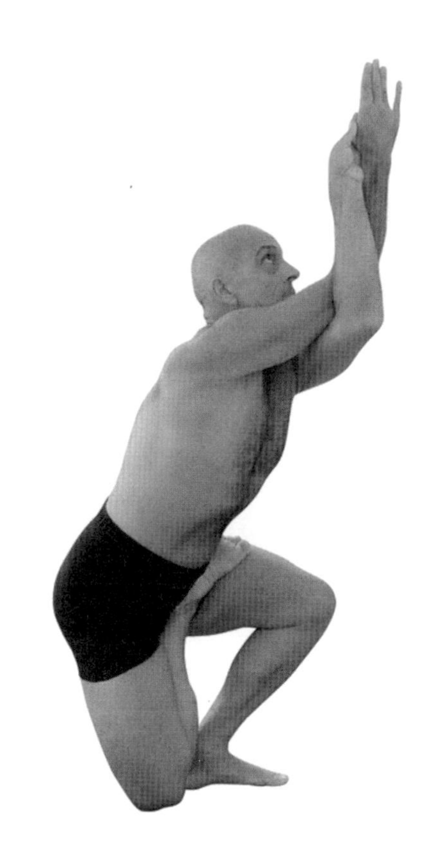

바타야나아사나 20

(말 머리 자세)

들숨	1	에캄	오른다리 접고
날숨	2	드웨	머리를 무릎으로
들숨	3	트리니	고개를 들고
날숨	4	차트와리	점프백
들숨	5	판차	앞으로 몸을 늘리고
날숨	6	셋	뒤로 몸을 늘리고
들숨	7	삽타	VATAYANASANA – 5번 호흡
날숨			손을 바닥으로
들숨	8	아쉬토	몸을 들어 올리고
날숨	9	나와	점프백
들숨	10	다샤	앞으로 몸을 늘리고
날숨	11	에카다샤	뒤로 몸을 늘리고 – 다리를 바꾸고
들숨	12	드와다샤	VATAYANASANA – 5번 호흡
날숨			손을 바닥으로
들숨	13	트라요다샤	몸을 들어 올리고
날숨	14	차투르다샤	점프백
들숨	15	판차다샤	앞으로 몸을 늘리고
날숨	16	쇼다샤	뒤로 몸을 늘리고
들숨	17	삽타다샤	점프 – 고개를 들고
날숨	18	아쉬타다샤	머리를 무릎으로
들숨	19	에쿠나빔샤티히	고개를 들고
날숨			
들숨	20	빔샤티히	올라오고
			사마스티티히

드리쉬티: 위(하늘)

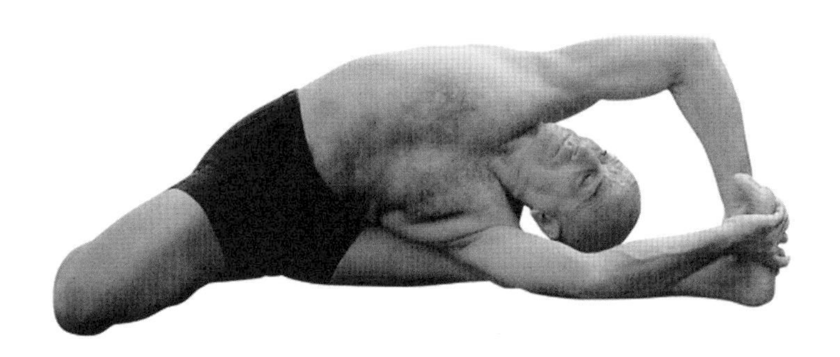

파리가아사나 22

(빗장 자세)

들숨	1	에캄	손을 들어 올리고
날숨	2	드웨	우따나아사나
들숨	3	트리니	고개를 들고
날숨	4	차트와리	점프 – 차투랑가 단다아사나
들숨	5	판차	우르드바 무카 슈바나아사나
날숨	6	셋	아도 무카 슈바나아사나
들숨	7	삽타	점프 – 손을 허리에 대고
날숨	8	아쉬토	PARIGHASANA 왼쪽으로 – 5번 호흡
들숨	9	나와	올라오고, 손을 허리에 대고
날숨			손을 바닥으로
들숨	10	다샤	몸을 들어 올리고
날숨	11	에카다샤	점프 – 차투랑가 단다아사나
들숨	12	드와다샤	우르드바 무카 슈바나아사나
날숨	13	트라요다샤	아도 무카 슈바나아사나
들숨	14	차투르다샤	점프 – 손을 허리에 대고
날숨	15	판차다샤	PARIGHASANA 오른쪽으로 – 5번 호흡
들숨	16	쇼다샤	올라오고, 손을 허리에 대고
날숨			손을 바닥으로
들숨	17	삽타다샤	몸을 들어 올리고
날숨	18	아쉬타다샤	점프 – 차투랑가 단다아사나
들숨	19	에쿠나빔샤티히	우르드바 무카 슈바나아사나
날숨	20	빔샤티히	아도 무카 슈바나아사나
들숨	21	에카빔샤티히	점프 – 고개를 들고
날숨	22	드와빔샤티히	우따나아사나
			사마스티티히

드리쉬티: 위(하늘)

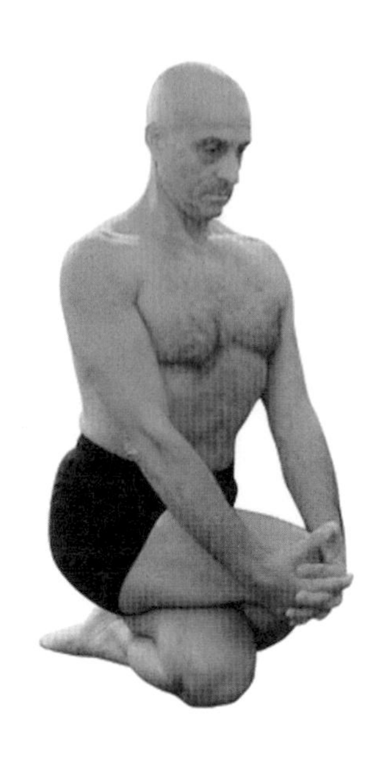

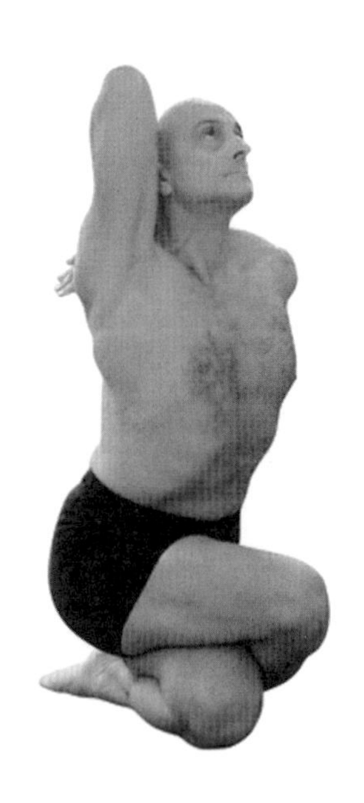

고무카아사나 22

(소 머리 자세)

들숨	1	에캄	손을 들어 올리고
날숨	2	드웨	우따나아사나
들숨	3	트리니	고개를 들고
날숨	4	차트와리	점프 – 차투랑가 단다아사나
들숨	5	판차	우르드바 무카 슈바나아사나
날숨	6	셋	아도 무카 슈바나아사나
들숨	7	삽타	점프 – 손을 무릎으로 – 5번 호흡
날숨			
들숨	8	아쉬토	GOMUKHASANA – 5번 호흡
날숨	9	나와	손을 바닥으로
들숨	10	다샤	몸을 들어 올리고
날숨	11	에카다샤	점프 – 차투랑가 단다아사나
들숨	12	드와다샤	우르드바 무카 슈바나아사나
날숨	13	트라요다샤	아도 무카 슈바나아사나
들숨	14	차투르다샤	점프 – 손을 무릎으로 – 5번 호흡
날숨			
들숨	15	판차다샤	GOMUKHASANA – 5번 호흡
날숨	16	쇼다샤	손을 바닥으로
들숨	17	삽타다샤	몸을 들어 올리고
날숨	18	아쉬타다샤	점프 – 차투랑가 단다아사나
들숨	19	에쿠나빔샤티히	우르드바 무카 슈바나아사나
날숨	20	빔샤티히	아도 무카 슈바나아사나
들숨	21	에카빔샤티히	점프 – 고개를 들고
날숨	22	드와빔샤티히	우따나아사나
			사마스티티히

드리쉬티: 코끝 / 위(하늘)

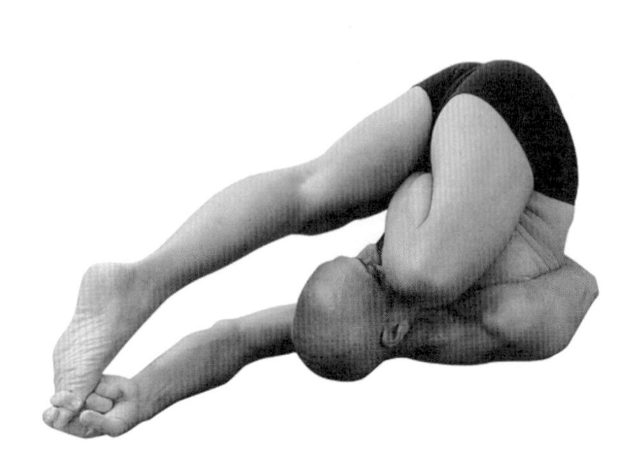

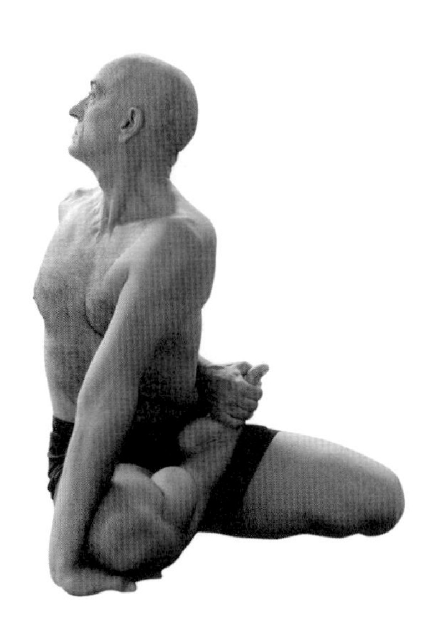

숩타 우르드바 파다 바즈라아사나 22

(잠자는 바즈라 자세)

들숨	1	에캄	손을 들어 올리고
날숨	2	드웨	우따나아사나
들숨	3	트리니	고개를 들고
날숨	4	차트와리	점프 – 차투랑가 단다아사나
들숨	5	판차	우르드바 무카 슈바나아사나
날숨	6	셋	아도 무카 슈바나아사나
들숨	7	삽타	점프 – 자리에 앉고
날숨			자리에 눕고
들숨	8	아쉬토	SUPTA URDHVA PADA VAJRASANA – 오른다리 접고
날숨			
들숨	9	나와	굴러 일어나고, 바즈라아사나 – 5번 호흡
날숨			손을 바닥으로
들숨	10	다샤	몸을 들어 올리고
날숨	11	에카다샤	점프 – 차투랑가 단다아사나
들숨	12	드와다샤	우르드바 무카 슈바나아사나
날숨	13	트라요다샤	아도 무카 슈바나아사나
들숨	14	차투르다샤	점프 – 자리에 앉고
날숨			자리에 눕고
들숨	15	판차다샤	SUPTA URDHVA PADA VAJRASANA – 왼다리 접고
날숨			
들숨	16	쇼다샤	굴러 일어나고, 바즈라아사나 – 5번 호흡
날숨			손을 바닥으로
들숨	17	삽타다샤	몸을 들어 올리고
날숨	18	아쉬타다샤	점프 – 차투랑가 단다아사나
들숨	19	에쿠나빔샤티히	우르드바 무카 슈바나아사나
날숨	20	빔샤티히	아도 무카 슈바나아사나
들숨	21	에카빔샤티히	점프 – 고개를 들고
날숨	22	드와빔샤티히	우따나아사나
			사마스티티히

드리쉬티: 코끝 / 측면 멀리

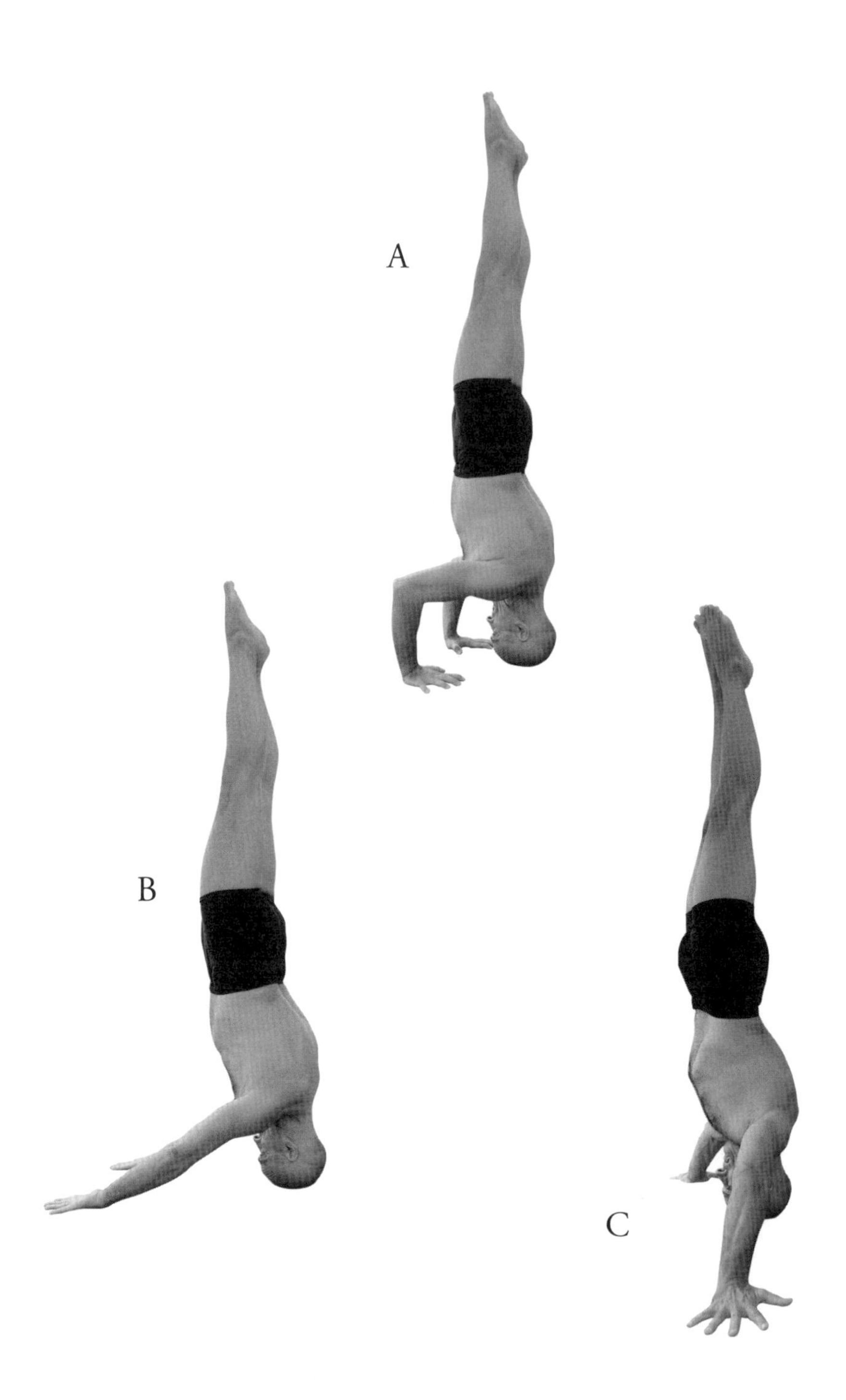
A
B
C

묵타 하스타 쉬르샤아사나 A, B, C 13

(열린 손 머리서기 자세)

들숨	1	에캄	손을 들어 올리고
날숨	2	드웨	우따나아사나
들숨	3	트리니	고개를 들고
날숨	4	차트와리	점프 – 차투랑가 단다아사나
들숨	5	판차	우르드바 무카 슈바나아사나
날숨	6	셋	아도 무카 슈바나아사나
들숨	7	삽타	무릎을 바닥에 대고
날숨			자세를 준비하고
들숨	8	아쉬토	MUKTA HASTA SIRSASANA – 5번 호흡
날숨	9	나와	내려오고 – 차투랑가 단다아사나
들숨	10	다샤	우르드바 무카 슈바나아사나
날숨	11	에카다샤	아도 무카 슈바나아사나
들숨	12	드와다샤	점프 – 고개를 들고
날숨	13	트라요다샤	우따나아사나
			사마스티티히

드리쉬티: 코끝

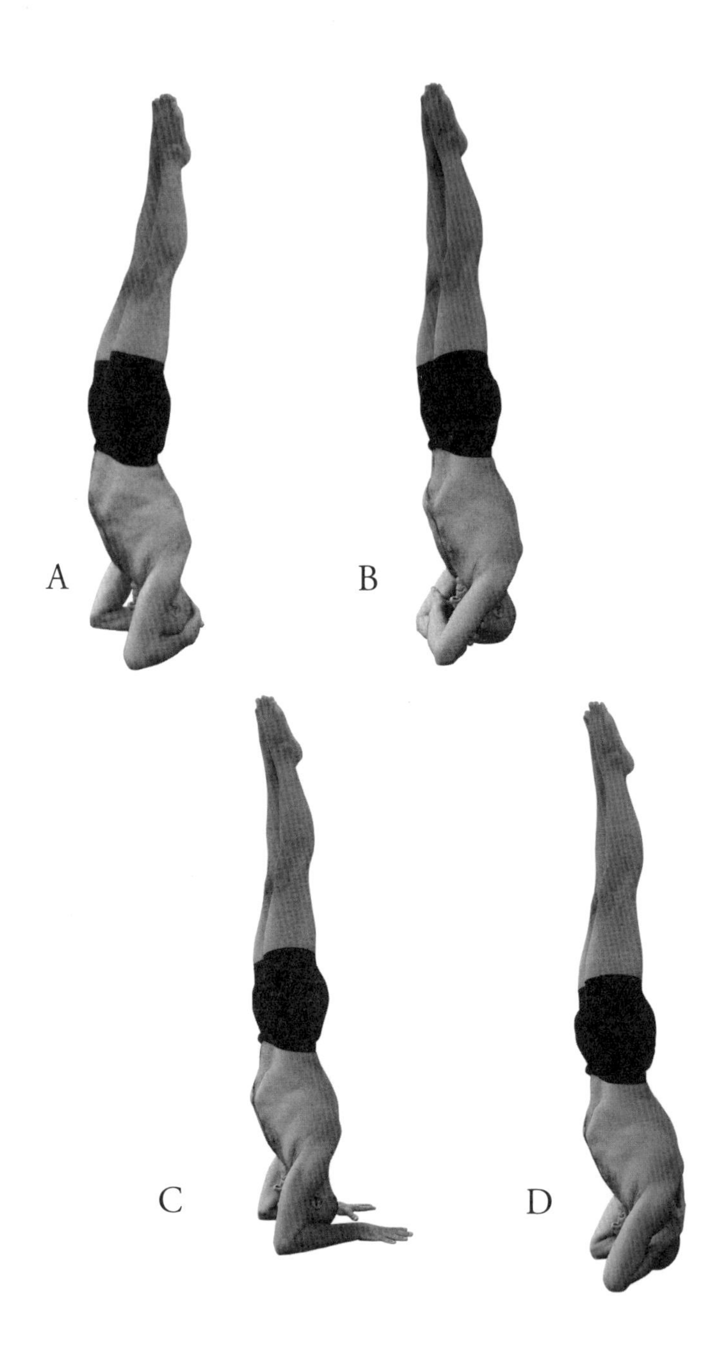
A
B
C
D

밧다 하스타 쉬르샤아사나 A, B, C, D 13

(잡은 손 머리서기 자세)

들숨	1	에캄	손을 들어 올리고
날숨	2	드웨	우따나아사나
들숨	3	트리니	고개를 들고
날숨	4	차트와리	점프 – 차투랑가 단다아사나
들숨	5	판차	우르드바 무카 슈바나아사나
날숨	6	셋	아도 무카 슈바나아사나
들숨	7	삽타	무릎을 바닥에 대고
날숨			자세를 준비하고
들숨	8	아쉬토	BADDHA HASTA SIRSASANA – 5번 호흡
날숨	9	나와	내려오고 – 차투랑가 단다아사나
들숨	10	다샤	우르드바 무카 슈바나아사나
날숨	11	에카다샤	아도 무카 슈바나아사나
들숨	12	드와다샤	점프 – 고개를 들고
날숨	13	트라요다샤	우따나아사나
			사마스티티히

드리쉬티: 코끝

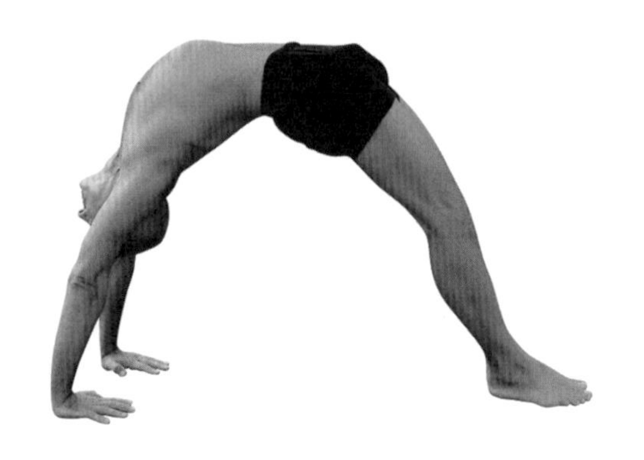

우르드바 다누라아사나 15

(위로 향한 활 자세)

들숨	1	에캄	손을 들어 올리고
날숨	2	드웨	우따나아사나
들숨	3	트리니	고개를 들고
날숨	4	차트와리	점프 – 차투랑가 단다아사나
들숨	5	판차	우르드바 무카 슈바나아사나
날숨	6	셋	아도 무카 슈바나아사나
들숨	7	삽타	점프 – 자리에 앉고
날숨	8	아쉬토	자리에 눕고, 자세를 준비하고
들숨	9	나와	URDHVA DHANURASANA – 5번 호흡
날숨	10	다샤	자리에 눕고
들숨	11	에카다샤	차크라아사나 후 숨을 내쉬면서 차투랑가 단다아사나
들숨	12	드와다샤	우르드바 무카 슈바나아사나
날숨	13	트라요다샤	아도 무카 슈바나아사나
들숨	14	차투르다샤	점프 – 고개를 들고
날숨	15	판차다샤	우따나아사나 사마스티티히

드리쉬티: 코끝

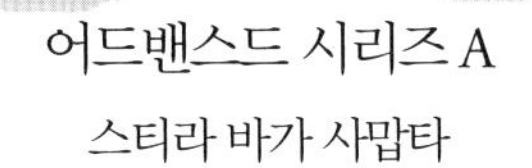

어드밴스드 시리즈 A

스티라 바가 사맙타

단호하고,

강렬하고, 안정되고, 고요하고,

완성된.

요가 아사나

아쉬탕가 요가 닐라얌, 마이소르(1948년 설립),
요가아사나 비샤라다, 베단타 비드완,
스리 K. 파타비 조이스

위에 명시된 요가샬라에서 가르치는 어드밴스드 A 아사나 목록 차트

참고

(1) 아사나의 개수는 세상에 존재하는 생물의 종류만큼 많다(수효는 어림잡아 8억 4천만이다).

(2) 아사나는 경전에 열거되고 '구루'께서 가르친 바와 같이, 항상 과학적인 방식(빈야사)으로만 행해야 한다. 각각의 아사나를 위한 빈야사의 수효는 오른쪽 괄호 안에 명시되어 있다.

언제나 다음으로 시작한다:

1	수리야 나마스카라	A	(9)
2	수리야 나마스카라	B	(17)

어드밴스드 A 아사나:

1	비슈바미트라아사나		(20)
2	바시슈타아사나		(20)
3	카샤파아사나		(22)
4	차코라아사나		(20)
5	바이라바아사나		(22)
6	스칸다아사나		(20)
7	두르바사아사나		(20)
8	우르드바 쿡쿠타아사나	A	(15)

9	우르드바 쿡쿠타아사나	B, C	(14)
10	갈라바아사나		(18)
11	에카 파다 바카아사나	A, B	(18)
12	코운디냐아사나	A, B	(18)
13	아슈타바크라아사나	A	(18)
14	아슈타바크라아사나	B	(16)
15	파리푸르나 마첸드라아사나		(20)
16	비란차아사나	A	(22)
17	비란차아사나	B	(24)
18	비파리타 단다아사나		(14)
19	에카 파다 비파리타 단다아사나		(18)
20	비파리타 샬라바아사나		(10)
21	하누만아사나		(22)
22	숩타 트리비크라마아사나		(20)
23	디가아사나		(10)
24	트리비크라마아사나		(7)
25	나타라자아사나		(6)
26	라자카포타아사나		(22)
27	에카 파다 라자카포타아사나		(22)
28	우르드바 다누라아사나		(15)

언제나 다음으로 마친다:

1	살람바 사르방가아사나	(13)
2	할라아사나	(13)
3	카르나피다아사나	(13)
4	우르드바 파드마아사나	(13)
5	핀다아사나	(14)
6	마츠야아사나	(14)
7	우따나 파다아사나	(13)
8	쉬르샤아사나	(13)
9	밧다 파드마아사나	(16)
10	요가무드라	(15)
11	파드마아사나	(14)
12	우트플루티히	(14)

어드밴스드 A 시리즈

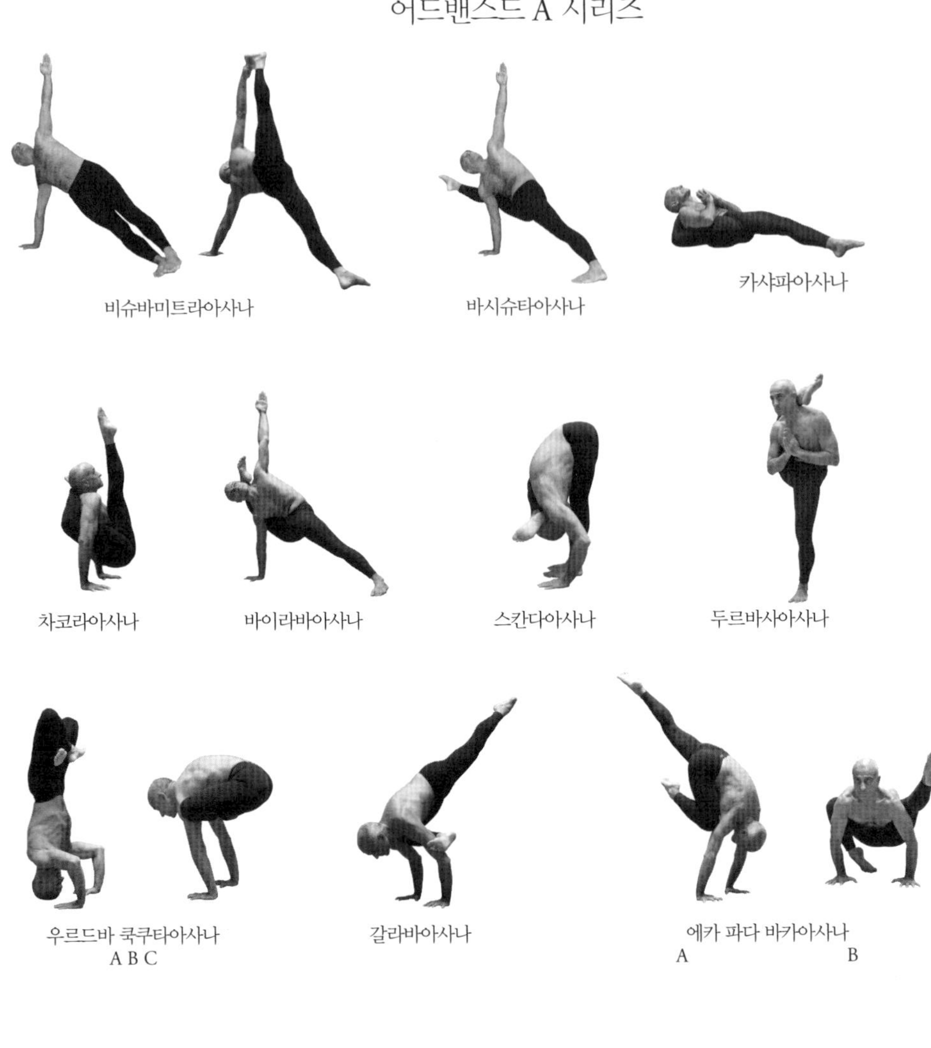

비슈바미트라아사나

바시슈타아사나

카샤파아사나

차코라아사나

바이라바아사나

스칸다아사나

두르바사아사나

우르드바 쿡쿠타아사나
A B C

갈라바아사나

에카 파다 바카아사나
A B

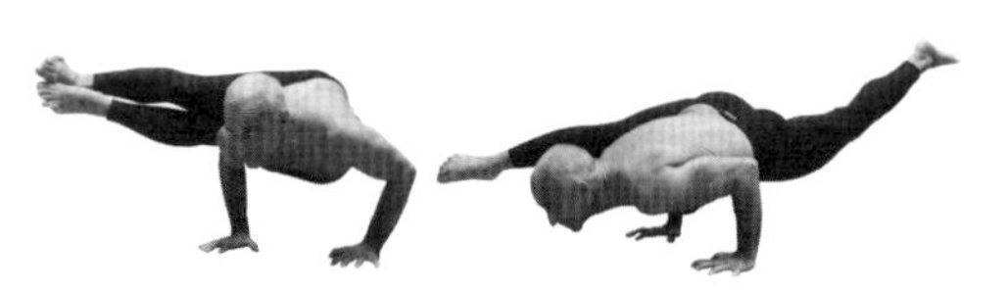

코운디냐아사나
A B

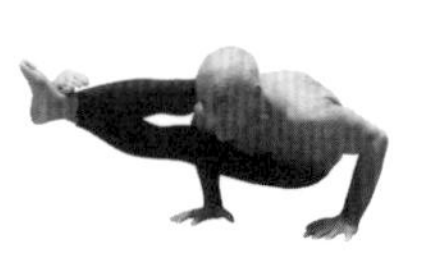

아슈타바크라아사나
A B

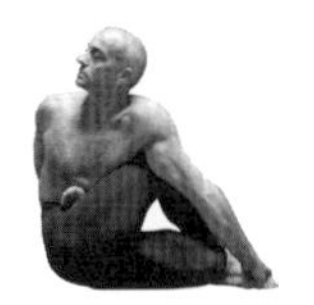

파리푸르나 마첸드라아사나

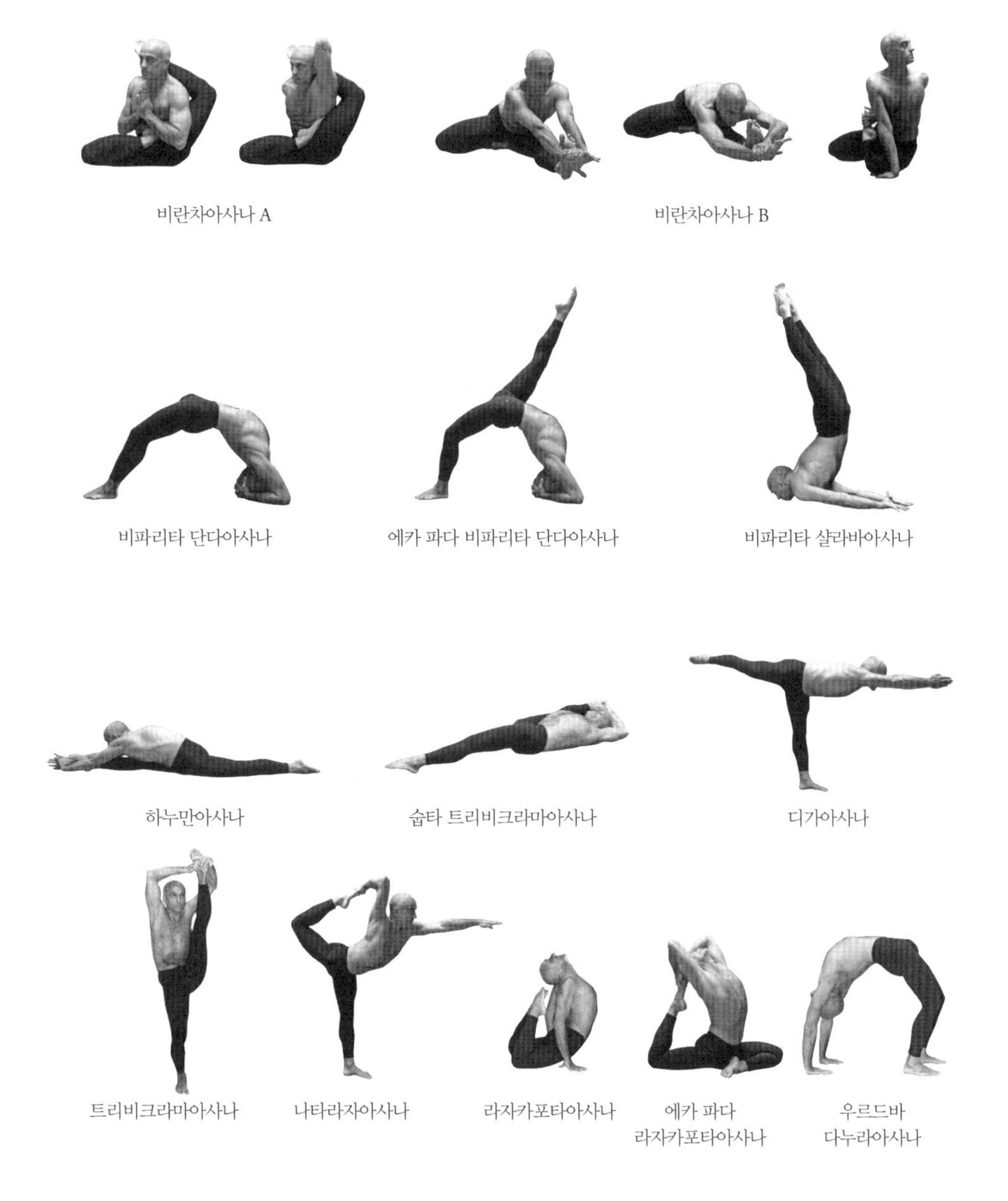

비란차아사나 A

비란차아사나 B

비파리타 단다아사나

에카 파다 비파리타 단다아사나

비파리타 샬라바아사나

하누만아사나

숩타 트리비크라마아사나

디가아사나

트리비크라마아사나

나타라자아사나

라자카포타아사나

에카 파다 라자카포타아사나

우르드바 다누라아사나

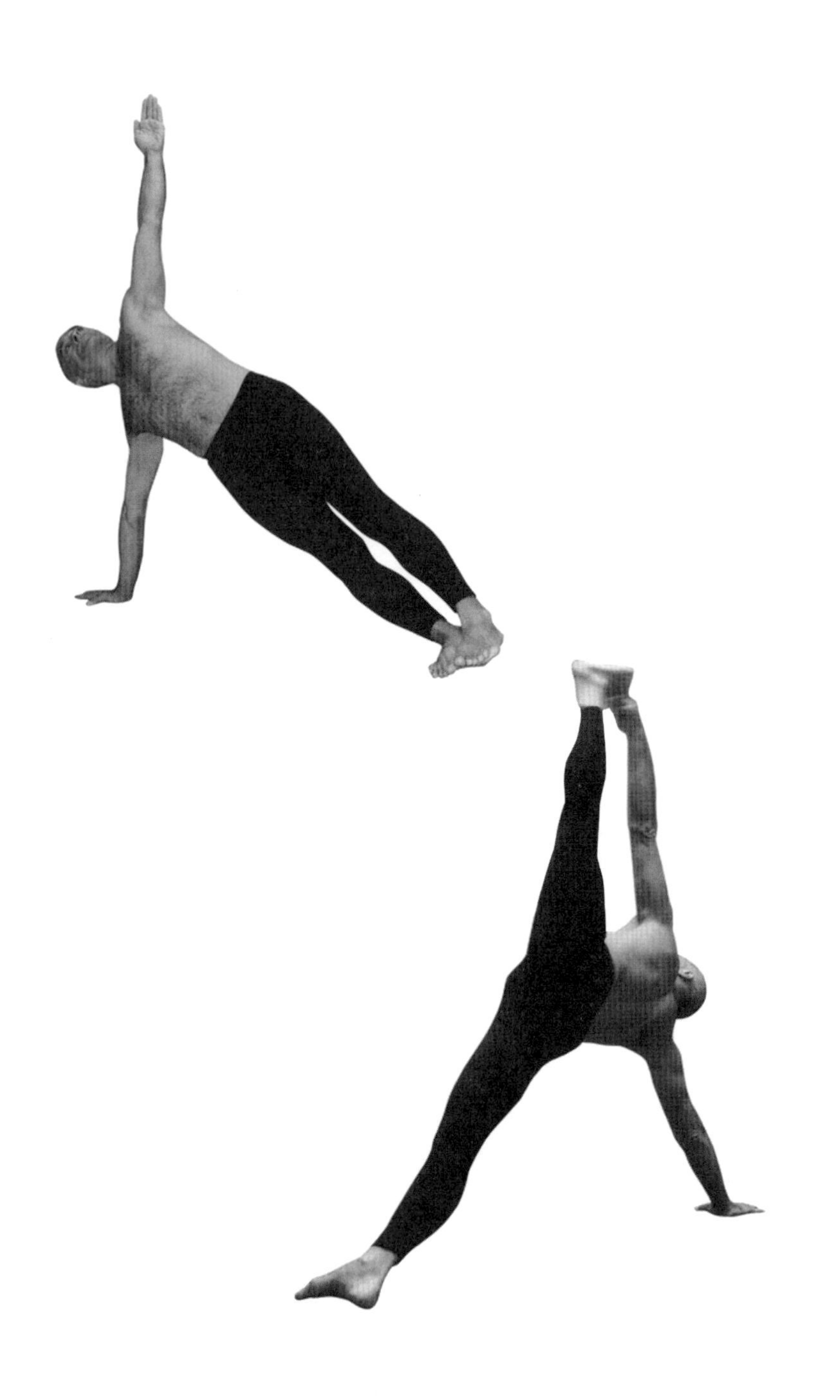

비슈바미트라아사나 20

(현인 비슈바미트라 자세)

들숨	1	에캄	손을 들어 올리고
날숨	2	드웨	우따나아사나
들숨	3	트리니	고개를 들고
날숨	4	차트와리	점프 – 차투랑가 단다아사나
들숨	5	판차	우르드바 무카 슈바나아사나
날숨	6	셋	아도 무카 슈바나아사나
들숨	7	삽타	오른쪽으로 돌아 왼손 들고
날숨			
들숨	8	아쉬토	VISVAMITRASANA – 5번 호흡
날숨	9	나와	왼다리 내리고
들숨			
날숨	10	다샤	왼손 내리고
들숨	11	에카다샤	우르드바 무카 슈바나아사나
날숨	12	드와다샤	아도 무카 슈바나아사나
들숨	13	트라요다샤	왼쪽으로 돌아 오른손 들고
날숨			
들숨	14	차투르다샤	VISVAMITRASANA – 5번 호흡
날숨	15	판차다샤	오른다리 내리고
들숨			
날숨	16	쇼다샤	오른손 내리고
들숨	17	삽타다샤	우르드바 무카 슈바나아사나
날숨	18	아쉬타다샤	아도 무카 슈바나아사나
들숨	19	에쿠나빔샤티히	점프 – 고개를 들고
날숨	20	빔샤티히	우따나아사나
			사마스티티히

드리쉬티: 위(하늘)

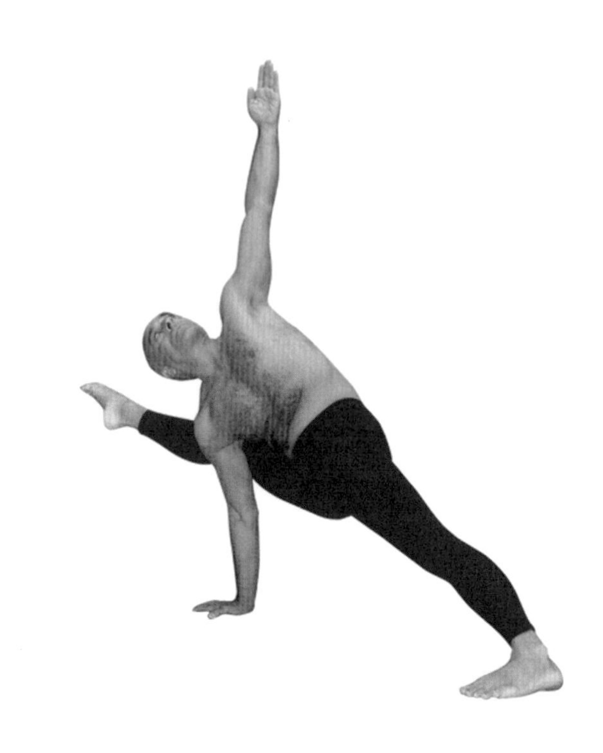

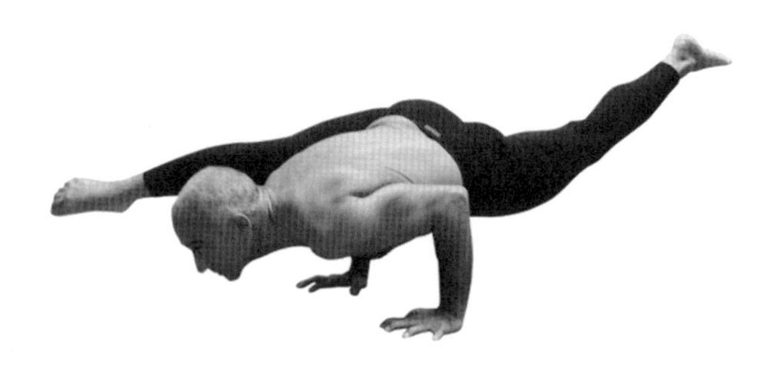

바시슈타아사나 20

(현인 바시슈타 자세)

들숨	1	에캄	손을 들어 올리고
날숨	2	드웨	우따나아사나
들숨	3	트리니	고개를 들고
날숨	4	차트와리	점프 – 차투랑가 단다아사나
들숨	5	판차	우르드바 무카 슈바나아사나
날숨	6	셋	아도 무카 슈바나아사나
들숨	7	삽타	VASISTHASANA – 5번 호흡
날숨	8	아쉬토	손을 내리고
들숨	9	나와	몸을 들어 올리고
날숨	10	다샤	차투랑가 단다아사나
들숨	11	에카다샤	우르드바 무카 슈바나아사나
날숨	12	드와다샤	아도 무카 슈바나아사나
들숨	13	트라요다샤	VASISTHASANA – 5번 호흡
날숨	14	차투르다샤	손을 내리고
들숨	15	판차다샤	몸을 들어 올리고
날숨	16	쇼다샤	차투랑가 단다아사나
들숨	17	삽타다샤	우르드바 무카 슈바나아사나
날숨	18	아쉬타다샤	아도 무카 슈바나아사나
들숨	19	에쿠나빔샤티히	점프 – 고개를 들고
날숨	20	빔샤티히	우따나아사나
			사마스티티히

드리쉬티: 손

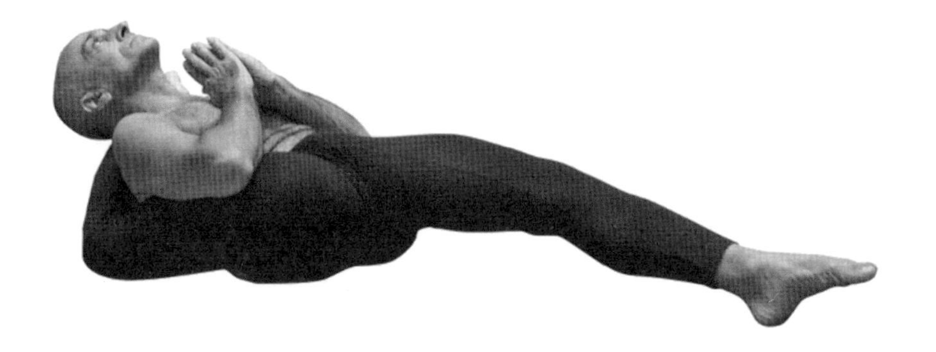

카샤파아사나 22

(현인 카샤파 자세)

들숨	1	에캄	손을 들어 올리고
날숨	2	드웨	우따나아사나
들숨	3	트리니	고개를 들고
날숨	4	차트와리	점프 – 차투랑가 단다아사나
들숨	5	판차	우르드바 무카 슈바나아사나
날숨	6	셋	아도 무카 슈바나아사나
들숨	7	삽타	점프 – 에카 파다 오른쪽
날숨	8	아쉬토	KASYAPASANA – 5번 호흡
들숨	9	나와	올라와 앉고
날숨			손을 바닥으로
들숨	10	다샤	몸을 들어 올리고
날숨	11	에카다샤	차투랑가 단다아사나
들숨	12	드와다샤	우르드바 무카 슈바나아사나
날숨	13	트라요다샤	아도 무카 슈바나아사나
들숨	14	차투르다샤	점프 – 에카 파다 왼쪽
날숨	15	판차다샤	KASYAPASANA – 5번 호흡
들숨	16	쇼다샤	올라와 앉고
날숨			손을 바닥으로
들숨	17	삽타다샤	몸을 들어 올리고
날숨	18	아쉬타다샤	차투랑가 단다아사나
들숨	19	에쿠나빔샤티히	우르드바 무카 슈바나아사나
날숨	20	빔샤티히	아도 무카 슈바나아사나
들숨	21	에카빔샤티히	점프 – 고개를 들고
날숨	22	드와빔샤티히	우따나아사나
			사마스티티히

드리쉬티: 미간

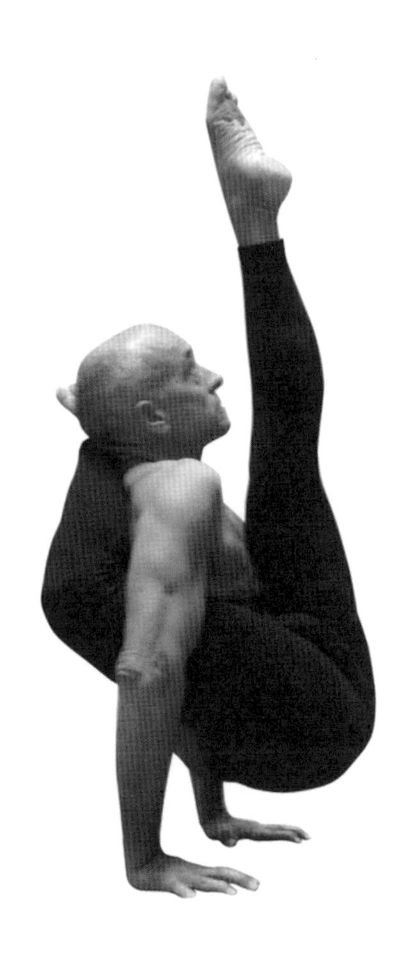

차코라아사나 20

(달빛을 먹는 새 자세)

들숨	1	에캄	손을 들어 올리고
날숨	2	드웨	우따나아사나
들숨	3	트리니	고개를 들고
날숨	4	차트와리	점프 – 차투랑가 단다아사나
들숨	5	판차	우르드바 무카 슈바나아사나
날숨	6	셋	아도 무카 슈바나아사나
들숨	7	삽타	점프 – 에카 파다 오른쪽
날숨			
들숨	8	아쉬토	CHAKORASANA – 5번 호흡
날숨			
들숨	9	나와	몸을 들어 올리고
날숨	10	다샤	차투랑가 단다아사나
들숨	11	에카다샤	우르드바 무카 슈바나아사나
날숨	12	드와다샤	아도 무카 슈바나아사나
들숨	13	트라요다샤	점프 – 에카 파다 왼쪽
날숨			
들숨	14	차투르다샤	CHAKORASANA – 5번 호흡
날숨			
들숨	15	판차다샤	몸을 들어 올리고
날숨	16	쇼다샤	차투랑가 단다아사나
들숨	17	삽타다샤	우르드바 무카 슈바나아사나
날숨	18	아쉬타다샤	아도 무카 슈바나아사나
들숨	19	에쿠나빔샤티히	점프 – 고개를 들고
날숨	20	빔샤티히	우따나아사나
			사마스티티히

드리쉬티: 발가락

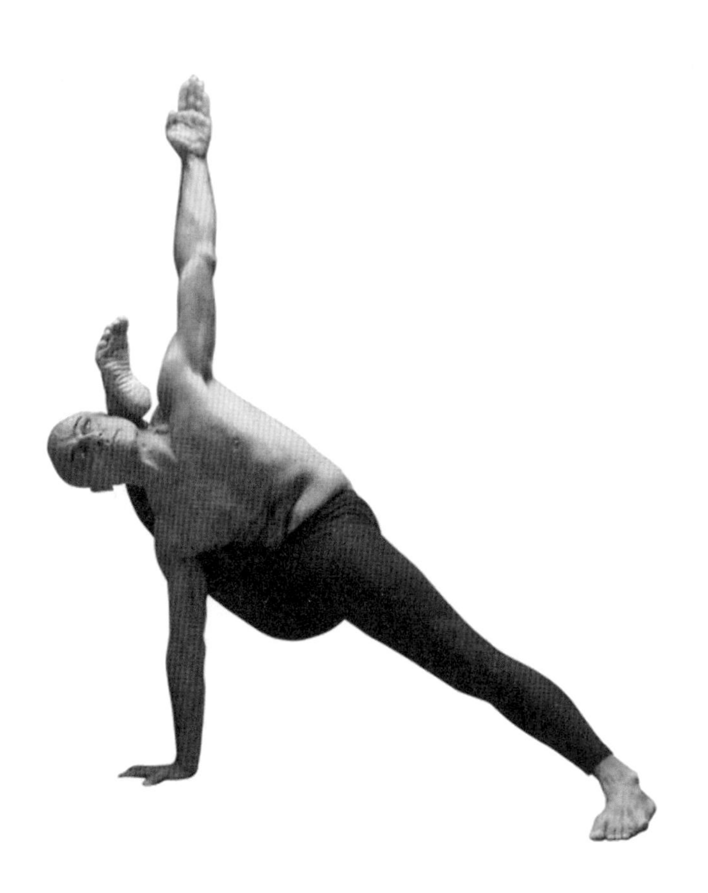

바이라바아사나 22

(두려움의 자세)

들숨	1	에캄	손을 들어 올리고
날숨	2	드웨	우따나아사나
들숨	3	트리니	고개를 들고
날숨	4	차트와리	점프 – 차투랑가 단다아사나
들숨	5	판차	우르드바 무카 슈바나아사나
날숨	6	셋	아도 무카 슈바나아사나
들숨	7	삽타	점프 – 에카 파다 오른쪽
날숨			
들숨	8	아쉬토	BHAIRAVASANA – 5번 호흡
날숨	9	나와	손을 내리고
들숨	10	다샤	몸을 들어 올리고
날숨	11	에카다샤	차투랑가 단다아사나
들숨	12	드와다샤	우르드바 무카 슈바나아사나
날숨	13	트라요다샤	아도 무카 슈바나아사나
들숨	14	차투르다샤	점프 – 에카 파다 왼쪽
날숨			
들숨	15	판차다샤	BHAIRAVASANA – 5번 호흡
날숨	16	쇼다샤	손을 내리고
들숨	17	삽타다샤	몸을 들어 올리고
날숨	18	아쉬타다샤	차투랑가 단다아사나
들숨	19	에쿠나빔샤티히	우르드바 무카 슈바나아사나
날숨	20	빔샤티히	아도 무카 슈바나아사나
들숨	21	에카빔샤티히	점프 – 고개를 들고
날숨	22	드와빔샤티히	우따나아사나
			사마스티티히

드리쉬티: 손끝

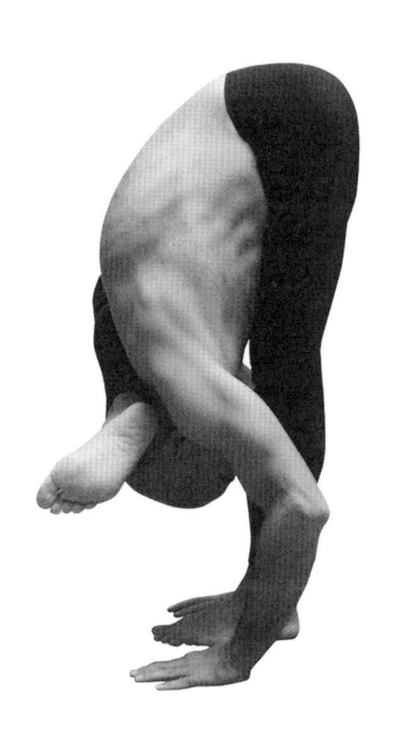

스칸다아사나 20

(전쟁의 신 카르티케야의 자세)

들숨	1	에캄	손을 들어 올리고
날숨	2	드웨	우따나아사나
들숨	3	트리니	고개를 들고
날숨	4	차트와리	점프 – 차투랑가 단다아사나
들숨	5	판차	우르드바 무카 슈바나아사나
날숨	6	셋	아도 무카 슈바나아사나
들숨	7	삽타	점프 – 에카 파다 오른쪽
날숨			
들숨	8	아쉬토	SKANDASANA – 5번 호흡
날숨			내려오고
들숨	9	나와	몸을 들어 올리고
날숨	10	다샤	차투랑가 단다아사나
들숨	11	에카다샤	우르드바 무카 슈바나아사나
날숨	12	드와다샤	아도 무카 슈바나아사나
들숨	13	트라요다샤	점프 – 에카 파다 왼쪽
날숨			
들숨	14	차투르다샤	SKANDASANA – 5번 호흡
날숨			내려오고
들숨	15	판차다샤	몸을 들어 올리고
날숨	16	쇼다샤	차투랑가 단다아사나
들숨	17	삽타다샤	우르드바 무카 슈바나아사나
날숨	18	아쉬타다샤	아도 무카 슈바나아사나
들숨	19	에쿠나빔샤티히	점프 – 고개를 들고
날숨	20	빔샤티히	우따나아사나
			사마스티티히

드리쉬티: 코끝

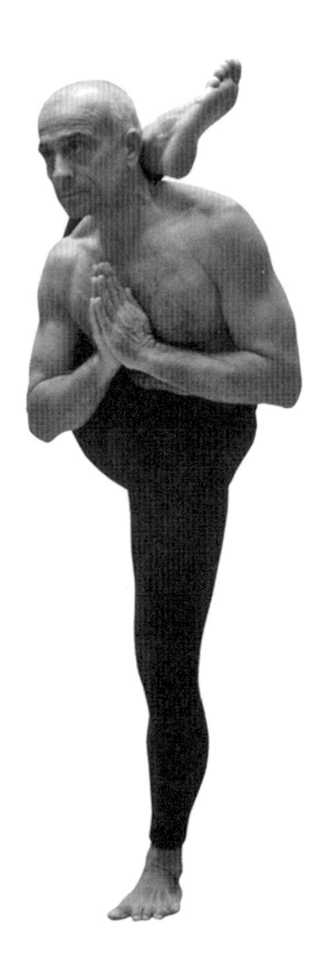

두르바사아사나 20

(현인 두르바사 자세)

들숨	1	에캄	손을 들어 올리고
날숨	2	드웨	우따나아사나
들숨	3	트리니	고개를 들고
날숨	4	차트와리	점프 – 차투랑가 단다아사나
들숨	5	판차	우르드바 무카 슈바나아사나
날숨	6	셋	아도 무카 슈바나아사나
들숨	7	삽타	점프 – 에카 파다 오른쪽
날숨			
들숨	8	아쉬토	DURVASANA – 5번 호흡
날숨			내려오고
들숨	9	나와	몸을 들어 올리고
날숨	10	다샤	차투랑가 단다아사나
들숨	11	에카다샤	우르드바 무카 슈바나아사나
날숨	12	드와다샤	아도 무카 슈바나아사나
들숨	13	트라요다샤	점프 – 에카 파다 왼쪽
날숨			
들숨	14	차투르다샤	DURVASANA – 5번 호흡
날숨			내려오고
들숨	15	판차다샤	몸을 들어 올리고
날숨	16	쇼다샤	차투랑가 단다아사나
들숨	17	삽타다샤	우르드바 무카 슈바나아사나
날숨	18	아쉬타다샤	아도 무카 슈바나아사나
들숨	19	에쿠나빔샤티히	점프 – 고개를 들고
날숨	20	빔샤티히	우따나아사나
			사마스티티히

드리쉬티: 미간

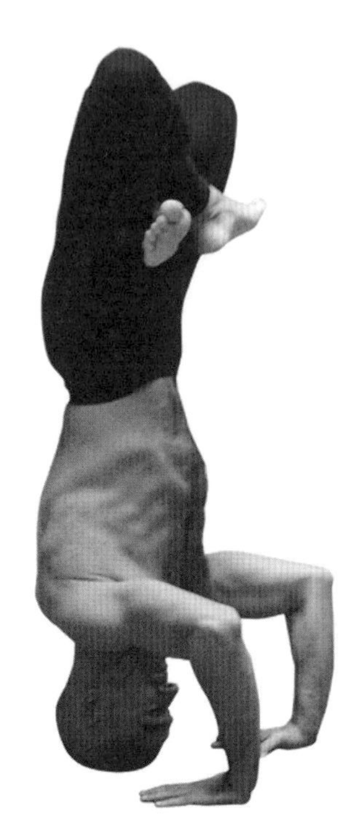

A

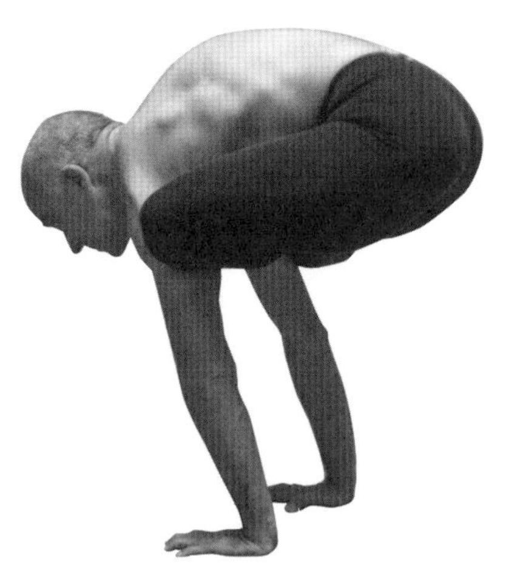

우르드바 쿡쿠타아사나 A 15

(몸을 세운 수탉 자세)

들숨	1	에캄	손을 들어 올리고
날숨	2	드웨	우따나아사나
들숨	3	트리니	고개를 들고
날숨	4	차트와리	점프 - 차투랑가 단다아사나
들숨	5	판차	우르드바 무카 슈바나아사나
날숨	6	셋	아도 무카 슈바나아사나
들숨	7	삽타	묵타 하스타 쉬르샤아사나 A
날숨	8	아쉬토	파드마아사나
들숨			
날숨	9	나와	URDHVA KUKKUTASANA - 5번 호흡
들숨	10	다샤	묵타 하스타 쉬르샤아사나 A
날숨	11	에카다샤	차투랑가 단다아사나
들숨	12	드와다샤	우르드바 무카 슈바나아사나
날숨	13	트라요다샤	아도 무카 슈바나아사나
들숨	14	차투르다샤	점프 - 고개를 들고
날숨	15	판차다샤	우따나아사나
			사마스티티히

드리쉬티: 코끝

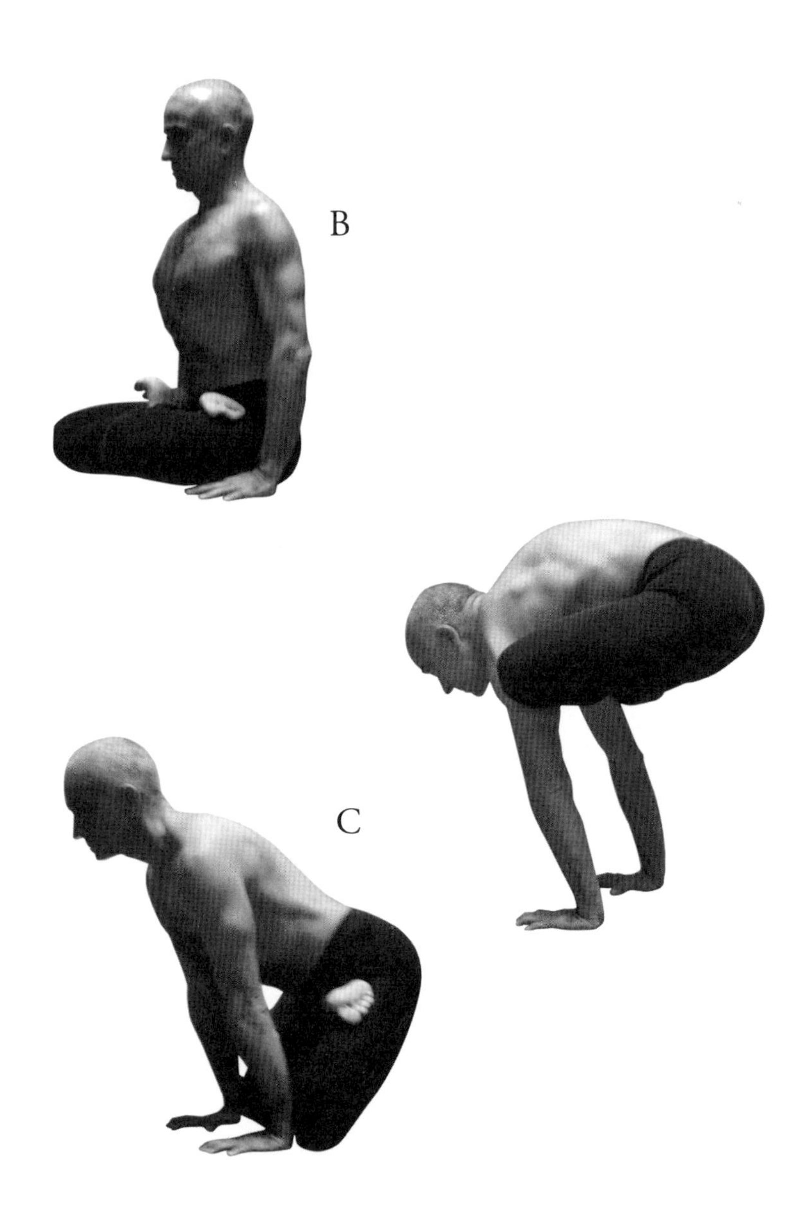
B
C

우르드바 쿡쿠타아사나 B, C 14

(몸을 세운 수탉 자세)

들숨	1	에캄	손을 들어 올리고
날숨	2	드웨	우따나아사나
들숨	3	트리니	고개를 들고
날숨	4	차트와리	점프 – 차투랑가 단다아사나
들숨	5	판차	우르드바 무카 슈바나아사나
날숨	6	셋	아도 무카 슈바나아사나
들숨	7	삽타	점프 – 자리에 앉고
날숨	8	아쉬토	파드마아사나
들숨	9	나와	URDHVA KUKKUTASANA – 5번 호흡
날숨	10	다샤	차투랑가 단다아사나
들숨	11	에카다샤	우르드바 무카 슈바나아사나
날숨	12	드와다샤	아도 무카 슈바나아사나
들숨	13	트라요다샤	점프 – 고개를 들고
날숨	14	차투르다샤	우따나아사나
			사마스티티히

드리쉬티: 코끝

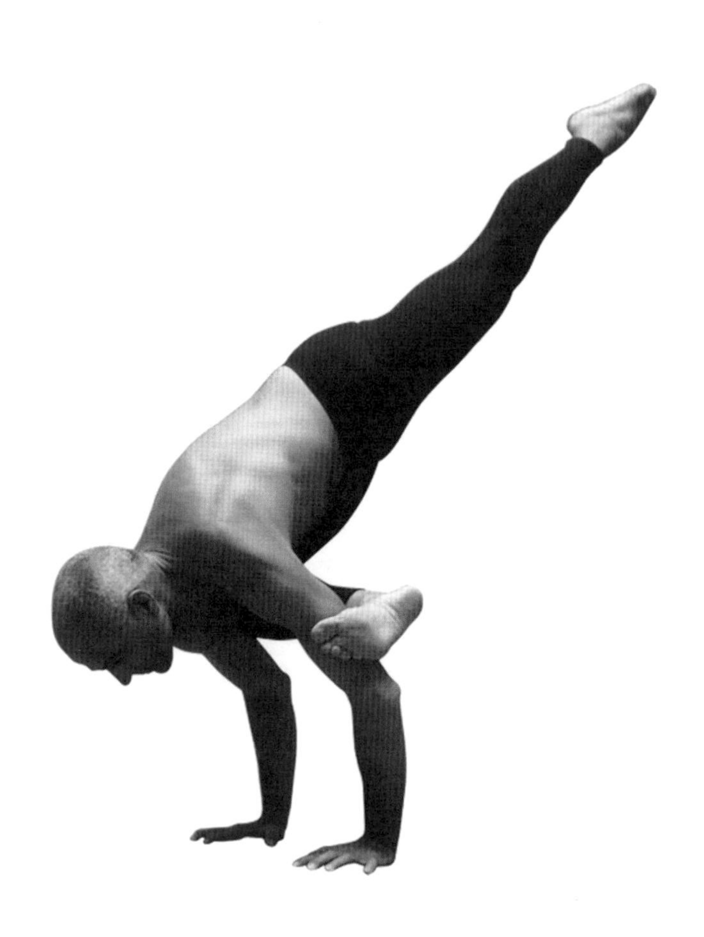

갈라바아사나 18

(현인 갈라바 자세)

들숨	1	에캄	손을 들어 올리고
날숨	2	드웨	우따나아사나
들숨	3	트리니	고개를 들고
날숨	4	차트와리	점프 – 차투랑가 단다아사나
들숨	5	판차	우르드바 무카 슈바나아사나
날숨	6	셋	아도 무카 슈바나아사나
들숨	7	삽타	묵타 하스타 쉬르샤아사나 A
날숨	8	아쉬토	내려와 자세를 준비하고
들숨	9	나와	GALAVASANA – 5번 호흡
날숨			머리를 내리고
들숨	10	다샤	묵타 하스타 쉬르샤아사나 A
날숨	11	에카다샤	내려와 자세를 준비하고
들숨	12	드와다샤	GALAVASANA – 5번 호흡
날숨			머리를 내리고
들숨	13	트라요다샤	묵타 하스타 쉬르샤아사나 A
날숨	14	차투르다샤	차투랑가 단다아사나
들숨	15	판차다샤	우르드바 무카 슈바나아사나
날숨	16	쇼다샤	아도 무카 슈바나아사나
들숨	17	삽타다샤	점프 – 고개를 들고
날숨	18	우따나아사나	아쉬타다샤
			사마스티티히

드리쉬티: 코끝

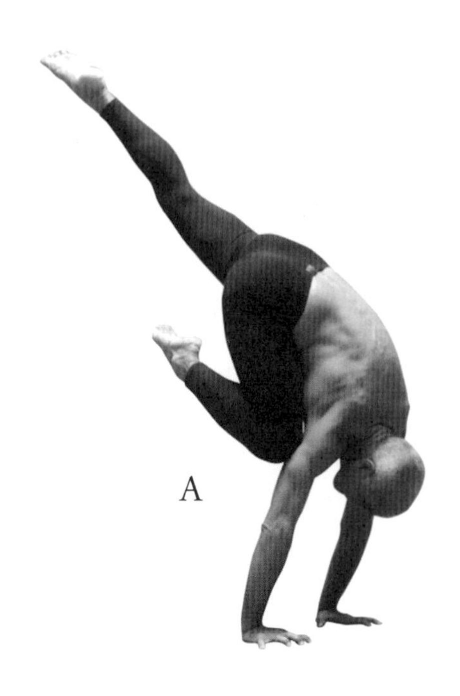

A

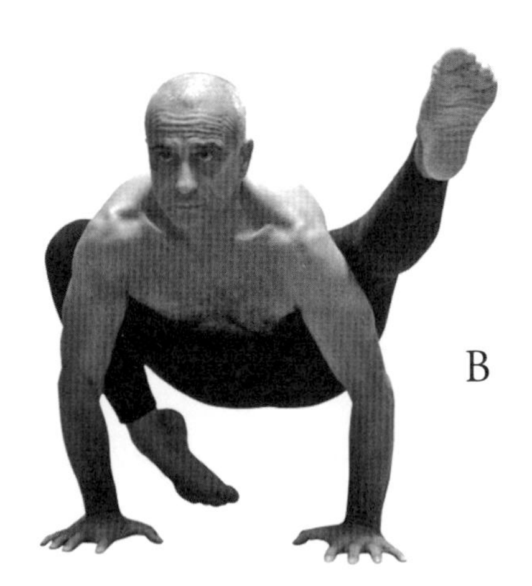

B

에카 파다 바카아사나 A, B 18

(한 발 까마귀 자세)

들숨	1	에캄	손을 들어 올리고
날숨	2	드웨	우따나아사나
들숨	3	트리니	고개를 들고
날숨	4	차트와리	점프 – 차투랑가 단다아사나
들숨	5	판차	우르드바 무카 슈바나아사나
날숨	6	셋	아도 무카 슈바나아사나
들숨	7	삽타	묵타 하스타 쉬르샤아사나 A
날숨	8	아쉬토	오른다리 내리고
들숨	9	나와	EKA PADA BAKASANA – 5번 호흡
날숨			
들숨	10	다샤	묵타 하스타 쉬르샤아사나 A
날숨	11	에카다샤	왼다리 내리고
들숨	12	드와다샤	EKA PADA BAKASANA – 5번 호흡
날숨			머리를 내리고
들숨	13	트라요다샤	묵타 하스타 쉬르샤아사나 A
날숨	14	차투르다샤	차투랑가 단다아사나
들숨	15	판차다샤	우르드바 무카 슈바나아사나
날숨	16	쇼다샤	아도 무카 슈바나아사나
들숨	17	삽타다샤	점프 – 고개를 들고
날숨	18	아쉬타다샤	우따나아사나
			사마스티티히

드리쉬티: 코끝

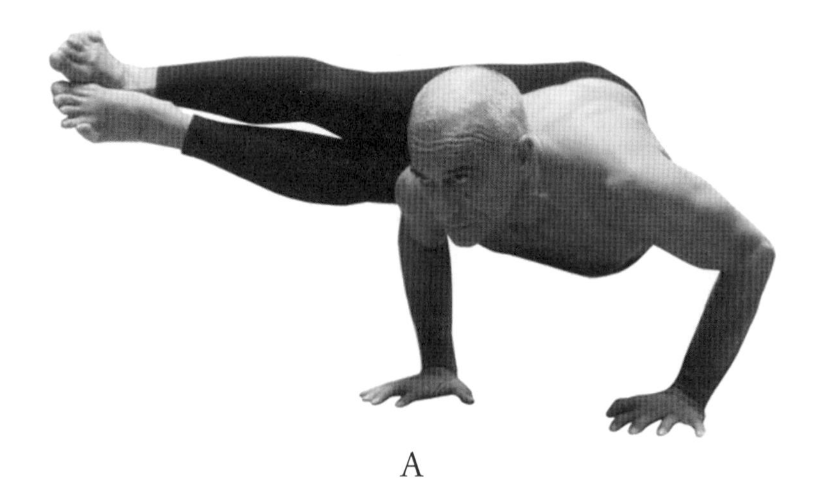

A

코운디냐아사나 A 18

(현인 코운디냐 자세)

들숨	1	에캄	손을 들어 올리고
날숨	2	드웨	우따나아사나
들숨	3	트리니	고개를 들고
날숨	4	차트와리	점프 – 차투랑가 단다아사나
들숨	5	판차	우르드바 무카 슈바나아사나
날숨	6	셋	아도 무카 슈바나아사나
들숨	7	삽타	묵타 하스타 쉬르샤아사나 A
날숨	8	아쉬토	오른쪽으로 내려오고
들숨	9	나와	KOUNDINYASANA – 5번 호흡
날숨			
들숨	10	다샤	묵타 하스타 쉬르샤아사나 A
날숨	11	에카다샤	왼쪽으로 내려오고
들숨	12	드와다샤	KOUNDINYASANA – 5번 호흡
날숨			
들숨	13	트라요다샤	묵타 하스타 쉬르샤아사나 A
날숨	14	차투르다샤	차투랑가 단다아사나
들숨	15	판차다샤	우르드바 무카 슈바나아사나
날숨	16	쇼다샤	아도 무카 슈바나아사나
들숨	17	삽타다샤	점프 – 고개를 들고
날숨	18	아쉬타다샤	우따나아사나
			사마스티티히

드리쉬티: 코끝

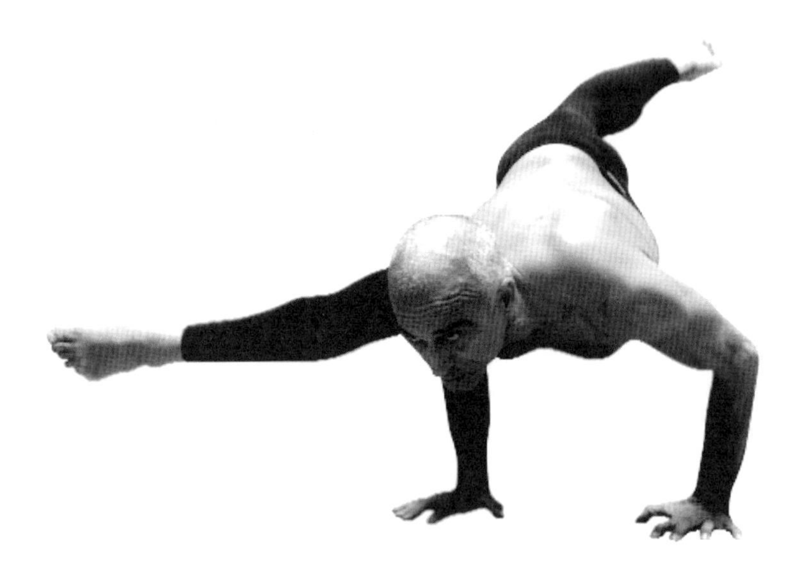

B

코운디냐아사나 B 18

(현인 코운디냐 자세)

들숨	1	에캄	손을 들어 올리고
날숨	2	드웨	우따나아사나
들숨	3	트리니	고개를 들고
날숨	4	차트와리	점프 – 차투랑가 단다아사나
들숨	5	판차	우르드바 무카 슈바나아사나
날숨	6	셋	아도 무카 슈바나아사나
들숨	7	삽타	묵타 하스타 쉬르샤아사나 A
날숨	8	아쉬토	오른쪽으로 내려오고
들숨	9	나와	KOUNDINYASANA – 5번 호흡
날숨			
들숨	10	다샤	묵타 하스타 쉬르샤아사나 A
날숨	11	에카다샤	왼쪽으로 내려오고
들숨	12	드와다샤	KOUNDINYASANA – 5번 호흡
날숨			
들숨	13	트라요다샤	묵타 하스타 쉬르샤아사나 A
날숨	14	차투르다샤	차투랑가 단다아사나
들숨	15	판차다샤	우르드바 무카 슈바나아사나
날숨	16	쇼다샤	아도 무카 슈바나아사나
들숨	17	삽타다샤	점프 – 고개를 들고
날숨	18	아쉬타다샤	우따나아사나
			사마스티티히

드리쉬티: 코끝

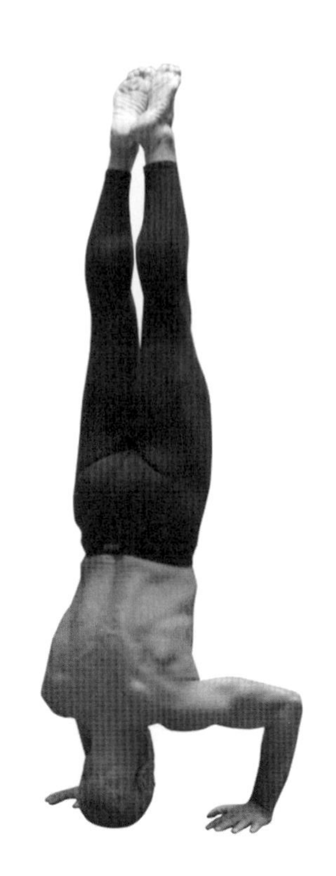

A

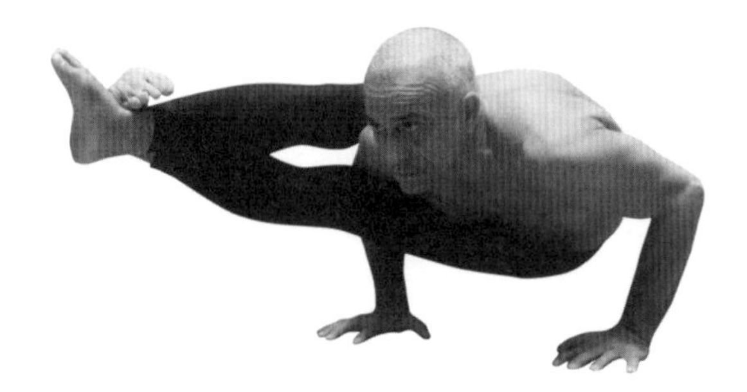

아슈타바크라아사나 A 18

(현인 아슈타바크라 자세)

들숨	1	에캄	손을 들어 올리고
날숨	2	드웨	우따나아사나
들숨	3	트리니	고개를 들고
날숨	4	차트와리	점프 – 차투랑가 단다아사나
들숨	5	판차	우르드바 무카 슈바나아사나
날숨	6	셋	아도 무카 슈바나아사나
들숨	7	삽타	묵타 하스타 쉬르샤아사나 A
날숨	8	아쉬토	오른쪽으로 내려오고
들숨	9	나와	ASTVAKRASANA – 5번 호흡
날숨			
들숨	10	다샤	묵타 하스타 쉬르샤아사나 A
날숨	11	에카다샤	왼쪽으로 내려오고
들숨	12	드와다샤	ASTVAKRASANA – 5번 호흡
날숨			
들숨	13	트라요다샤	묵타 하스타 쉬르샤아사나 A
날숨	14	차투르다샤	차투랑가 단다아사나
들숨	15	판차다샤	우르드바 무카 슈바나아사나
날숨	16	쇼다샤	아도 무카 슈바나아사나
들숨	17	삽타다샤	점프 – 고개를 들고
날숨	18	아쉬타다샤	우따나아사나
			사마스티티히

드리쉬티: 코끝

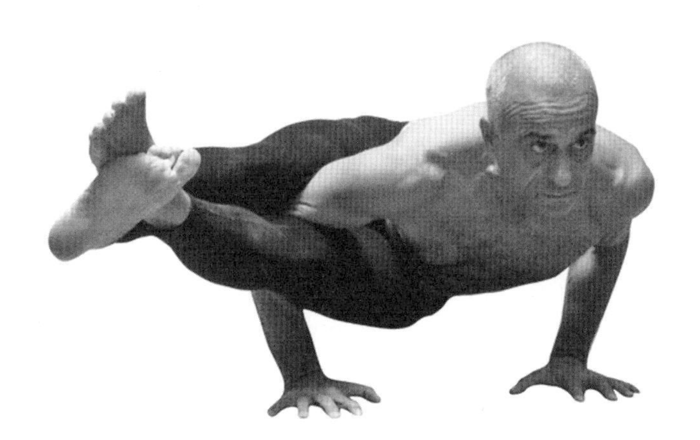

아슈타바크라아사나 B 16

(현인 아슈타바크라 자세)

들숨	1	에캄	손을 들어 올리고
날숨	2	드웨	우따나아사나
들숨	3	트리니	고개를 들고
날숨	4	차트와리	점프 – 차투랑가 단다아사나
들숨	5	판차	우르드바 무카 슈바나아사나
날숨	6	셋	아도 무카 슈바나아사나
들숨	7	삽타	ASTVAKRASANA – 5번 호흡
날숨	8	아쉬토	점프 – 차투랑가 단다아사나
들숨	9	나와	우르드바 무카 슈바나아사나
날숨	10	다샤	아도 무카 슈바나아사나
들숨	11	에카다샤	ASTVAKRASANA – 5번 호흡
날숨	12	드와다샤	점프 – 차투랑가 단다아사나
들숨	13	트라요다샤	우르드바 무카 슈바나아사나
날숨	14	차투르다샤	아도 무카 슈바나아사나
들숨	15	판차다샤	점프 – 고개를 들고
날숨	16	쇼다샤	우따나아사나
			사마스티티히

드리쉬티: 코끝

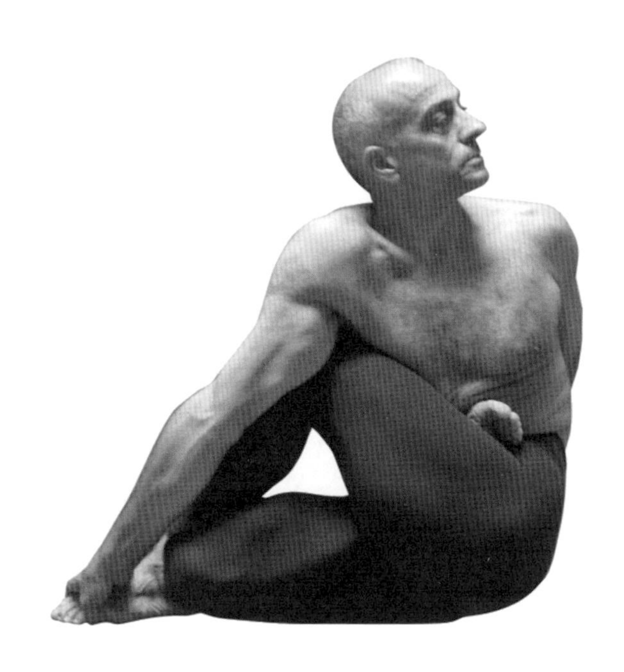

파리푸르나 마첸드라아사나 20

(현인 마첸드라의 완전한 자세)

들숨	1	에캄	손을 들어 올리고
날숨	2	드웨	우따나아사나
들숨	3	트리니	고개를 들고
날숨	4	차트와리	점프 – 차투랑가 단다아사나
들숨	5	판차	우르드바 무카 슈바나아사나
날숨	6	셋	아도 무카 슈바나아사나
들숨	7	삽타	점프 – 왼다리 접고
날숨	8	아쉬토	P. MATSYENDRASANA – 5번 호흡
들숨	9	나와	몸을 들어 올리고
날숨	10	다샤	차투랑가 단다아사나
들숨	11	에카다샤	우르드바 무카 슈바나아사나
날숨	12	드와다샤	아도 무카 슈바나아사나
들숨	13	트라요다샤	점프 – 오른다리 접고
날숨	14	차투르다샤	P. MATSYENDRASANA – 5번 호흡
들숨	15	판차다샤	몸을 들어 올리고
날숨	16	쇼다샤	차투랑가 단다아사나
들숨	17	삽타다샤	우르드바 무카 슈바나아사나
날숨	18	아쉬타다샤	아도 무카 슈바나아사나
들숨	19	에쿠나빔샤티히	점프 – 고개를 들고
날숨	20	빔샤티히	우따나아사나
			사마스티티히

드리쉬티: 측면 멀리

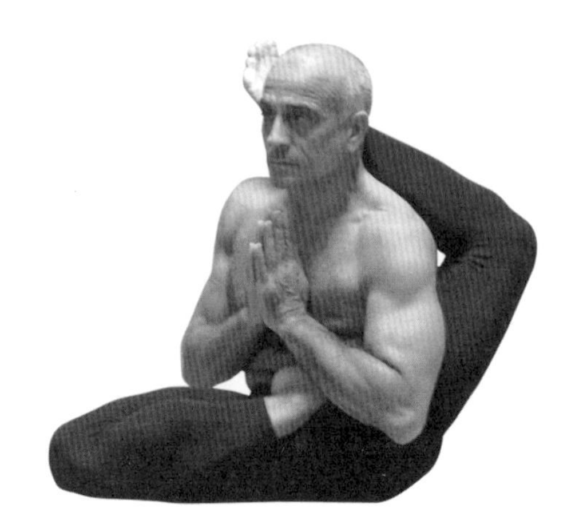

A

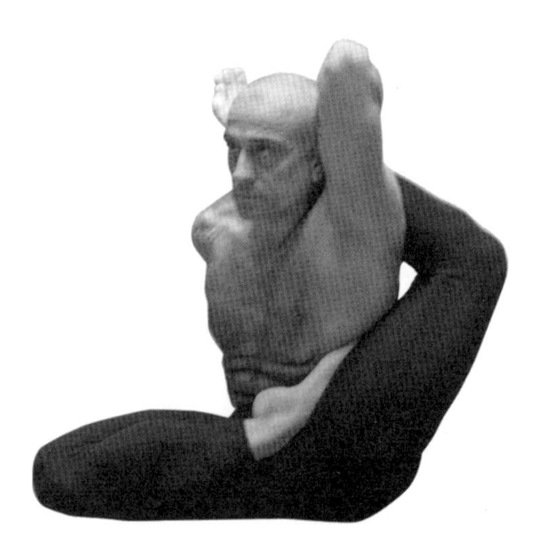

비란차아사나 A 22

(비란차 자세)

들숨	1	에캄	손을 들어 올리고
날숨	2	드웨	우따나아사나
들숨	3	트리니	고개를 들고
날숨	4	차트와리	점프 – 차투랑가 단다아사나
들숨	5	판차	우르드바 무카 슈바나아사나
날숨	6	셋	아도 무카 슈바나아사나
들숨	7	삽타	점프 – 자리에 앉고
날숨			왼다리 접고
들숨	8	아쉬토	VIRANCASANA – 5번 호흡
날숨			
들숨	9	나와	손을 잡고 – 5번 호흡
날숨			손을 바닥으로
들숨	10	다샤	몸을 들어 올리고 – 5번 호흡
날숨	11	에카다샤	점프 – 차투랑가 단다아사나
들숨	12	드와다샤	우르드바 무카 슈바나아사나
날숨	13	트라요다샤	아도 무카 슈바나아사나
들숨	14	차투르다샤	점프 – 자리에 앉고
날숨			오른다리 접고
들숨	15	판차다샤	VIRANCASANA – 5번 호흡
날숨			
들숨	16	쇼다샤	손을 잡고 – 5번 호흡
날숨			손을 바닥으로
들숨	17	삽타다샤	몸을 들어 올리고 – 5번 호흡
날숨	18	아쉬타다샤	차투랑가 단다아사나
들숨	19	에쿠나빔샤티히	우르드바 무카 슈바나아사나
날숨	20	빔샤티히	아도 무카 슈바나아사나
들숨	21	에카빔샤티히	점프 – 고개를 들고
날숨	22	드와빔샤티히	우따나아사나
			사마스티티히

드리쉬티: 미간

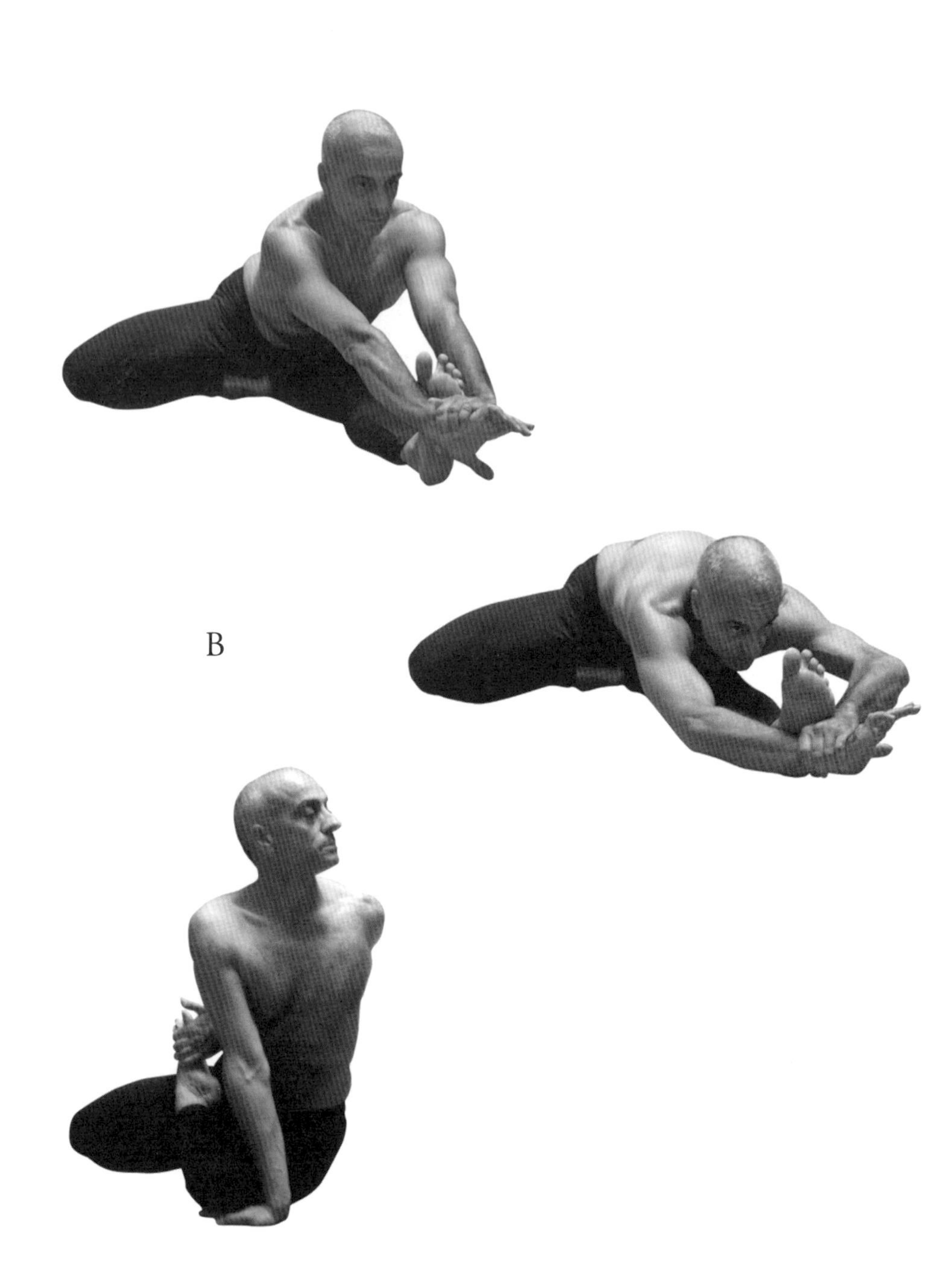

B

비란차아사나 B 24

(비란차 자세)

들숨	1	에캄	손을 들어 올리고
날숨	2	드웨	우따나아사나
들숨	3	트리니	고개를 들고
날숨	4	차트와리	점프 – 차투랑가 단다아사나
들숨	5	판차	우르드바 무카 슈바나아사나
날숨	6	셋	아도 무카 슈바나아사나
들숨	7	삽타	점프 – 자리에 앉고
날숨			자세를 준비하고
들숨	8	아쉬토	오른쪽 – 5번 호흡
날숨	9	나와	턱을 무릎으로 – 5번 호흡
들숨	10	다샤	VIRANCASANA – 5번 호흡
날숨			손을 바닥으로
들숨	11	에카다샤	몸을 들어 올리고
날숨	12	드와다샤	점프 – 차투랑가 단다아사나
들숨	13	트라요다샤	우르드바 무카 슈바나아사나
날숨	14	차투르다샤	아도 무카 슈바나아사나
들숨	15	판차다샤	점프 – 자리에 앉고
날숨			자세를 준비하고
들숨	16	쇼다샤	왼쪽 – 5번 호흡
날숨	17	삽타다샤	턱을 무릎으로 – 5번 호흡
들숨	18	아쉬타다샤	VIRANCASANA – 5번 호흡
날숨			손을 바닥으로
들숨	19	에쿠나빔샤티히	몸을 들어 올리고
날숨	20	빔샤티히	점프 – 차투랑가 단다아사나
들숨	21	에카빔샤티히	우르드바 무카 슈바나아사나
날숨	22	드와빔샤티히	아도 무카 슈바나아사나
들숨	23	트라요빔샤티히	점프 – 고개를 들고
날숨	24	차투르빔샤티히	우따나아사나
			사마스티티히

드리쉬티: 코끝 / 발가락 / 측면 멀리

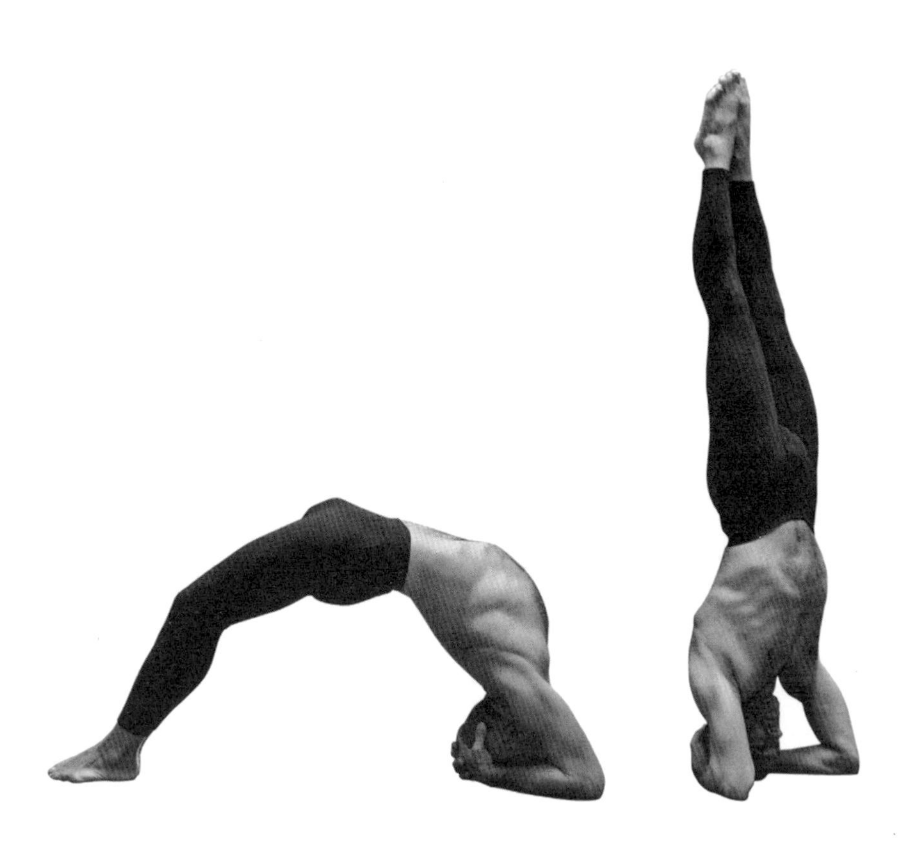

비파리타 단다아사나 14

(거꾸로 막대기 자세)

들숨	1	에캄	손을 들어 올리고
날숨	2	드웨	우따나아사나
들숨	3	트리니	고개를 들고
날숨	4	차트와리	점프 – 차투랑가 단다아사나
들숨	5	판차	우르드바 무카 슈바나아사나
날숨	6	셋	아도 무카 슈바나아사나
들숨	7	삽타	다리를 올려서 – 밧다 하스타 쉬르샤아사나 A
날숨	8	아쉬토	VIPARITA DANDASANA – 5번 호흡
들숨	9	나와	밧다 하스타 쉬르샤아사나 A
날숨	10	다샤	점프 – 차투랑가 단다아사나
들숨	11	에카다샤	우르드바 무카 슈바나아사나
날숨	12	드와다샤	아도 무카 슈바나아사나
들숨	13	트라요다샤	점프 – 고개를 들고
날숨	14	차투르다샤	우따나아사나
			사마스티티히

드리쉬티: 코끝

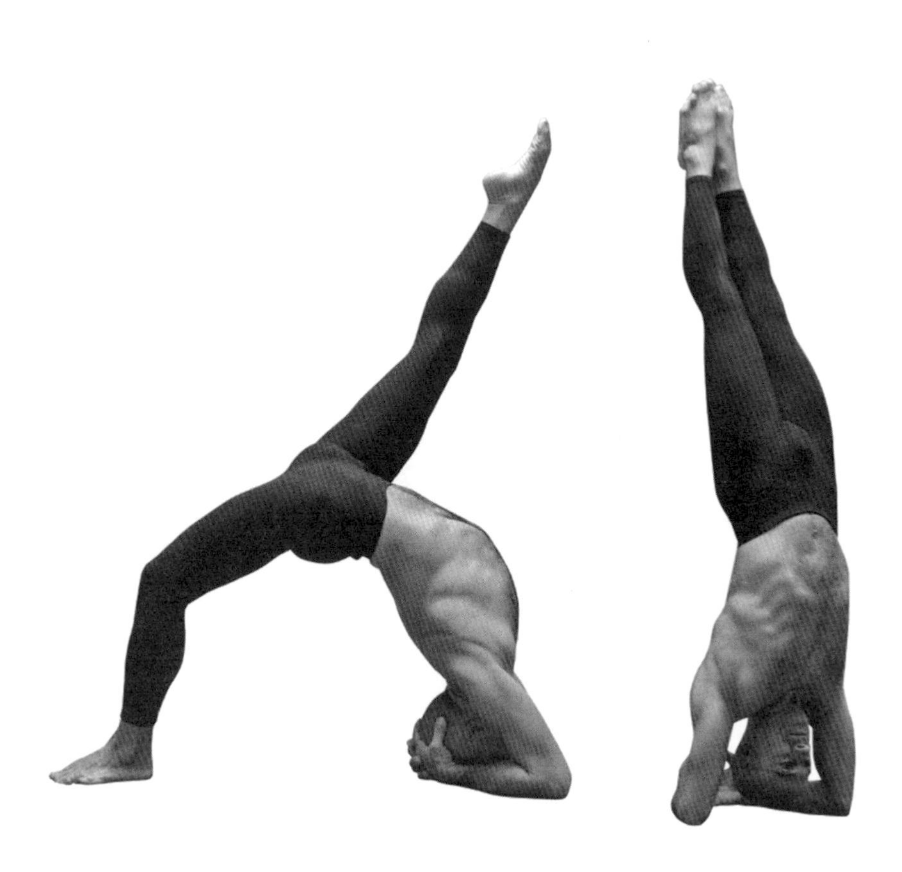

에카 파다 비파리타 단다아사나 18

(한 발 거꾸로 막대기 자세)

들숨	1	에캄	손을 들어 올리고
날숨	2	드웨	우따나아사나
들숨	3	트리니	고개를 들고
날숨	4	차트와리	점프 – 차투랑가 단다아사나
들숨	5	판차	우르드바 무카 슈바나아사나
날숨	6	셋	아도 무카 슈바나아사나
들숨	7	삽타	다리를 올려서 – 밧다 하스타 쉬르샤아사나 A
날숨	8	아쉬토	비파리타 단다아사나
들숨	9	나와	E. P. VIPARITA DANDASANA – 5번 호흡
날숨	10	다샤	오른다리 내리고
들숨	11	에카다샤	E. P. VIPARITA DANDASANA – 5번 호흡
날숨	12	드와다샤	왼다리 내리고
들숨	13	트라요다샤	밧다 하스타 쉬르샤아사나 A
날숨	14	차투르다샤	차투랑가 단다아사나
들숨	15	판차다샤	우르드바 무카 슈바나아사나
날숨	16	쇼다샤	아도 무카 슈바나아사나
들숨	17	삽타다샤	점프 – 고개를 들고
날숨	18	아쉬타다샤	우따나아사나
			사마스티티히

드리쉬티: 코끝

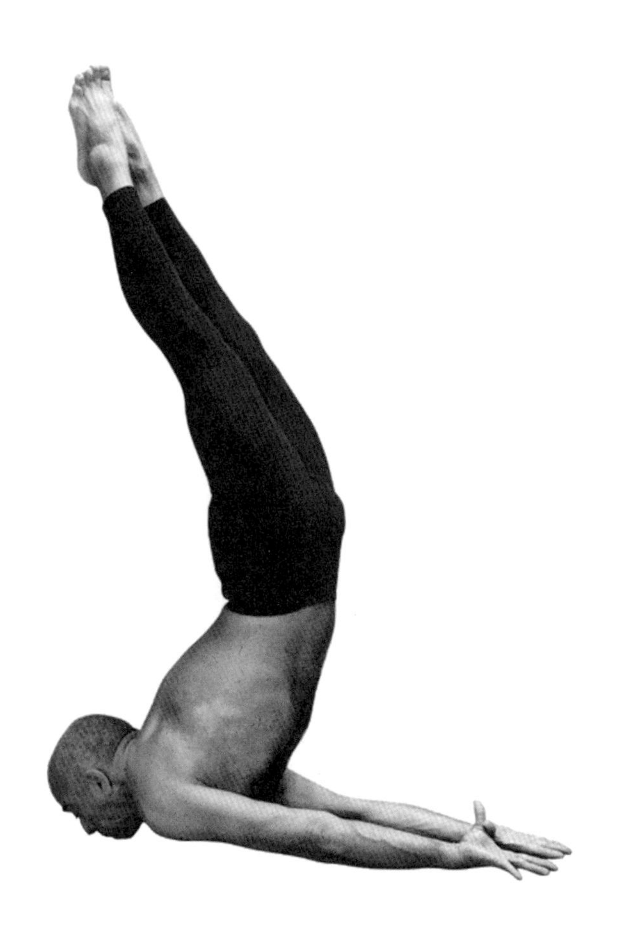

비파리타 샬라바아사나 10

(거꾸로 메뚜기 자세)

들숨	1	에캄	손을 들어 올리고
날숨	2	드웨	우따나아사나
들숨	3	트리니	고개를 들고
날숨	4	차트와리	점프 – 차투랑가 단다아사나
들숨	5	판차	V. SALABHASANA – 5번 호흡
날숨	6	셋	차투랑가 단다아사나
들숨	7	삽타	우르드바 무카 슈바나아사나
날숨	8	아쉬토	아도 무카 슈바나아사나
들숨	9	나와	점프 – 고개를 들고
날숨	10	다샤	우따나아사나
			사마스티티히

드리쉬티: 코끝

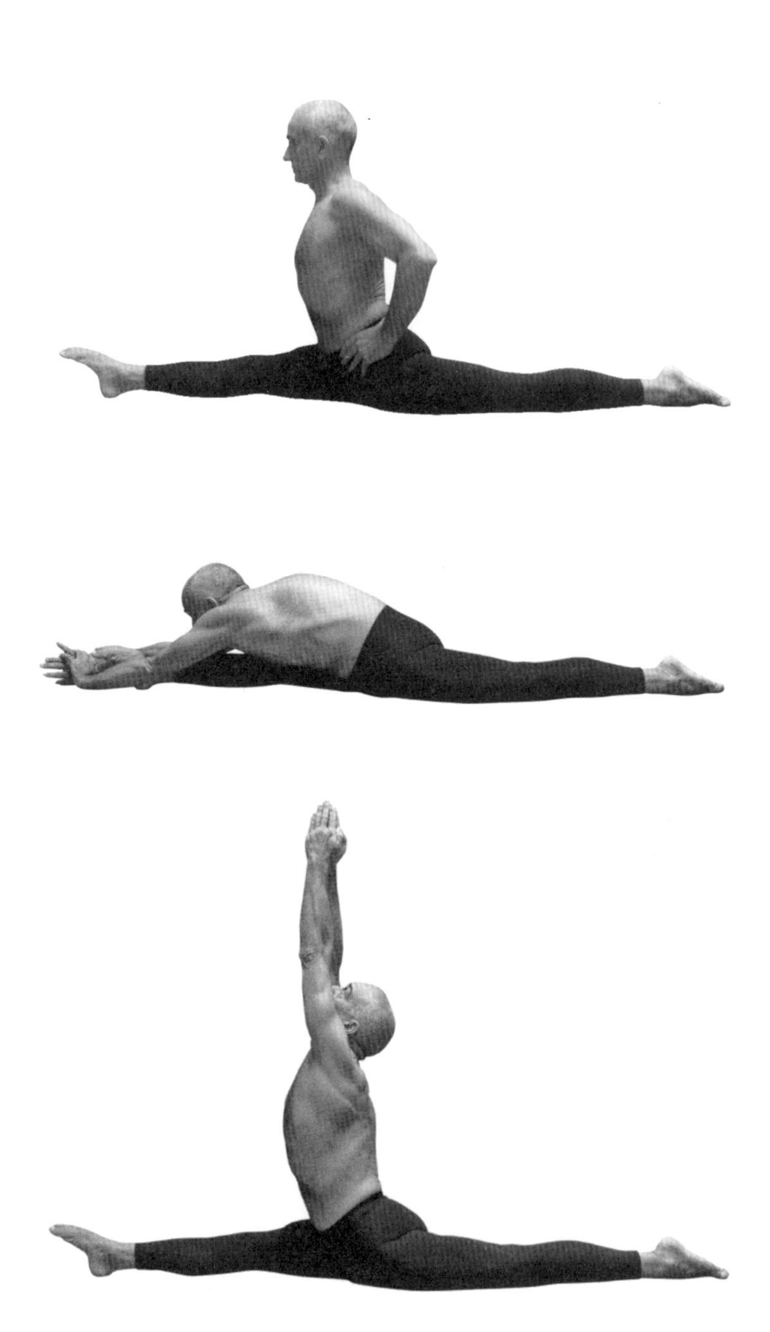

하누만아사나 22

(하누만의 자세)

들숨	1	에캄	손을 들어 올리고
날숨	2	드웨	우따나아사나
들숨	3	트리니	고개를 들고
날숨	4	차트와리	점프 – 차투랑가 단다아사나
들숨	5	판차	우르드바 무카 슈바나아사나
날숨	6	셋	아도 무카 슈바나아사나
들숨	7	삽타	점프 – 오른다리 앞으로, 손을 허리에 대고
날숨	8	아쉬토	HANUMANASANA – 5번 호흡
들숨	9	나와	손을 들어 올리고
날숨			손을 바닥으로
들숨	10	다샤	몸을 들어 올리고
날숨	11	에카다샤	점프 – 차투랑가 단다아사나
들숨	12	드와다샤	우르드바 무카 슈바나아사나
날숨	13	트라요다샤	아도 무카 슈바나아사나
들숨	14	차투르다샤	점프 – 왼다리 앞으로, 손을 허리에 대고
날숨	15	판차다샤	HANUMANASANA – 5번 호흡
들숨	16	쇼다샤	손을 들어 올리고
날숨			손을 바닥으로
들숨	17	삽타다샤	몸을 들어 올리고
날숨	18	아쉬타다샤	점프 – 차투랑가 단다아사나
들숨	19	에쿠나빔샤티히	우르드바 무카 슈바나아사나
날숨	20	빔샤티히	아도 무카 슈바나아사나
들숨	21	에카빔샤티히	점프 – 고개를 들고
날숨	22	드와빔샤티히	우따나아사나
			사마스티티히

드리쉬티: 발가락 / 엄지손가락

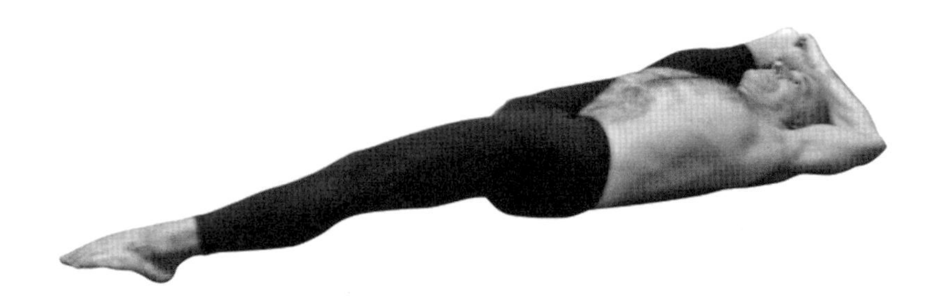

숩타 트리비크라마아사나 20

(잠자는 트리비크라마의 자세)

들숨	1	에캄	손을 들어 올리고
날숨	2	드웨	우따나아사나
들숨	3	트리니	고개를 들고
날숨	4	차트와리	점프 – 차투랑가 단다아사나
들숨	5	판차	우르드바 무카 슈바나아사나
날숨	6	셋	아도 무카 슈바나아사나
들숨	7	삽타	점프 – 자리에 앉고
날숨			자리에 눕고
들숨	8	아쉬토	오른다리 들고
날숨	9	나와	S. TRIVIKRAMASANA – 5번 호흡
들숨	10	다샤	오른다리 들고
날숨	11	에카다샤	오른다리 내리고
들숨	12	드와다샤	왼다리 들고
날숨	13	트라요다샤	S. TRIVIKRAMASANA – 5번 호흡
들숨	14	차투르다샤	왼다리 들고
날숨	15	판차다샤	왼다리 내리고
들숨	16	쇼다샤	차크라아사나 후 숨을 내쉬면서
			차투랑가 단다아사나
들숨	17	삽타다샤	우르드바 무카 슈바나아사나
날숨	18	아쉬타다샤	아도 무카 슈바나아사나
들숨	19	에쿠나빔샤티히	점프 – 고개를 들고
날숨	20	빔샤티히	우따나아사나
			사마스티티히

드리쉬티: 코끝

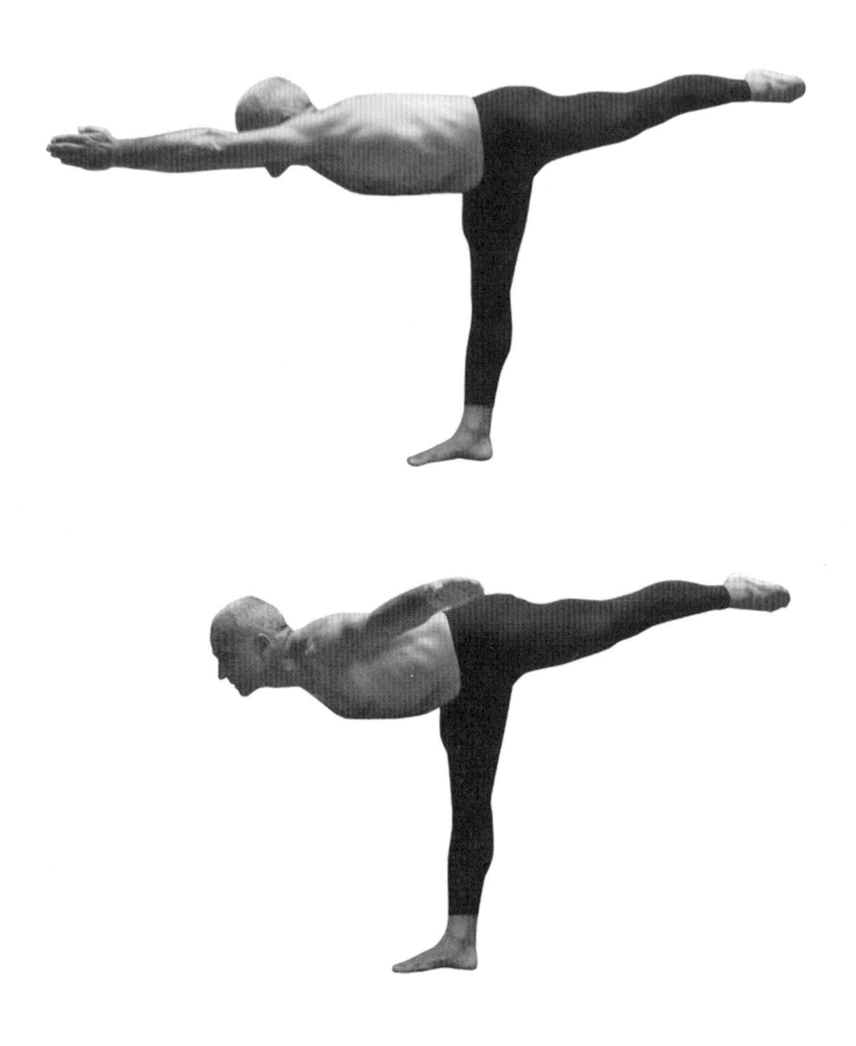

디가아사나 10

(방향 자세)

들숨	1	에캄	손을 들어 올리고
날숨	2	드웨	우따나아사나
들숨	3	트리니	오른다리 들고, DIGASANA – 5번 호흡
날숨	4	차트와리	팔 펼치고 – 5번 호흡
들숨	5	판차	팔 접고
날숨	6	셋	우따나아사나
들숨	7	삽타	왼다리 들고, DIGASANA – 5번 호흡
날숨	8	아쉬토	팔 펼치고 – 5번 호흡
들숨	9	나와	팔 접고
날숨	10	다샤	우따나아사나
			사마스티티히

드리쉬티: 코끝

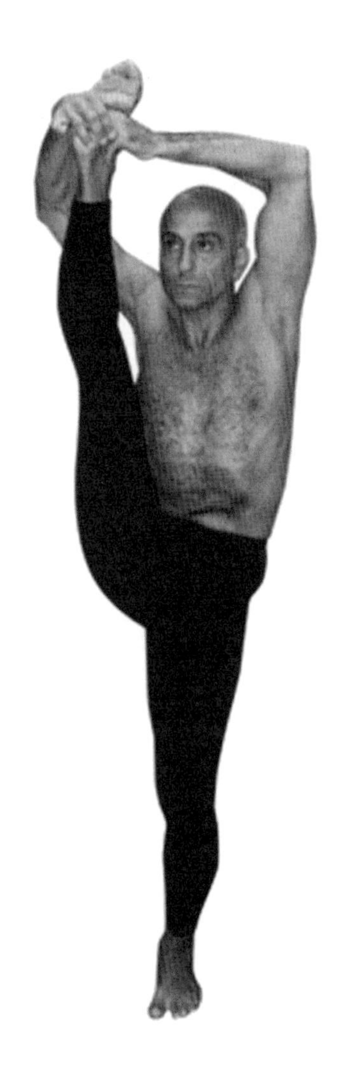

트리비크라마아사나 7

(트리비크라마의 자세)

들숨	1	에캄	오른다리 들고
날숨	2	드웨	TRIVIKRAMASANA – 5번 호흡
들숨	3	트리니	고개를 들고, 다리를 펴고
날숨	4	차트와리	오른다리 내리고
들숨	5	판차	왼다리 들고
날숨	6	셋	TRIVIKRAMASANA – 5번 호흡
들숨	7	삽타	고개를 들고, 다리를 펴고
			사마스티티히

드리쉬티: 발가락

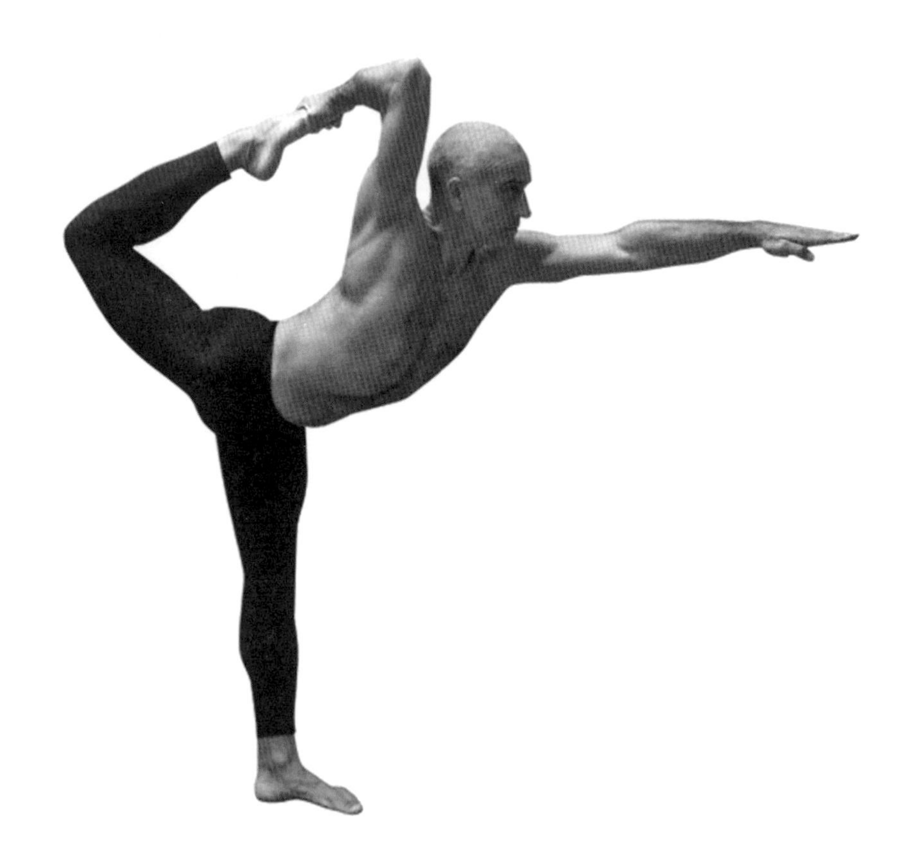

나타라자아사나 6

(나타라자의 자세)

들숨	1	에캄	오른다리 들고
날숨	2	드웨	NATARAJASANA – 5번 호흡
들숨	3	트리니	오른다리 펴고
날숨			오른다리 내리고
들숨	4	차트와리	왼다리 들고
날숨	5	판차	NATARAJASANA – 5번 호흡
들숨	6	셋	왼다리 펴고
			사마스티티히

드리쉬티: 손

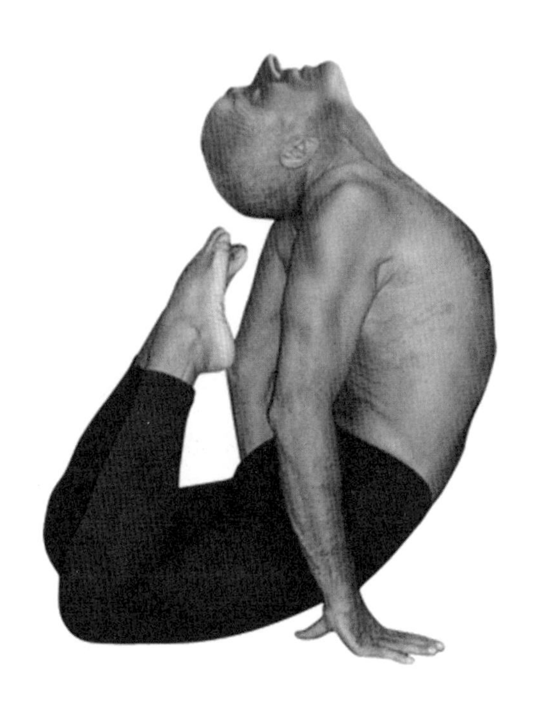

라자카포타아사나 9

(왕 비둘기 자세)

들숨	1	에캄	손을 들어 올리고
날숨	2	드웨	우따나아사나
들숨	3	트리니	고개를 들고
날숨	4	차트와리	점프 – 차투랑가 단다아사나
들숨	5	판차	RAJAKAPOTASANA – 5번 호흡
날숨			
들숨	6	셋	우르드바 무카 슈바나아사나
날숨	7	삽타	아도 무카 슈바나아사나
들숨	8	아쉬토	점프 – 고개를 들고
날숨	9	나와	우따나아사나
			사마스티티히

드리쉬티: 미간

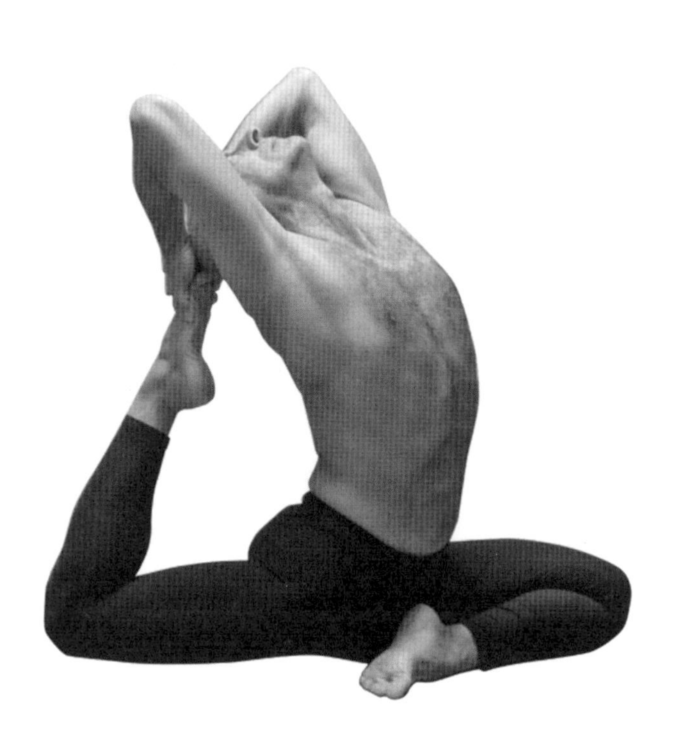

에카 파다 라자카포타아사나 22

(한 발 왕 비둘기 자세)

들숨	1	에캄	손을 들어 올리고
날숨	2	드웨	우따나아사나
들숨	3	트리니	고개를 들고
날숨	4	차트와리	점프 – 차투랑가 단다아사나
들숨	5	판차	우르드바 무카 슈바나아사나
날숨	6	셋	아도 무카 슈바나아사나
들숨	7	삽타	점프 – 손을 허리에 대고
날숨	8	아쉬토	E. P. RAJAKAPOTASANA – 5번 호흡
들숨	9	나와	손을 허리에 대고
날숨			손을 바닥으로
들숨	10	다샤	몸을 들어 올리고
날숨	11	에카다샤	차투랑가 단다아사나
들숨	12	드와다샤	우르드바 무카 슈바나아사나
날숨	13	트라요다샤	아도 무카 슈바나아사나
들숨	14	차투르다샤	점프 – 손을 허리에 대고
날숨	15	판차다샤	E. P. RAJAKAPOTASANA – 5번 호흡
들숨	16	쇼다샤	손을 허리에 대고
날숨			손을 바닥으로
들숨	17	삽타다샤	몸을 들어 올리고
날숨	18	아쉬타다샤	차투랑가 단다아사나
들숨	19	에쿠나빔샤티히	우르드바 무카 슈바나아사나
날숨	20	빔샤티히	아도 무카 슈바나아사나
들숨	21	에카빔샤티히	점프 – 고개를 들고
날숨	22	드와빔샤티히	우따나아사나
			사마스티티히

드리쉬티: 미간

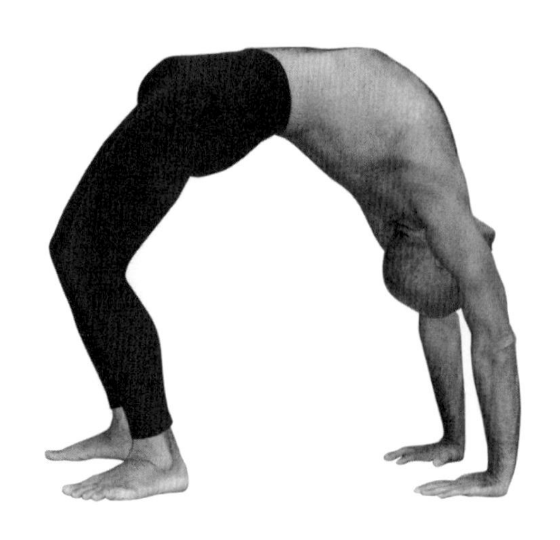

우르드바 다누라아사나 15

(위로 향한 활 자세)

들숨	1	에캄	손을 들어 올리고
날숨	2	드웨	우따나아사나
들숨	3	트리니	고개를 들고
날숨	4	차트와리	점프 – 차투랑가 단다아사나
들숨	5	판차	우르드바 무카 슈바나아사나
날숨	6	셋	아도 무카 슈바나아사나
들숨	7	삽타	점프 – 자리에 앉고
날숨	8	아쉬토	자리에 눕고, 자세를 준비하고
들숨	9	나와	URDHVA DHANURASANA – 5번 호흡
날숨	10	다샤	자리에 눕고
들숨	11	에카다샤	차크라아사나 후 숨을 내쉬면서 차투랑가 단다아사나
들숨	12	드와다샤	우르드바 무카 슈바나아사나
날숨	13	트라요다샤	아도 무카 슈바나아사나
들숨	14	차투르다샤	점프 – 고개를 들고
날숨	15	판차다샤	우따나아사나 사마스티티히

드리쉬티: 코끝

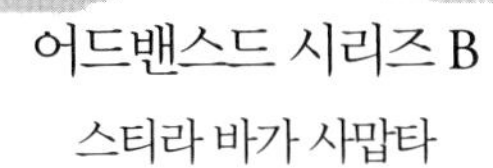

어드밴스드 시리즈 B

스티라 바가 사맙타

단호하고,

강렬하고, 안정되고, 고요하고,

완성된.

그때는 몰랐습니다…… 1980년대에 구루지를 만났을 때, 그분의 가르침이라는 선물이 내 평생의 일이고 수련이 될 줄은. 22년간의 마이소르 방문은 다양한 모험으로 가득 찼습니다. 그 중 하나는 1990년대에 리노를 알게 된 것이었는데, 우리는 락슈미푸람(Lakshmipuram)에 있는 옛 샬라에서 함께 수련을 했습니다. 나는 수련에 대한 그의 열정에 놀랐고, 아쉬탕가 요가의 빈야사 체계를 문서화하려는 그의 연구 작업에 흥미가 일었습니다. 구루지의 축복으로 나도 산스크리트 기도문과 어드밴스드 B 동작들에 관해 이 작업에 약간의 도움을 주었습니다.

되돌아보면 이 보존 작업의 진정한 가치를 더욱더 깨닫게 됩니다. 오늘날에는 스승과 제자의 관계로서 대를 이어 내려오는 계보의 가르침이 보기도 드물고 찾기도 어렵습니다. 많은 요가 계보들의 경우, 전통적인 수련이 원래 모습에서 왜곡되어 그 뿌리를 알아보기 어렵게 되었습니다.

깊은 감사의 마음을 표현하며, 나는 이 작업이 구루지의 가르침에 대한 헌정이 될 것이라 믿습니다.

나마스테,

애니 페이스

요가 아사나

아쉬탕가 요가 닐라얌, 마이소르(1948년 설립),
요가아사나 비샤라다, 베단타 비드완,
스리 K. 파타비 조이스

위에 명시된 요가샬라에서 가르치는 어드밴스드 B 아사나 목록 차트

참고

(1) 아사나의 개수는 세상에 존재하는 생물의 종류만큼 많다(수효는 어림잡아 8억 4천만이다).

(2) 아사나는 경전에 열거되고 '구루'께서 가르친 바와 같이, 항상 과학적인 방식(빈야사)으로만 행해야 한다. 각각의 아사나를 위한 빈야사의 수효는 오른쪽 괄호 안에 명시되어 있다.

언제나 다음으로 시작한다:

1	수리야 나마스카라	A	(9)
2	수리야 나마스카라	B	(17)

어드밴스드 B 아사나:

1	물라반다아사나		(14)
2	나우샤아사나	A,B,C	(16)
3	브리쉬치카아사나		(15)
4	사야나아사나		(13)
5	붓다아사나		(20)
6	카필라아사나		(22)
7	아카르나 다누라아사나		(22)
8	파당구쉬타 다누라아사나		(11)
9	마리챠아사나	E	(22)
10	마리챠아사나	F	(18)

11	마리챠아사나	G	(22)
12	마리챠아사나	H	(22)
13	타다아사나		(13)
14	사마나아사나		(20)
15	풍구 쿡쿠타아사나		(20)
16	파르쉬바 바카아사나		(20)
17	에카 파다 다누라아사나		(18)
18	에카 파다 카포타아사나		(24)
19	파리양카아사나		(24)
20	파리브리따아사나	A	(16)
21	파리브리따아사나	B	(15)
22	요니 단다아사나		(20)
23	요가 단다아사나		(20)
24	부자 단다아사나		(20)
25	파르쉬바 단다아사나		(18)
26	우르드바 단다아사나		(20)
27	아도 단다아사나		(20)
28	사마코나아사나		(13)
29	옴카라아사나		(20)
30	우르드바 다누라아사나		(15)

언제나 다음으로 마친다:

1	살람바 사르방가아사나	(13)
2	할라아사나	(13)
3	카르나피다아사나	(13)
4	우르드바 파드마아사나	(13)
5	핀다아사나	(14)
6	마츠야아사나	(14)
7	우따나 파다아사나	(13)
8	쉬르샤아사나	(13)
9	밧다 파드마아사나	(16)
10	요가무드라	(15)
11	파드마아사나	(14)
12	우트플루티히	(14)

어드밴스드 B 시리즈

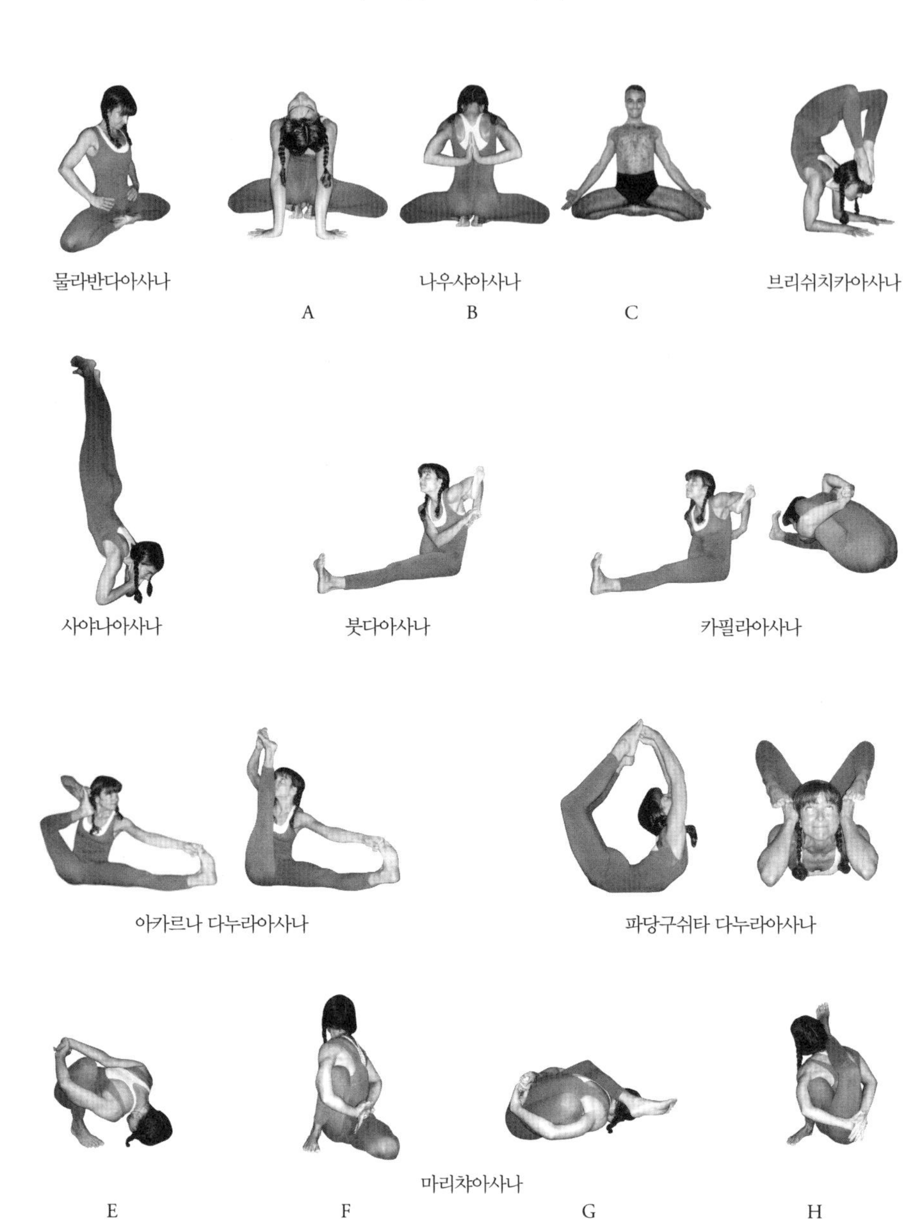
물라반다아사나
나우샤아사나
A
B
C
브리쉬치카아사나
사야나아사나
붓다아사나
카필라아사나
아카르나 다누라아사나
파당구쉬타 다누라아사나
마리챠아사나
E
F
G
H

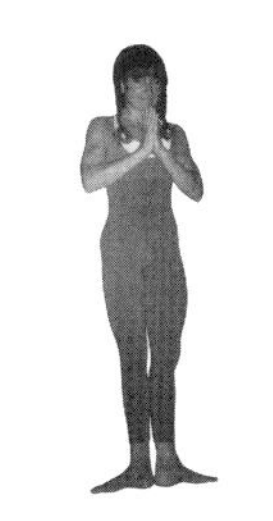

타다아사나

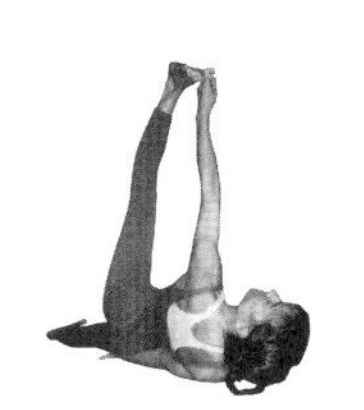

사마나아사나

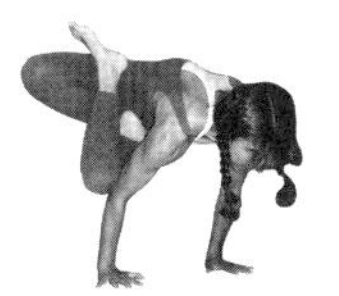

풍구 쿡쿠타아사나

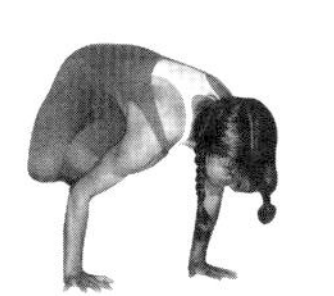

파르쉬바 바카아사나

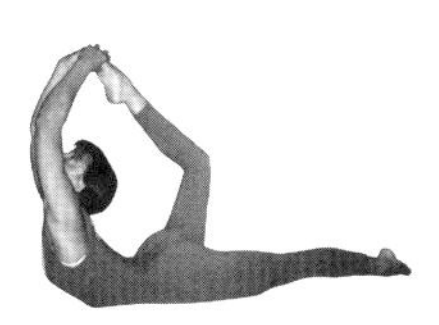

에카 파다 다누라아사나

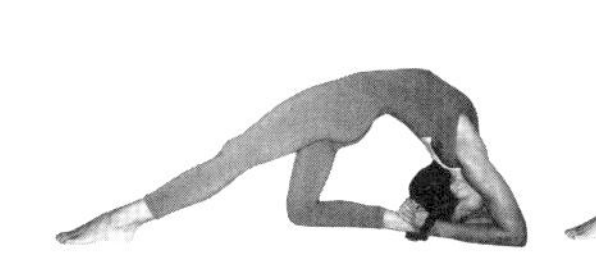

에카 파다 카포타아사나

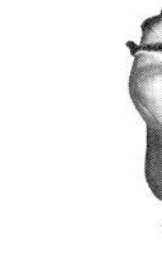

파리양카아사나

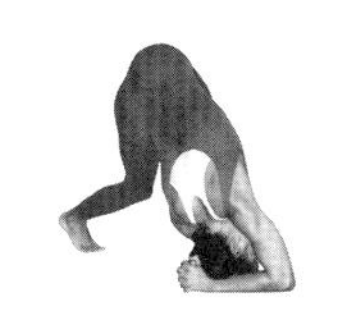

파리브리따아사나 A

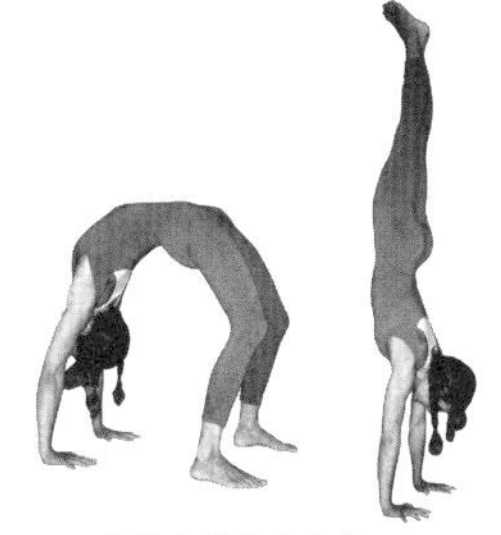

파리브리따아사나 B

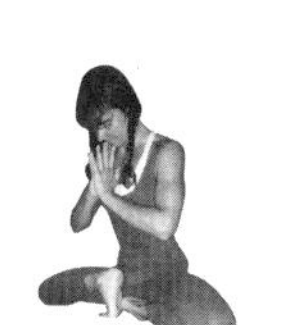

요니 단다아사나

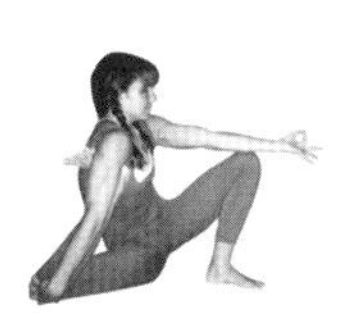

요가 단다아사나

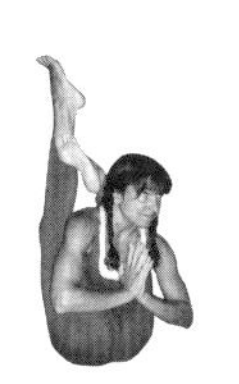

부자 단다아사나

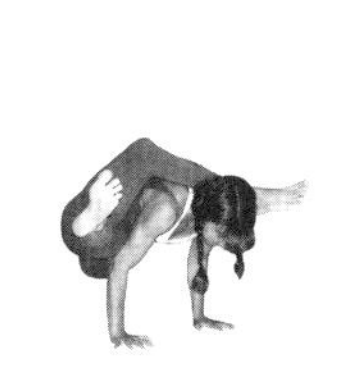

파르쉬바 단다아사나

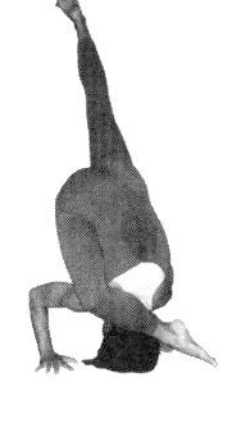

우르드바 단다아사나

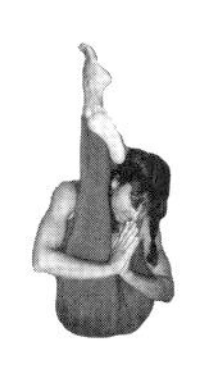

아도 단다아사나

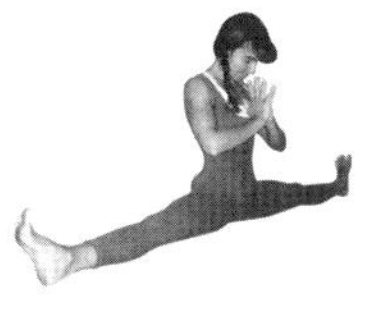

사마코나아사나

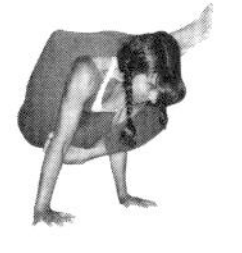

옴카라아사나

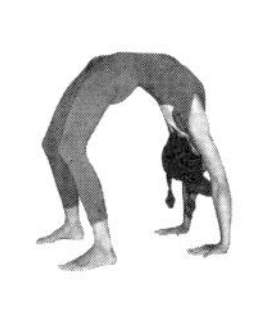

우르드바 다누라아사나

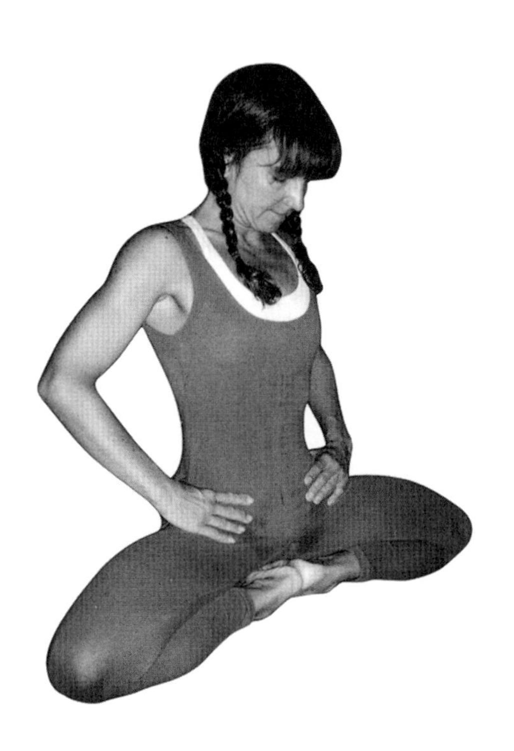

물라반다아사나 14

(뿌리 잠금 자세)

들숨	1	에캄	손을 들어 올리고
날숨	2	드웨	우따나아사나
들숨	3	트리니	고개를 들고
날숨	4	차트와리	점프 – 차투랑가 단다아사나
들숨	5	판차	우르드바 무카 슈바나아사나
날숨	6	셋	아도 무카 슈바나아사나
들숨	7	삽타	점프 – 자세를 준비하고
날숨	8	아쉬토	MULABANDHASANA – 5번 호흡
들숨	9	나와	몸을 들어 올리고
날숨	10	다샤	점프 – 차투랑가 단다아사나
들숨	11	에카다샤	우르드바 무카 슈바나아사나
날숨	12	드와다샤	아도 무카 슈바나아사나
들숨	13	트라요다샤	점프 – 고개를 들고
날숨	14	차투르다샤	우따나아사나
			사마스티티히

드리쉬티: 코끝

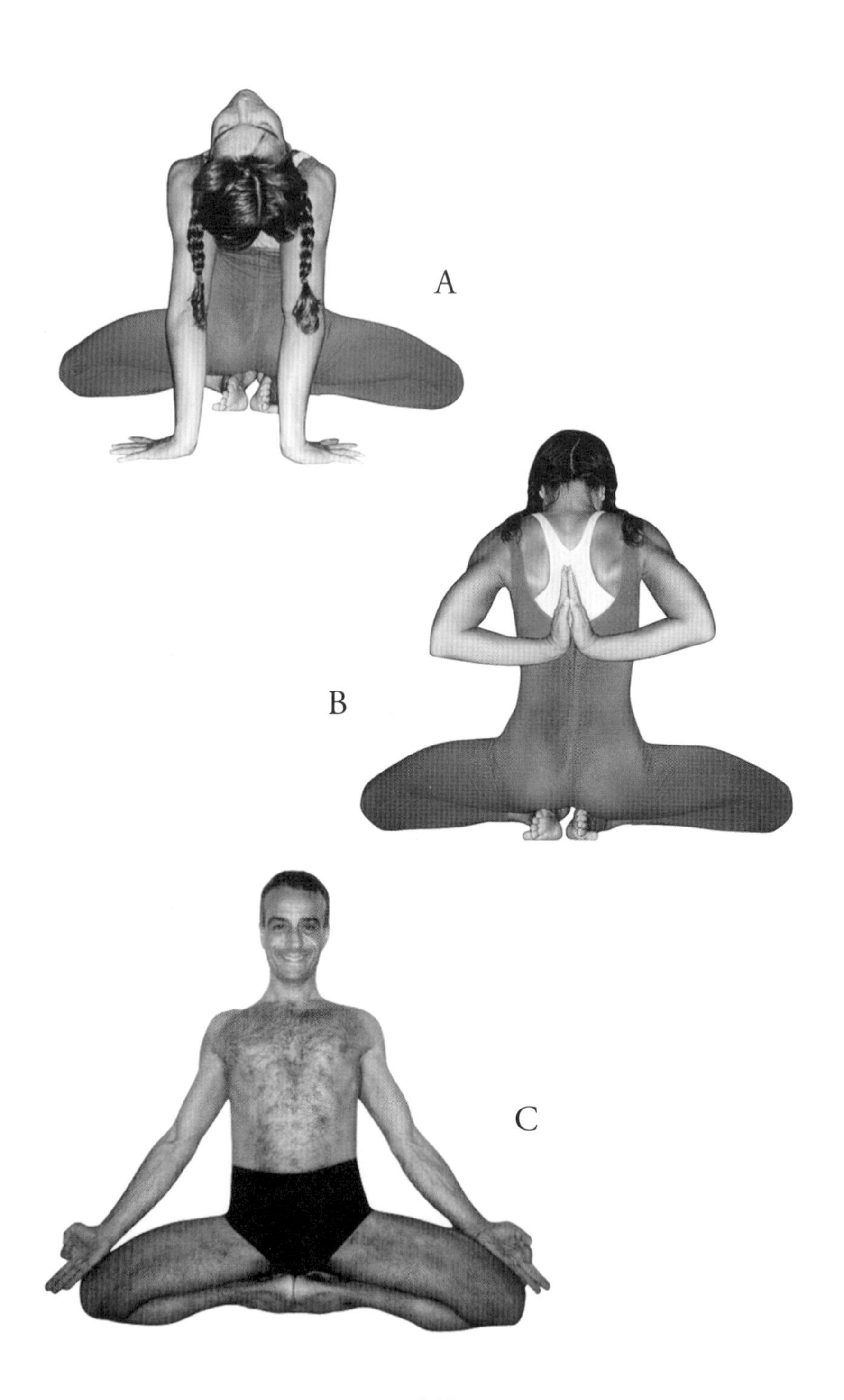
A
B
C

나우샤아사나 A, B, C 16

(현인 나우샤 자세)

들숨	1	에캄	손을 들어 올리고
날숨	2	드웨	우따나아사나
들숨	3	트리니	고개를 들고
날숨	4	차트와리	점프 – 차투랑가 단다아사나
들숨	5	판차	우르드바 무카 슈바나아사나
날숨	6	셋	아도 무카 슈바나아사나
들숨	7	삽타	물라반다아사나
날숨	8	아쉬토	NAUSHASANA A, 손을 바닥으로 – 5번 호흡
들숨	9	나와	NAUSHASANA B, 손을 뒤로 – 5번 호흡
날숨	10	다샤	NAUSHASANA C, 손을 옆으로 – 5번 호흡
들숨	11	에카다샤	몸을 들어 올리고
날숨	12	드와다샤	점프 – 차투랑가 단다아사나
들숨	13	트라요다샤	우르드바 무카 슈바나아사나
날숨	14	차투르다샤	아도 무카 슈바나아사나
들숨	15	판차다샤	점프 – 고개를 들고
날숨	16	쇼다샤	우따나아사나
			사마스티티히

드리쉬티: 코끝

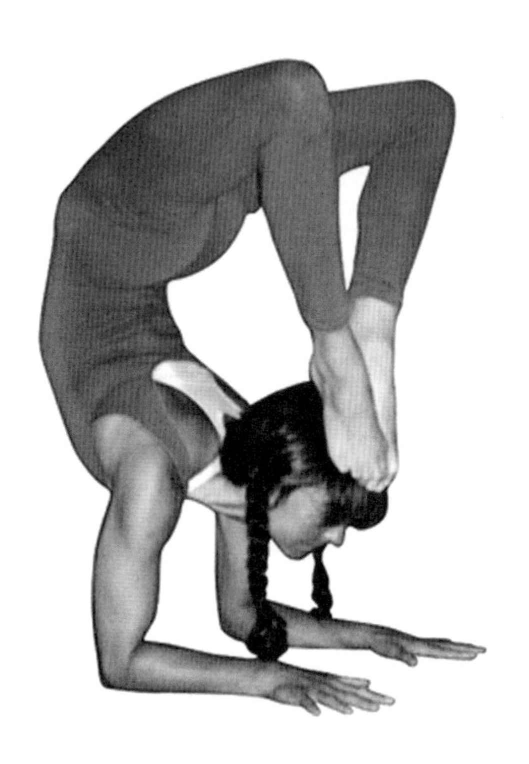

브리쉬치카아사나 15

(전갈 자세)

들숨	1	에캄	손을 들어 올리고
날숨	2	드웨	우따나아사나
들숨	3	트리니	고개를 들고
날숨	4	차트와리	점프 – 차투랑가 단다아사나
들숨	5	판차	우르드바 무카 슈바나아사나
날숨	6	셋	아도 무카 슈바나아사나
들숨	7	삽타	점프 – 팔을 바닥에 대고
날숨			
들숨	8	아쉬토	핀차 마유라아사나
날숨	9	나와	발을 머리쪽으로 – VRSCHIKASANA – 5번 호흡
들숨	10	다샤	핀차 마유라아사나
날숨	11	에카다샤	차투랑가 단다아사나
들숨	12	드와다샤	우르드바 무카 슈바나아사나
날숨	13	트라요다샤	아도 무카 슈바나아사나
들숨	14	차투르다샤	점프 – 고개를 들고
날숨	15	판차다샤	우따나아사나
			사마스티티히

드리쉬티: 코끝

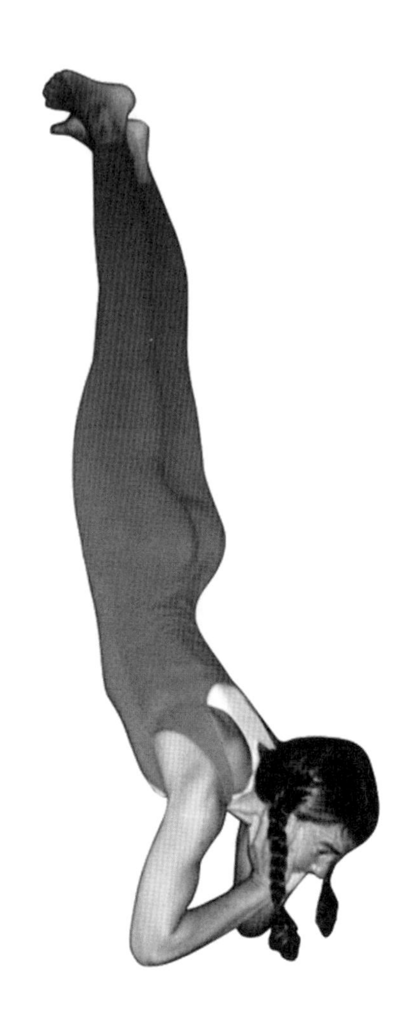

사야나아사나 13

(기대는 자세)

들숨	1	에캄	손을 들어 올리고
날숨	2	드웨	우따나아사나
들숨	3	트리니	고개를 들고
날숨	4	차트와리	점프 – 차투랑가 단다아사나
들숨	5	판차	우르드바 무카 슈바나아사나
날숨	6	셋	아도 무카 슈바나아사나
들숨	7	삽타	점프 – 팔을 바닥에 대고
날숨			
들숨	8	아쉬토	SAYANASANA – 5번 호흡
날숨	9	나와	차투랑가 단다아사나
들숨	10	다샤	우르드바 무카 슈바나아사나
날숨	11	에카다샤	아도 무카 슈바나아사나
들숨	12	드와다샤	점프 – 고개를 들고
날숨	13	트라요다샤	우따나아사나
			사마스티티히

드리쉬티: 코끝

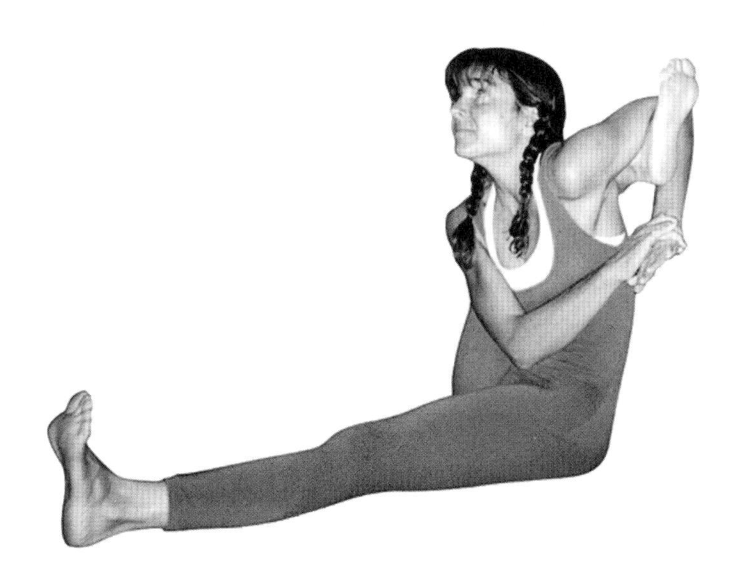

붓다아사나 20

(깨달음의 자세)

들숨	1	에캄	손을 들어 올리고
날숨	2	드웨	우따나아사나
들숨	3	트리니	고개를 들고
날숨	4	차트와리	점프 – 차투랑가 단다아사나
들숨	5	판차	우르드바 무카 슈바나아사나
날숨	6	셋	아도 무카 슈바나아사나
들숨	7	삽타	점프 – 에카 파다 오른쪽
날숨	8	아쉬토	BUDDHASANA 오른쪽 – 5번 호흡
들숨	9	나와	팔을 풀고, 몸을 들어 올리고
날숨	10	다샤	점프 – 차투랑가 단다아사나
들숨	11	에카다샤	우르드바 무카 슈바나아사나
날숨	12	드와다샤	아도 무카 슈바나아사나
들숨	13	트라요다샤	점프 – 에카 파다 왼쪽
날숨	14	차투르다샤	BUDDHASANA 왼쪽 – 5번 호흡
들숨	15	판차다샤	팔을 풀고, 몸을 들어 올리고
날숨	16	쇼다샤	점프 – 차투랑가 단다아사나
들숨	17	삽타다샤	우르드바 무카 슈바나아사나
날숨	18	아쉬타다샤	아도 무카 슈바나아사나
들숨	19	에쿠나빔샤티히	점프 – 고개를 들고
날숨	20	빔샤티히	우따나아사나
			사마스티티히

드리쉬티: 코끝

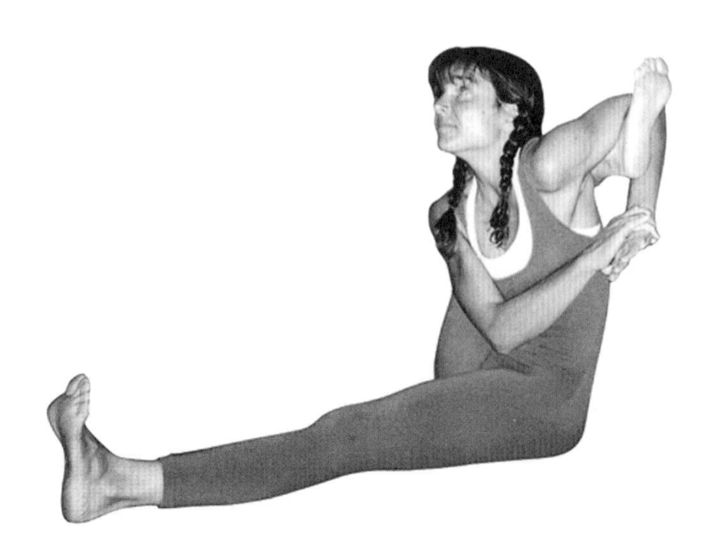

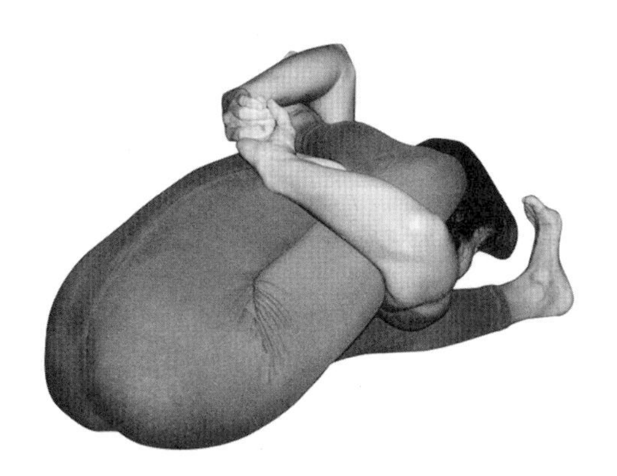

카필라아사나 22

(현인 카필라 자세)

들숨	1	에캄	손을 들어 올리고
날숨	2	드웨	우따나아사나
들숨	3	트리니	고개를 들고
날숨	4	차트와리	점프 – 차투랑가 단다아사나
들숨	5	판차	우르드바 무카 슈바나아사나
날숨	6	셋	아도 무카 슈바나아사나
들숨	7	삽타	점프 – 에카 파다 오른쪽
날숨	8	아쉬토	KAPILASANA – 5번 호흡
들숨	9	나와	올라오고
날숨			손을 바닥으로
들숨	10	다샤	몸을 들어 올리고
날숨	11	에카다샤	차투랑가 단다아사나
들숨	12	드와다샤	우르드바 무카 슈바나아사나
날숨	13	트라요다샤	아도 무카 슈바나아사나
들숨	14	차투르다샤	점프 – 에카 파다 왼쪽
날숨	15	판차다샤	KAPILASANA – 5번 호흡
들숨	16	쇼다샤	올라오고
날숨			손을 바닥으로
들숨	17	삽타다샤	몸을 들어 올리고
날숨	18	아쉬타다샤	차투랑가 단다아사나
들숨	19	에쿠나빔샤티히	우르드바 무카 슈바나아사나
날숨	20	빔샤티히	아도 무카 슈바나아사나
들숨	21	에카빔샤티히	점프 – 고개를 들고
날숨	22	드와빔샤티히	우따나아사나
			사마스티티히

드리쉬티: 발가락

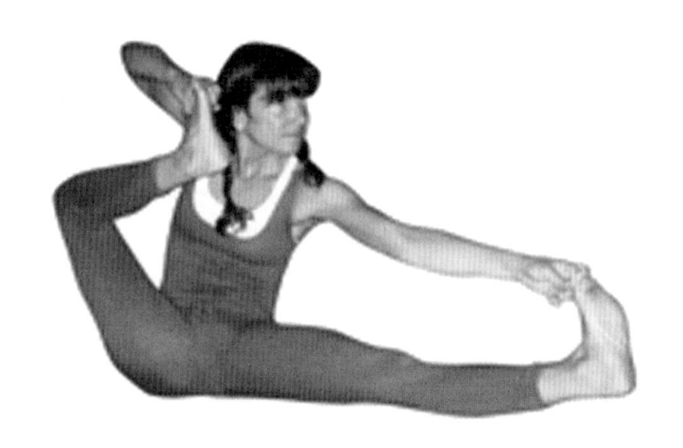

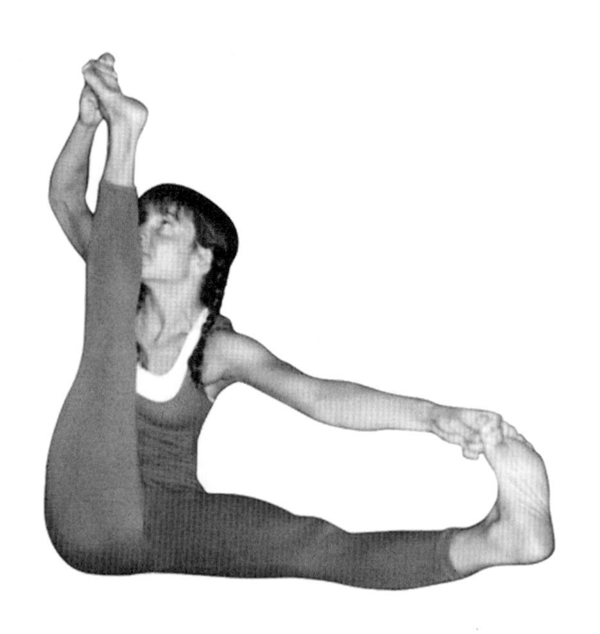

아카르나 다누라아사나 22

(활시위를 당기는 자세)

들숨	1	에캄	손을 들어 올리고
날숨	2	드웨	우따나아사나
들숨	3	트리니	고개를 들고
날숨	4	차트와리	점프 – 차투랑가 단다아사나
들숨	5	판차	우르드바 무카 슈바나아사나
날숨	6	셋	아도 무카 슈바나아사나
들숨	7	삽타	점프 – 자리에 앉고
날숨	8	아쉬토	발가락을 잡고
들숨	9	나와	오른발을 귀쪽으로 – AKARNA DHANURASANA – 5번 호흡
날숨	10	다샤	다리를 펴고 – 5번 호흡
들숨	11	에카다샤	오른발을 귀에 대고
날숨	12	드와다샤	다리를 내려놓고
들숨	13	트라요다샤	왼발을 귀쪽으로 – AKARNA DHANURASANA – 5번 호흡
날숨	14	차투르다샤	다리를 펴고 – 5번 호흡
들숨	15	판차다샤	왼발을 귀에 대고
날숨	16	쇼다샤	다리를 내려놓고
들숨	17	삽타다샤	몸을 들어 올리고
날숨	18	아쉬타다샤	차투랑가 단다아사나
들숨	19	에쿠나빔샤티히	우르드바 무카 슈바나아사나
날숨	20	빔샤티히	아도 무카 슈바나아사나
들숨	21	에카빔샤티히	점프 – 고개를 들고
날숨	22	드와빔샤티히	우따나아사나 사마스티티히

드리쉬티: 발가락

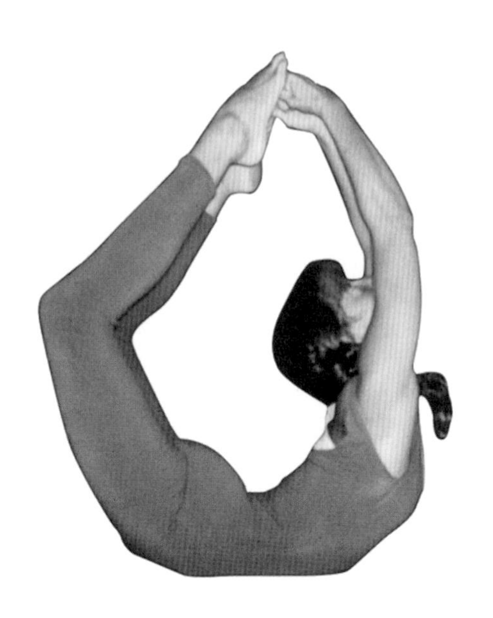

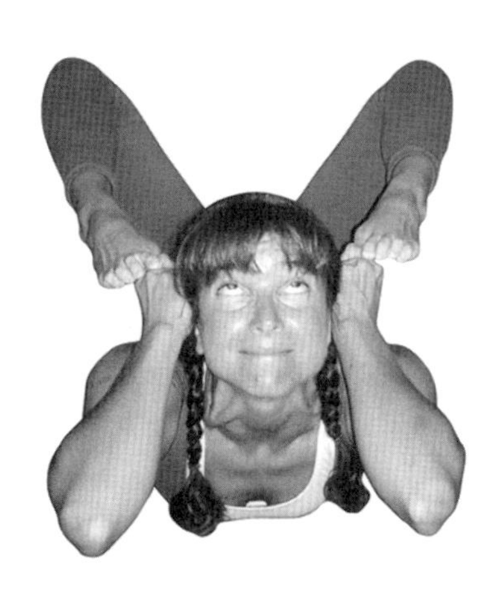

파당구쉬타 다누라아사나 11

(엄지가 발로 향하는 활 자세)

들숨	1	에캄	손을 들어 올리고
날숨	2	드웨	우따나아사나
들숨	3	트리니	고개를 들고
날숨	4	차트와리	점프 – 바닥에 엎드리고
들숨	5	판차	P. DHANURASANA – 5번 호흡
날숨	6	셋	발을 귀에 대고 – 5번 호흡
들숨	7	삽타	P. DHANURASANA – 5번 호흡
날숨			
들숨	8	아쉬토	우르드바 무카 슈바나아사나
날숨	9	나와	아도 무카 슈바나아사나
들숨	10	다샤	점프 – 고개를 들고
날숨	11	에카다샤	우따나아사나
			사마스티티히

드리쉬티: 발가락/코끝

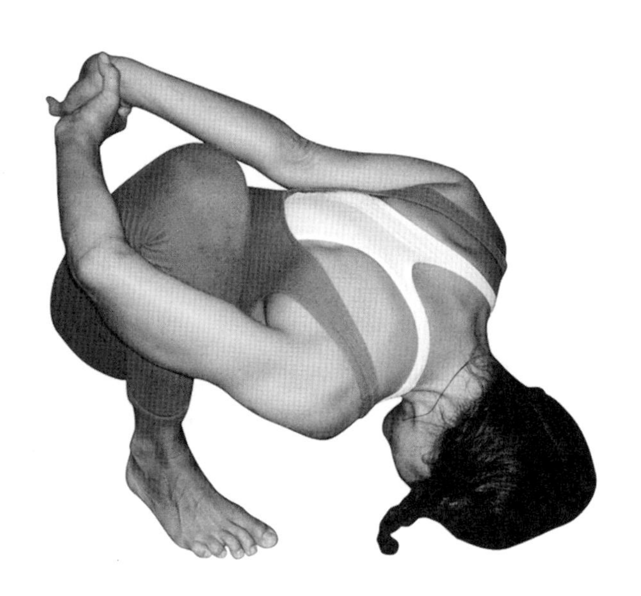

마리챠아사나 E 22

(현인 마리치 자세)

들숨	1	에캄	손을 들어 올리고
날숨	2	드웨	우따나아사나
들숨	3	트리니	고개를 들고
날숨	4	차트와리	점프 – 차투랑가 단다아사나
들숨	5	판차	우르드바 무카 슈바나아사나
날숨	6	셋	아도 무카 슈바나아사나
들숨	7	삽타	점프 – 자세를 준비하고
날숨	8	아쉬토	MARICHYASANA – 5번 호흡
들숨	9	나와	고개를 들고
날숨			손을 바닥으로
들숨	10	다샤	몸을 들어 올리고
날숨	11	에카다샤	차투랑가 단다아사나
들숨	12	드와다샤	우르드바 무카 슈바나아사나
날숨	13	트라요다샤	아도 무카 슈바나아사나
들숨	14	차투르다샤	점프 – 자세를 준비하고
날숨	15	판차다샤	MARICHYASANA – 5번 호흡
들숨	16	쇼다샤	고개를 들고
날숨			손을 바닥으로
들숨	17	삽타다샤	몸을 들어 올리고
날숨	18	아쉬타다샤	차투랑가 단다아사나
들숨	19	에쿠나빔샤티히	우르드바 무카 슈바나아사나
날숨	20	빔샤티히	아도 무카 슈바나아사나
들숨	21	에카빔샤티히	점프 – 고개를 들고
날숨	22	드와빔샤티히	우따나아사나
			사마스티티히

드리쉬티: 코끝

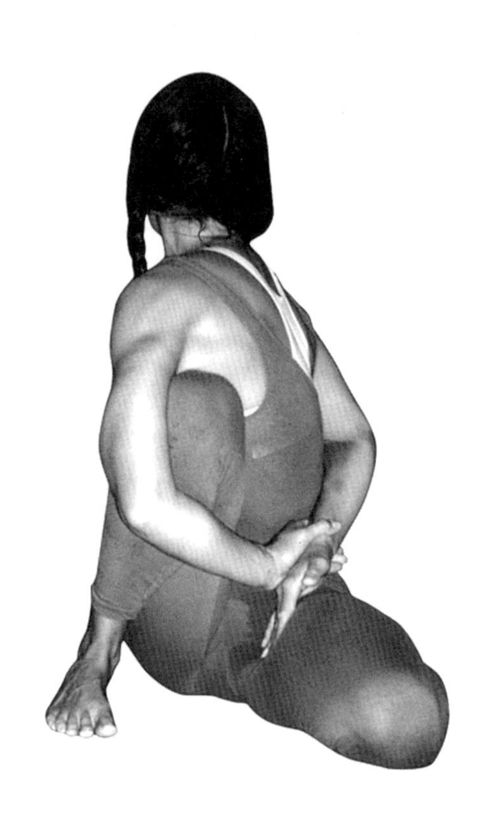

마리챠아사나 F 18

(현인 마리치 자세)

들숨	1	에캄	손을 들어 올리고
날숨	2	드웨	우따나아사나
들숨	3	트리니	고개를 들고
날숨	4	차트와리	점프 – 차투랑가 단다아사나
들숨	5	판차	우르드바 무카 슈바나아사나
날숨	6	셋	아도 무카 슈바나아사나
들숨	7	삽타	점프 – MARICHYASANA – 5번 호흡
날숨			
들숨	8	아쉬토	몸을 들어 올리고
날숨	9	나와	점프 – 차투랑가 단다아사나
들숨	10	다샤	우르드바 무카 슈바나아사나
날숨	11	에카다샤	아도 무카 슈바나아사나
들숨	12	드와다샤	점프 – MARICHYASANA – 5번 호흡
날숨			
들숨	13	트라요다샤	몸을 들어 올리고
날숨	14	차투르다샤	점프 – 차투랑가 단다아사나
들숨	15	판차다샤	우르드바 무카 슈바나아사나
날숨	16	쇼다샤	아도 무카 슈바나아사나
들숨	17	삽타다샤	점프 – 고개를 들고
날숨	18	아쉬타다샤	우따나아사나
			사마스티티히

드리쉬티: 측면 멀리

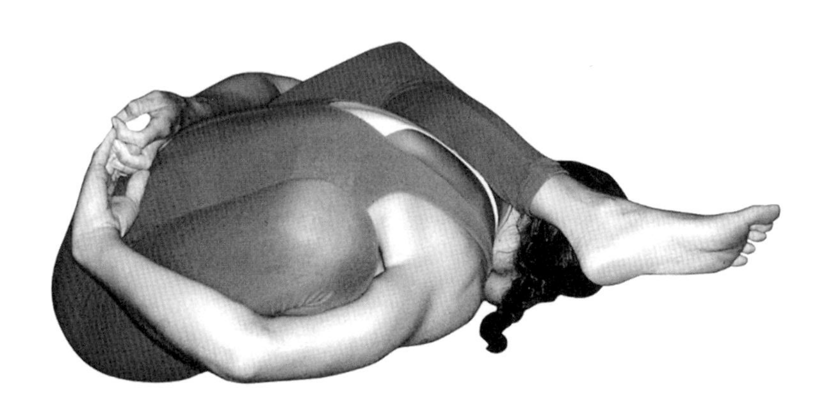

마리챠아사나 G 22

(현인 마리치 자세)

들숨	1	에캄	손을 들어 올리고
날숨	2	드웨	우따나아사나
들숨	3	트리니	고개를 들고
날숨	4	차트와리	점프 – 차투랑가 단다아사나
들숨	5	판차	우르드바 무카 슈바나아사나
날숨	6	셋	아도 무카 슈바나아사나
들숨	7	삽타	점프 – 에카 파다 왼쪽, 오른무릎 세워 손잡고
날숨	8	아쉬토	MARICHYASANA – 5번 호흡
들숨	9	나와	고개를 들고
날숨			손을 바닥으로
들숨	10	다샤	몸을 들어 올리고
날숨	11	에카다샤	차투랑가 단다아사나
들숨	12	드와다샤	우르드바 무카 슈바나아사나
날숨	13	트라요다샤	아도 무카 슈바나아사나
들숨	14	차투르다샤	점프 – 에카 파다 오른쪽, 왼무릎 세워 손잡고
날숨	15	판차다샤	MARICHYASANA – 5번 호흡
들숨	16	쇼다샤	고개를 들고
날숨			손을 바닥으로
들숨	17	삽타다샤	몸을 들어 올리고
날숨	18	아쉬타다샤	차투랑가 단다아사나
들숨	19	에쿠나빔샤티히	우르드바 무카 슈바나아사나
날숨	20	빔샤티히	아도 무카 슈바나아사나
들숨	21	에카빔샤티히	점프 – 고개를 들고
날숨	22	드와빔샤티히	우따나아사나
			사마스티티히

드리쉬티: 코끝

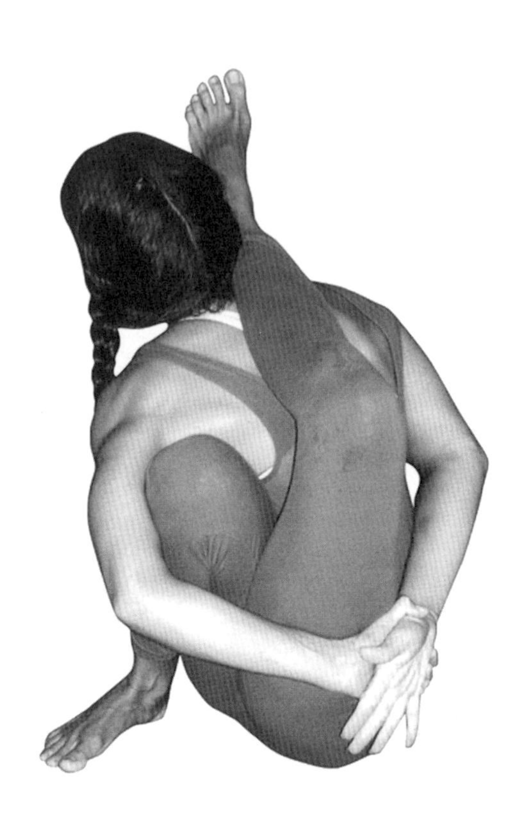

마리챠아사나 H 18

(현인 마리치 자세)

들숨	1	에캄	손을 들어 올리고
날숨	2	드웨	우따나아사나
들숨	3	트리니	고개를 들고
날숨	4	차트와리	점프 – 차투랑가 단다아사나
들숨	5	판차	우르드바 무카 슈바나아사나
날숨	6	셋	아도 무카 슈바나아사나
들숨	7	삽타	점프 – 에카 파다 왼쪽 – MARICHYASANA – 5번 호흡
날숨			손을 바닥으로
들숨	8	아쉬토	몸을 들어 올리고
날숨	9	나와	점프 – 차투랑가 단다아사나
들숨	10	다샤	우르드바 무카 슈바나아사나
날숨	11	에카다샤	아도 무카 슈바나아사나
들숨	12	드와다샤	점프 – 에카 파다 오른쪽 – MARICHYASANA – 5번 호흡
날숨			손을 바닥으로
들숨	13	트라요다샤	몸을 들어 올리고
날숨	14	차투르다샤	점프 – 차투랑가 단다아사나
들숨	15	판차다샤	우르드바 무카 슈바나아사나
날숨	16	쇼다샤	아도 무카 슈바나아사나
들숨	17	삽타다샤	점프 – 고개를 들고
날숨	18	아쉬타다샤	우따나아사나 사마스티티히

드리쉬티: 측면 멀리

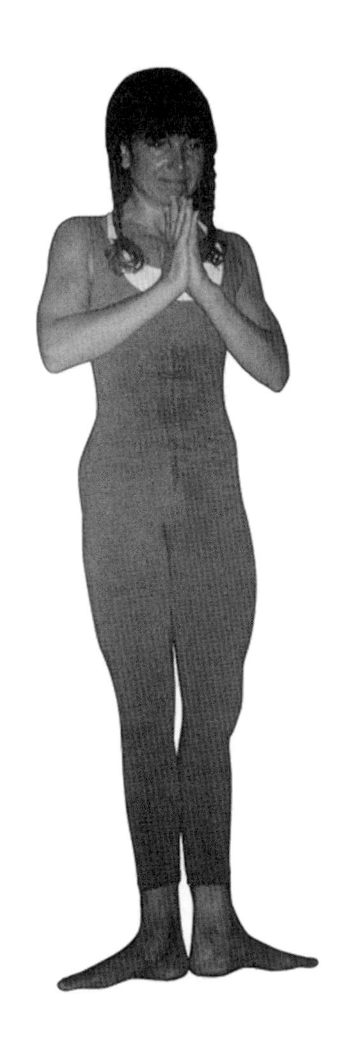

타다아사나 13

(산 자세)

들숨	1	에캄	손을 들어 올리고
날숨	2	드웨	우따나아사나
들숨	3	트리니	고개를 들고
날숨	4	차트와리	점프 – 차투랑가 단다아사나
들숨	5	판차	우르드바 무카 슈바나아사나
날숨	6	셋	아도 무카 슈바나아사나
들숨	7	삽타	TADASANA – 5번 호흡
날숨			
들숨	8	아쉬토	몸을 들어 올리고
날숨	9	나와	점프 – 차투랑가 단다아사나
들숨	10	다샤	우르드바 무카 슈바나아사나
날숨	11	에카다샤	아도 무카 슈바나아사나
들숨	12	드와다샤	점프 – 고개를 들고
날숨	13	트라요다샤	우따나아사나
			사마스티티히

드리쉬티: 코끝

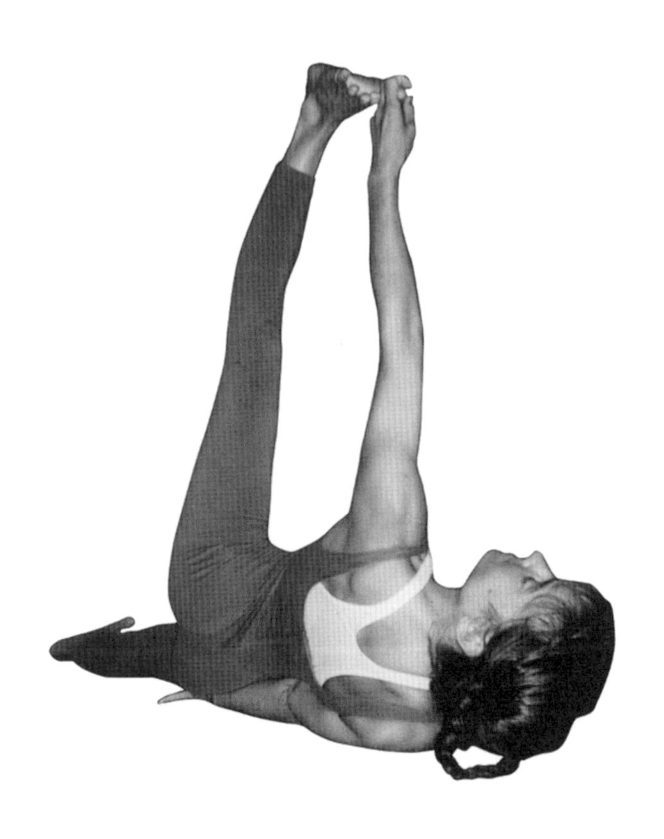

사마나아사나 20

(균형 잡힌 자세)

들숨	1	에캄	손을 들어 올리고
날숨	2	드웨	우따나아사나
들숨	3	트리니	고개를 들고
날숨	4	차트와리	점프 – 차투랑가 단다아사나
들숨	5	판차	우르드바 무카 슈바나아사나
날숨	6	셋	아도 무카 슈바나아사나
들숨	7	삽타	자리에 눕고, 오른팔을 들고
날숨			
들숨	8	아쉬토	다리를 들고, SAMANASANA – 5번 호흡
날숨	9	나와	다리를 내리고
들숨			
날숨	10	다샤	팔을 내리고
들숨	11	에카다샤	우르드바 무카 슈바나아사나
날숨	12	드와다샤	아도 무카 슈바나아사나
들숨	13	트라요다샤	자리에 눕고, 왼팔을 들고
날숨			
들숨	14	차투르다샤	다리를 들고, SAMANASANA – 5번 호흡
날숨	15	판차다샤	다리를 내리고
들숨			
날숨	16	쇼다샤	팔을 내리고
들숨	17	삽타다샤	우르드바 무카 슈바나아사나
날숨	18	아쉬타다샤	아도 무카 슈바나아사나
들숨	19	에쿠나빔샤티히	점프 – 고개를 들고
날숨	20	빔샤티히	우따나아사나
			사마스티티히

드리쉬티: 엄지손가락

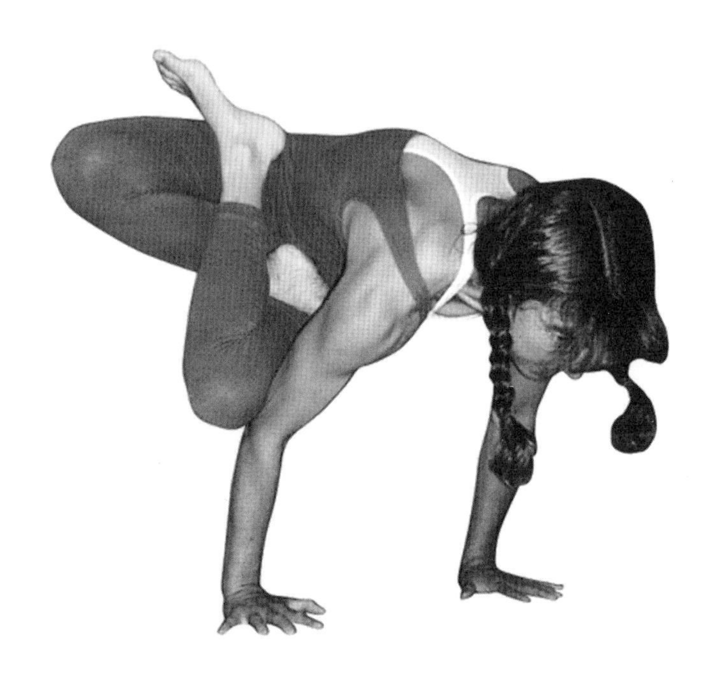

풍구 쿡쿠타아사나 20

(날개 펼친 수탉 자세)

들숨	1	에캄	손을 들어 올리고
날숨	2	드웨	우따나아사나
들숨	3	트리니	고개를 들고
날숨	4	차트와리	점프 – 차투랑가 단다아사나
들숨	5	판차	우르드바 무카 슈바나아사나
날숨	6	셋	아도 무카 슈바나아사나
들숨	7	삽타	점프 – 쉬르샤아사나
날숨	8	아쉬토	파드마아사나, PUNGU KUKKUTASANA 오른쪽 – 5번 호흡
들숨	9	나와	올라오고, 다리를 풀고
날숨	10	다샤	차투랑가 단다아사나
들숨	11	에카다샤	우르드바 무카 슈바나아사나
날숨	12	드와다샤	아도 무카 슈바나아사나
들숨	13	트라요다샤	점프 – 쉬르샤아사나
날숨	14	차투르다샤	파드마아사나, PUNGU KUKKUTASANA 왼쪽 – 5번 호흡
들숨	15	판차다샤	올라오고, 다리를 풀고
날숨	16	쇼다샤	차투랑가 단다아사나
들숨	17	삽타다샤	우르드바 무카 슈바나아사나
날숨	18	아쉬타다샤	아도 무카 슈바나아사나
들숨	19	에쿠나빔샤티히	점프 – 고개를 들고
날숨	20	빔샤티히	우따나아사나 사마스티티히

드리쉬티: 코끝

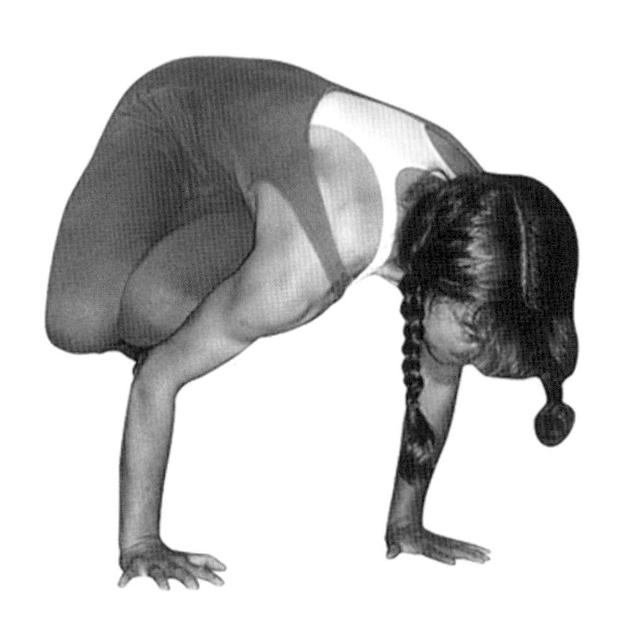

파르쉬바 바카아사나 20

(측면 까마귀 자세)

들숨	1	에캄	손을 들어 올리고
날숨	2	드웨	우따나아사나
들숨	3	트리니	고개를 들고
날숨	4	차트와리	점프 – 차투랑가 단다아사나
들숨	5	판차	우르드바 무카 슈바나아사나
날숨	6	셋	아도 무카 슈바나아사나
들숨	7	삽타	점프 – 쉬르샤아사나
날숨	8	아쉬토	다리를 내리고, PARSVA BAKASANA 오른쪽 – 5번 호흡
들숨	9	나와	다리를 올리고
날숨	10	다샤	차투랑가 단다아사나
들숨	11	에카다샤	우르드바 무카 슈바나아사나
날숨	12	드와다샤	아도 무카 슈바나아사나
들숨	13	트라요다샤	점프 – 쉬르샤아사나
날숨	14	차투르다샤	다리를 내리고, PARSVA BAKASANA 왼쪽 – 5번 호흡
들숨	15	판차다샤	다리를 올리고
날숨	16	쇼다샤	차투랑가 단다아사나
들숨	17	삽타다샤	우르드바 무카 슈바나아사나
날숨	18	아쉬타다샤	아도 무카 슈바나아사나
들숨	19	에쿠나빔샤티히	점프 – 고개를 들고
날숨	20	빔샤티히	우따나아사나 사마스티티히

드리쉬티: 코끝

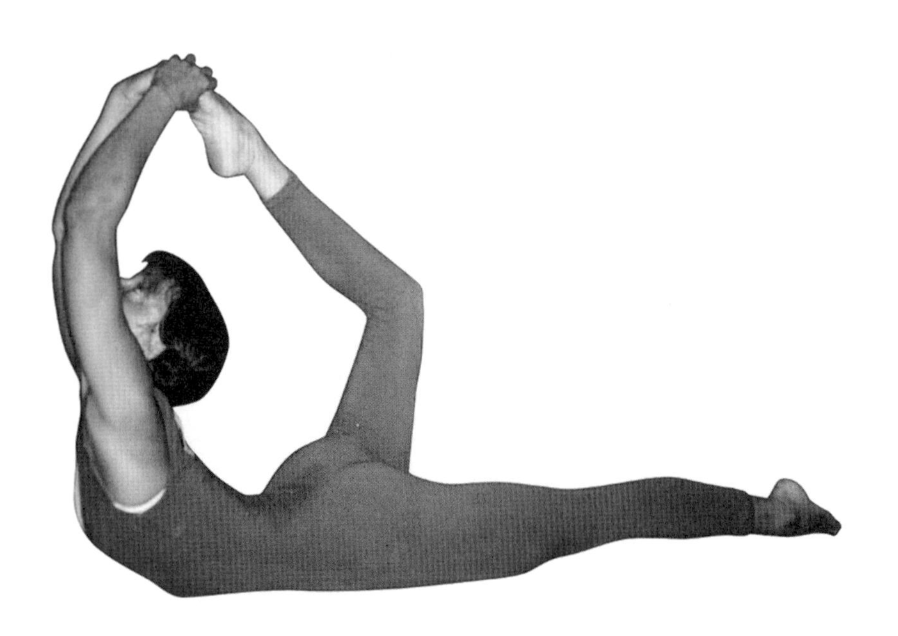

에카 파다 다누라아사나 18

(한 발 활 자세)

들숨	1	에캄	손을 들어 올리고
날숨	2	드웨	우따나아사나
들숨	3	트리니	고개를 들고
날숨	4	차트와리	점프 – 차투랑가 단다아사나
들숨	5	판차	오른발을 들고
			– EKA PADA DHANURASANA – 5번 호흡
날숨	6	셋	오른발을 귀에 대고 – 5번 호흡
들숨	7	삽타	다리를 올리고
날숨	8	아쉬토	차투랑가 단다아사나
들숨	9	나와	우르드바 무카 슈바나아사나
날숨	10	다샤	아도 무카 슈바나아사나
들숨	11	에카다샤	왼발을 들고
			– EKA PADA DHANURASANA – 5번 호흡
날숨	12	드와다샤	왼발을 귀에 대고 – 5번 호흡
들숨	13	트라요다샤	다리를 올리고
날숨	14	차투르다샤	차투랑가 단다아사나
들숨	15	판차다샤	우르드바 무카 슈바나아사나
날숨	16	쇼다샤	아도 무카 슈바나아사나
들숨	17	삽타다샤	점프 – 고개를 들고
날숨	18	아쉬타다샤	우따나아사나
			사마스티티히

드리쉬티: 위(하늘)

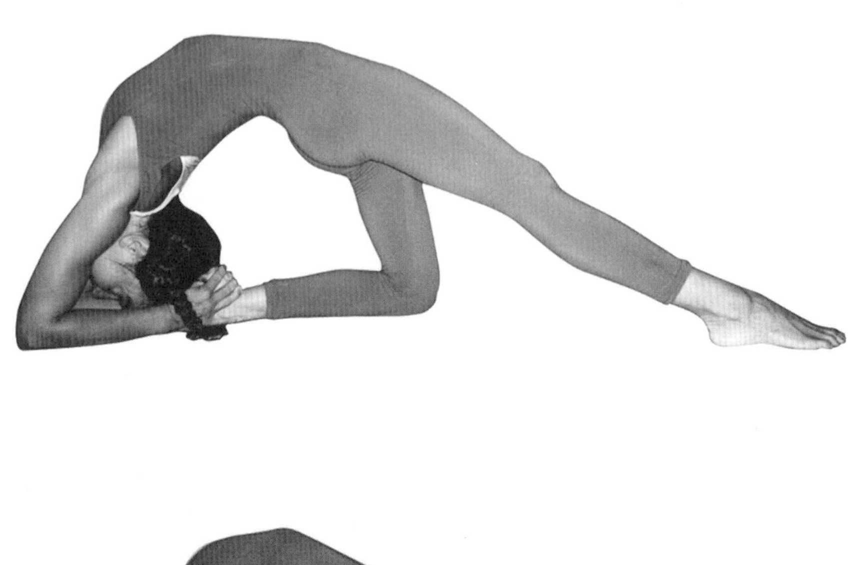

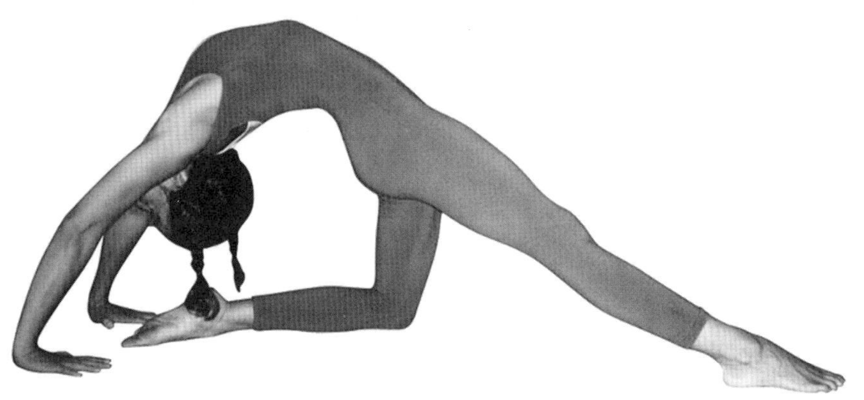

에카 파다 카포타아사나 24

(한 발 비둘기 자세)

들숨	1	에캄	손을 들어 올리고
날숨	2	드웨	우따나아사나
들숨	3	트리니	고개를 들고
날숨	4	차트와리	점프 – 차투랑가 단다아사나
들숨	5	판차	우르드바 무카 슈바나아사나
날숨	6	셋	아도 무카 슈바나아사나
들숨	7	삽타	점프 – 무릎을 바닥에 대고, 오른다리 앞으로 펴고
날숨	8	아쉬토	머리를 발로, EKA PADA KAPOTASANA – 5번 호흡
들숨	9	나와	손을 바닥으로, 팔을 펴고 – 5번 호흡
날숨			
들숨	10	다샤	올라오고
날숨			
들숨	11	에카다샤	몸을 들어 올리고
날숨	12	드와다샤	차투랑가 단다아사나
들숨	13	트라요다샤	우르드바 무카 슈바나아사나
날숨	14	차투르다샤	아도 무카 슈바나아사나
들숨	15	판차다샤	점프 – 무릎을 바닥에 대고, 왼다리 앞으로 펴고
날숨	16	쇼다샤	머리를 발로, EKA PADA KAPOTASANA – 5번 호흡
들숨	17	삽타다샤	손을 바닥으로, 팔을 펴고 – 5번 호흡
날숨			
들숨	18	아쉬타다샤	올라오고
날숨			
들숨	19	에쿠나빔샤티히	몸을 들어 올리고
날숨	20	빔샤티히	차투랑가 단다아사나
들숨	21	에카빔샤티히	우르드바 무카 슈바나아사나
날숨	22	드와빔샤티히	아도 무카 슈바나아사나
들숨	23	트라요빔샤티히	점프 – 고개를 들고
날숨	24	차투르빔샤티히	우따나아사나
			사마스티티히

드리쉬티: 코끝

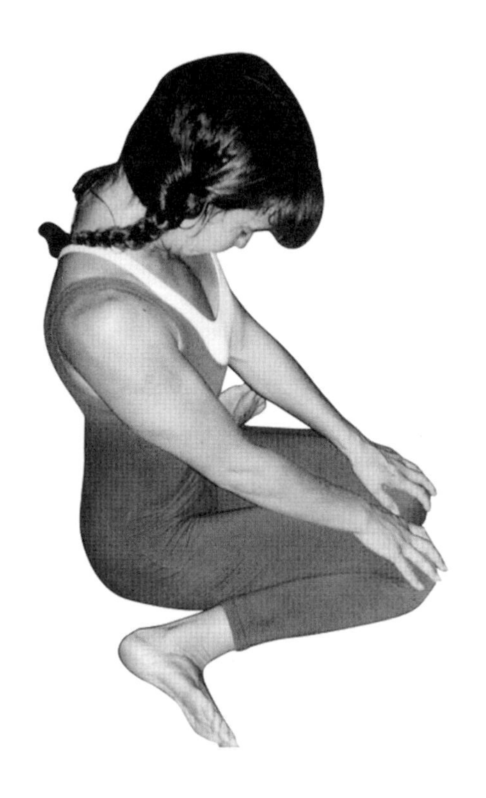

파리양카아사나 24

(침상 자세)

들숨	1	에캄	손을 들어 올리고
날숨	2	드웨	우따나아사나
들숨	3	트리니	고개를 들고
날숨	4	차트와리	점프 – 차투랑가 단다아사나
들숨	5	판차	우르드바 무카 슈바나아사나
날숨	6	셋	아도 무카 슈바나아사나
들숨	7	삽타	점프 – 자리에 앉고
날숨			자리에 눕고
들숨	8	아쉬토	다리를 머리 위로 넘기고, 발가락을 잡고
날숨			
들숨	9	나와	굴러 일어나고, PARYANKASANA – 5번 호흡
날숨			손을 바닥으로
들숨	10	다샤	몸을 들어 올리고
날숨	11	에카다샤	차투랑가 단다아사나
들숨	12	드와다샤	우르드바 무카 슈바나아사나
날숨	13	트라요다샤	아도 무카 슈바나아사나
들숨	14	차투르다샤	점프 – 자리에 앉고
날숨			자리에 눕고
들숨	15	판차다샤	다리를 머리 위로 넘기고, 발가락을 잡고
날숨			
들숨	16	쇼다샤	굴러 일어나고
날숨	17	삽타다샤	자리에 눕고, PARYANKASANA – 5번 호흡
들숨	18	아쉬타다샤	올라오고
날숨			
들숨	19	에쿠나빔샤티히	몸을 들어 올리고
날숨	20	빔샤티히	차투랑가 단다아사나
들숨	21	에카빔샤티히	우르드바 무카 슈바나아사나
날숨	22	드와빔샤티히	아도 무카 슈바나아사나
들숨	23	트라요빔샤티히	점프 – 고개를 들고
날숨	24	차투르빔샤티히	우따나아사나
			사마스티티히

드리쉬티: 코끝

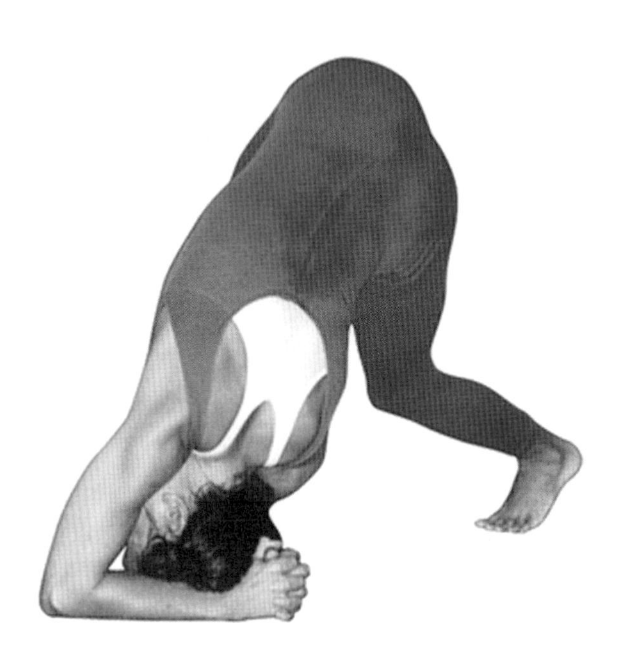

파리브리따아사나 A 16

(회전하는 자세)

들숨	1	에캄	손을 들어 올리고
날숨	2	드웨	우따나아사나
들숨	3	트리니	고개를 들고
날숨	4	차트와리	점프 – 차투랑가 단다아사나
들숨	5	판차	우르드바 무카 슈바나아사나
날숨	6	셋	아도 무카 슈바나아사나
들숨	7	삽타	점프 – 팔을 바닥에 대고
날숨			
들숨	8	아쉬토	쉬르샤아사나
날숨	9	나와	다리를 넘기고
들숨	10	다샤	PARIVRTTASANA – 오른쪽 3번, 왼쪽 3번
날숨			
들숨	11	에카다샤	쉬르샤아사나
날숨	12	드와다샤	차투랑가 단다아사나
들숨	13	트라요다샤	우르드바 무카 슈바나아사나
날숨	14	차투르다샤	아도 무카 슈바나아사나
들숨	15	판차다샤	점프 – 고개를 들고
날숨	16	쇼다샤	우따나아사나
			사마스티티히

드리쉬티: 코끝

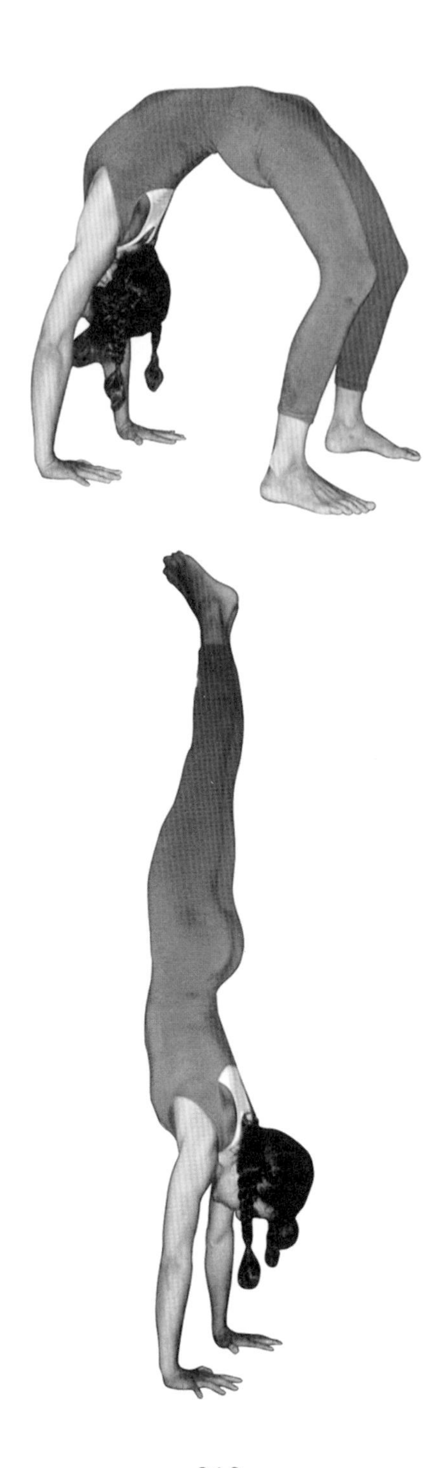

파리브리따아사나 B 15

(회전하는 자세)

들숨	1	에캄	손을 들어 올리고
날숨	2	드웨	우따나아사나
들숨	3	트리니	고개를 들고
날숨	4	차트와리	점프 – 차투랑가 단다아사나
들숨	5	판차	우르드바 무카 슈바나아사나
날숨	6	셋	아도 무카 슈바나아사나
들숨	7	삽타	점프 – 아도 무카 브릭샤아사나
날숨	8	아쉬토	넘어가서 우르드바 다누라아사나
들숨	9	나와	PARIVRTTASANA – 오른쪽 3번, 왼쪽 3번
날숨			
들숨	10	다샤	다리를 들어 올리고 – 비파리타 차크라아사나
날숨	11	에카다샤	차투랑가 단다아사나
들숨	12	드와다샤	우르드바 무카 슈바나아사나
날숨	13	트라요다샤	아도 무카 슈바나아사나
들숨	14	차투르다샤	점프 – 고개를 들고
날숨	15	판차다샤	우따나아사나
			사마스티티히

드리쉬티: 코끝

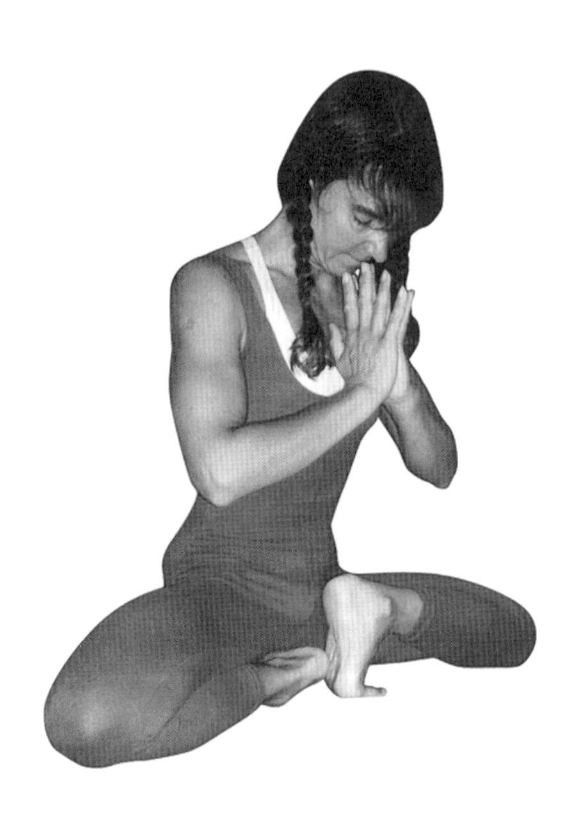

요니 단다아사나 20

(회음 막대기 자세)

들숨	1	에캄	손을 들어 올리고
날숨	2	드웨	우따나아사나
들숨	3	트리니	고개를 들고
날숨	4	차트와리	점프 – 차투랑가 단다아사나
들숨	5	판차	우르드바 무카 슈바나아사나
날숨	6	셋	아도 무카 슈바나아사나
들숨	7	삽타	점프 – 자리에 앉고
날숨	8	아쉬토	오른발을 접고, 왼발을 세워 YONI DANDASANA – 5번 호흡
들숨	9	나와	몸을 들어 올리고
날숨	10	다샤	차투랑가 단다아사나
들숨	11	에카다샤	우르드바 무카 슈바나아사나
날숨	12	드와다샤	아도 무카 슈바나아사나
들숨	13	트라요다샤	점프 – 자리에 앉고
날숨	14	차투르다샤	왼발을 접고, 오른발을 세워 YONI DANDASANA – 5번 호흡
들숨	15	판차다샤	몸을 들어 올리고
날숨	16	쇼다샤	차투랑가 단다아사나
들숨	17	삽타다샤	우르드바 무카 슈바나아사나
날숨	18	아쉬타다샤	아도 무카 슈바나아사나
들숨	19	에쿠나빔샤티히	점프 – 고개를 들고
날숨	20	빔샤티히	우따나아사나 사마스티티히

드리쉬티: 코끝

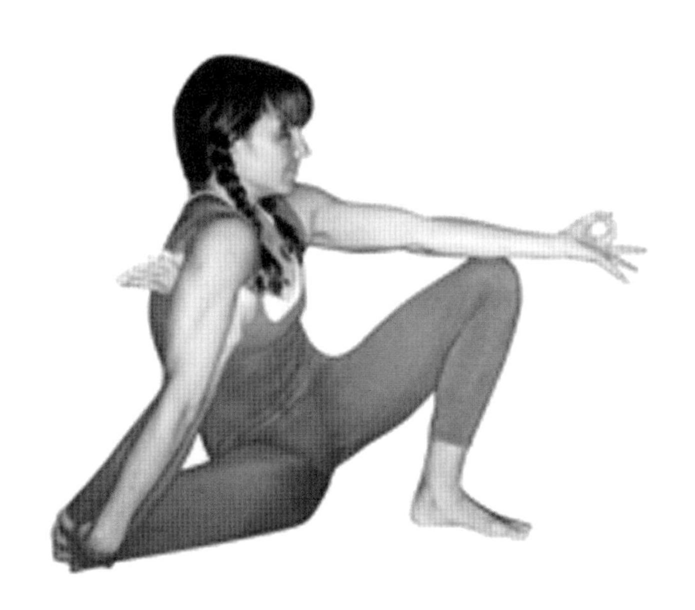

요가 단다아사나 20

(요가수행자의 막대기 자세)

들숨	1	에캄	손을 들어 올리고
날숨	2	드웨	우따나아사나
들숨	3	트리니	고개를 들고
날숨	4	차트와리	점프 – 차투랑가 단다아사나
들숨	5	판차	우르드바 무카 슈바나아사나
날숨	6	셋	아도 무카 슈바나아사나
들숨	7	삽타	점프 – 자리에 앉고
날숨	8	아쉬토	오른뒤꿈치를 겨드랑이로
			YOGA DANDASANA – 5번 호흡
들숨	9	나와	몸을 들어 올리고
날숨	10	다샤	차투랑가 단다아사나
들숨	11	에카다샤	우르드바 무카 슈바나아사나
날숨	12	드와다샤	아도 무카 슈바나아사나
들숨	13	트라요다샤	점프 – 자리에 앉고
날숨	14	차투르다샤	왼뒤꿈치를 겨드랑이로
			YOGA DANDASANA – 5번 호흡
들숨	15	판차다샤	몸을 들어 올리고
날숨	16	쇼다샤	차투랑가 단다아사나
들숨	17	삽타다샤	우르드바 무카 슈바나아사나
날숨	18	아쉬타다샤	아도 무카 슈바나아사나
들숨	19	에쿠나빔샤티히	점프 – 고개를 들고
날숨	20	빔샤티히	우따나아사나
			사마스티티히

드리쉬티: 손

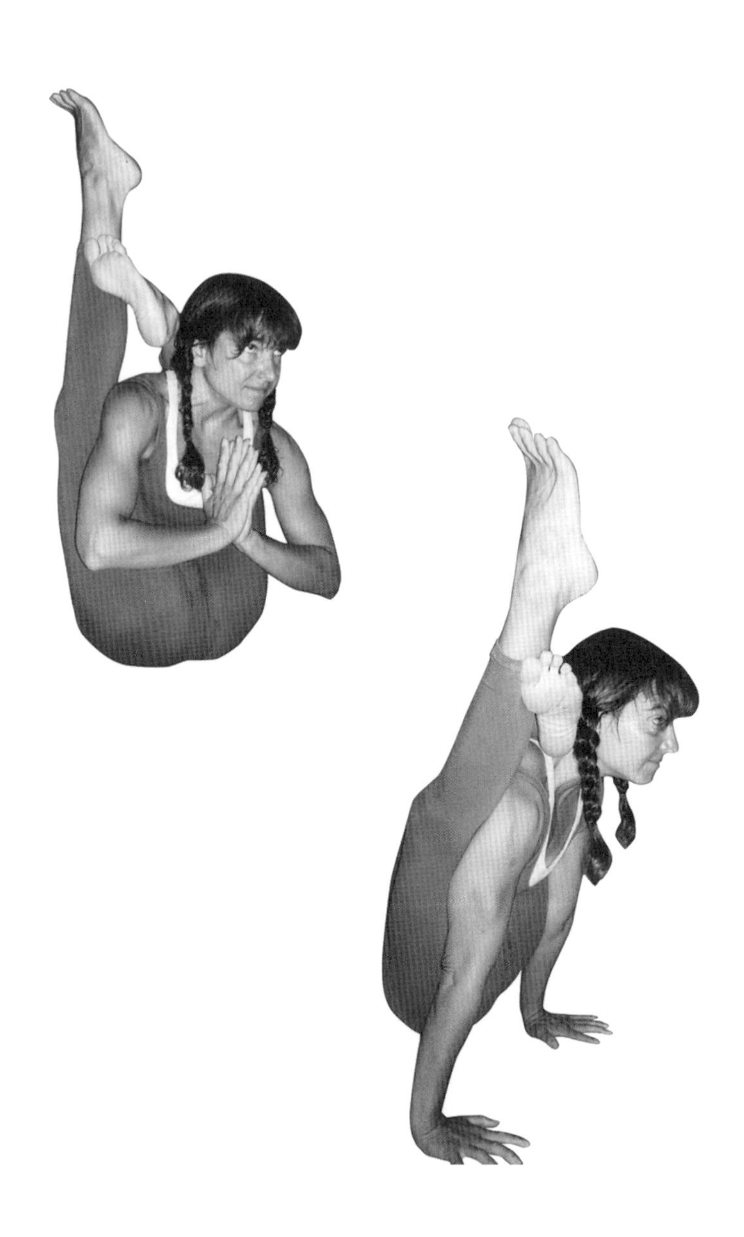

부자 단다아사나 20

(어깨 막대기 자세)

들숨	1	에캄	손을 들어 올리고
날숨	2	드웨	우따나아사나
들숨	3	트리니	고개를 들고
날숨	4	차트와리	점프 – 차투랑가 단다아사나
들숨	5	판차	우르드바 무카 슈바나아사나
날숨	6	셋	아도 무카 슈바나아사나
들숨	7	삽타	점프 – 에카 파다 왼쪽
날숨	8	아쉬토	오른다리 걸고 BHUJA DANDASANA – 5번 호흡
들숨	9	나와	몸을 들어 올리고
날숨	10	다샤	차투랑가 단다아사나
들숨	11	에카다샤	우르드바 무카 슈바나아사나
날숨	12	드와다샤	아도 무카 슈바나아사나
들숨	13	트라요다샤	점프 – 에카 파다 오른쪽
날숨	14	차투르다샤	왼다리 걸고 BHUJA DANDASANA – 5번 호흡
들숨	15	판차다샤	몸을 들어 올리고
날숨	16	쇼다샤	차투랑가 단다아사나
들숨	17	삽타다샤	우르드바 무카 슈바나아사나
날숨	18	아쉬타다샤	아도 무카 슈바나아사나
들숨	19	에쿠나빔샤티히	점프 – 고개를 들고
날숨	20	빔샤티히	우따나아사나 사마스티티히

드리쉬티: 코끝

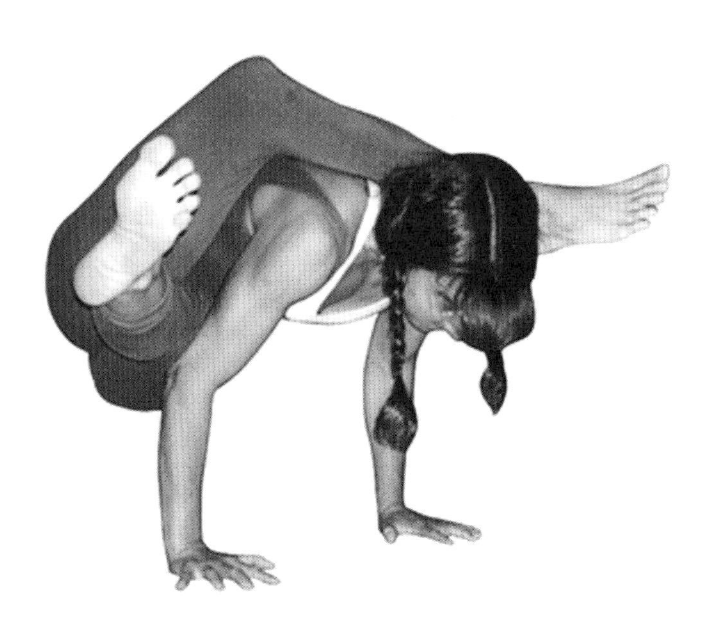

파르쉬바 단다아사나 18

(측면을 향한 막대기 자세)

들숨	1	에캄	손을 들어 올리고
날숨	2	드웨	우따나아사나
들숨	3	트리니	고개를 들고
날숨	4	차트와리	점프 – 차투랑가 단다아사나
들숨	5	판차	우르드바 무카 슈바나아사나
날숨	6	셋	아도 무카 슈바나아사나
들숨	7	삽타	점프 – 에카 파다 오른쪽
날숨			
들숨	8	아쉬토	오른팔꿈치 위에 왼다리
			PARSVA DANDASANA – 5번 호흡
날숨	9	나와	차투랑가 단다아사나
들숨	10	다샤	우르드바 무카 슈바나아사나
날숨	11	에카다샤	아도 무카 슈바나아사나
들숨	12	드와다샤	점프 – 에카 파다 왼쪽
날숨			
들숨	13	트라요다샤	왼팔꿈치 위에 오른다리
			PARSVA DANDASANA – 5번 호흡
날숨	14	차투르다샤	차투랑가 단다아사나
들숨	15	판차다샤	우르드바 무카 슈바나아사나
날숨	16	쇼다샤	아도 무카 슈바나아사나
들숨	17	삽타다샤	점프 – 고개를 들고
날숨	18	아쉬타다샤	우따나아사나
			사마스티티히

드리쉬티: 코끝

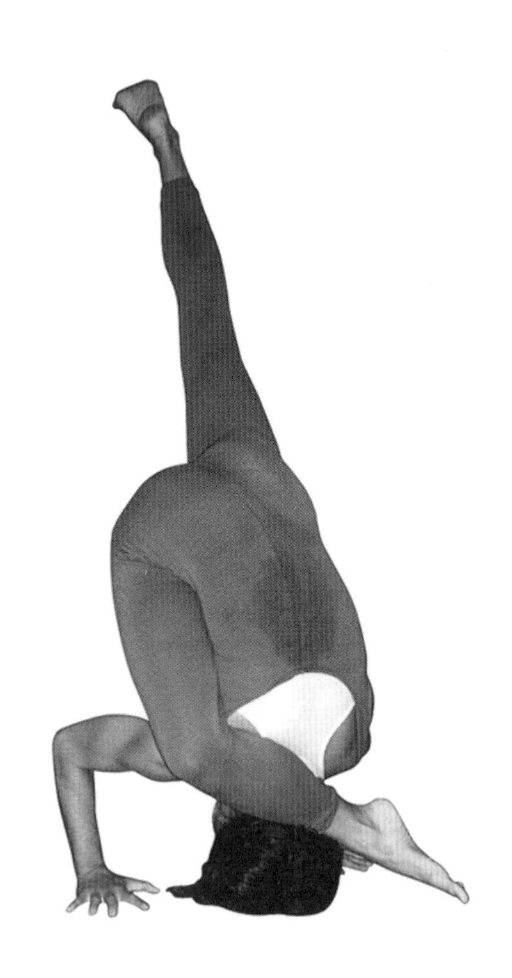

우르드바 단다아사나 20

(위로 향한 막대기 자세)

들숨	1	에캄	손을 들어 올리고
날숨	2	드웨	우따나아사나
들숨	3	트리니	고개를 들고
날숨	4	차트와리	점프 – 차투랑가 단다아사나
들숨	5	판차	우르드바 무카 슈바나아사나
날숨	6	셋	아도 무카 슈바나아사나
들숨	7	삽타	점프 – 에카 파다 왼쪽
날숨			
들숨	8	아쉬토	차코라아사나 – URDHVA DANDASANA – 5번 호흡
날숨			
들숨	9	나와	몸을 들어 올리고
날숨	10	다샤	차투랑가 단다아사나
들숨	11	에카다샤	우르드바 무카 슈바나아사나
날숨	12	드와다샤	아도 무카 슈바나아사나
들숨	13	트라요다샤	점프 – 에카 파다 오른쪽
날숨			
들숨	14	차투르다샤	차코라아사나 – URDHVA DANDASANA – 5번 호흡
날숨			
들숨	15	판차다샤	몸을 들어 올리고
날숨	16	쇼다샤	차투랑가 단다아사나
들숨	17	삽타다샤	우르드바 무카 슈바나아사나
날숨	18	아쉬타다샤	아도 무카 슈바나아사나
들숨	19	에쿠나빔샤티히	점프 – 고개를 들고
날숨	20	빔샤티히	우따나아사나 사마스티티히

드리쉬티: 코끝

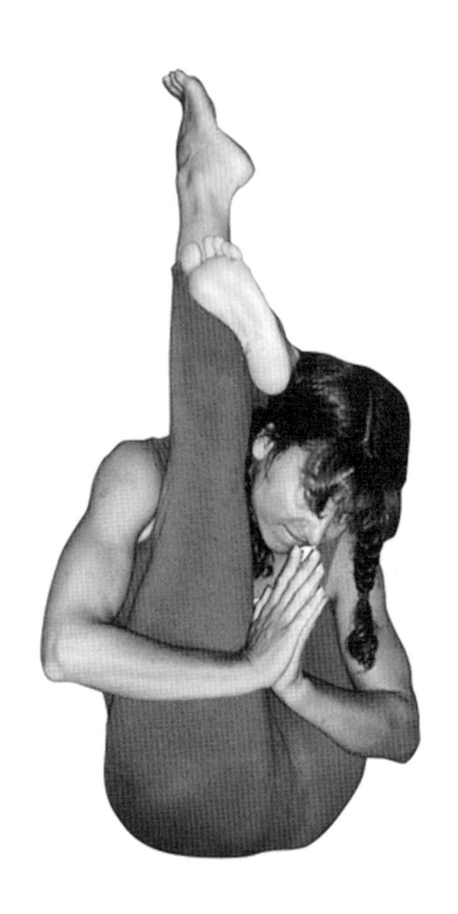

아도 단다아사나 20

(아래로 향한 막대기 자세)

들숨	1	에캄	손을 들어 올리고
날숨	2	드웨	우따나아사나
들숨	3	트리니	고개를 들고
날숨	4	차트와리	점프 – 차투랑가 단다아사나
들숨	5	판차	우르드바 무카 슈바나아사나
날숨	6	셋	아도 무카 슈바나아사나
들숨	7	삽타	점프 – 에카 파다 오른쪽
날숨			
들숨	8	아쉬토	ADHO DANDASANA – 5번 호흡
날숨			
들숨	9	나와	몸을 들어 올리고
날숨	10	다샤	차투랑가 단다아사나
들숨	11	에카다샤	우르드바 무카 슈바나아사나
날숨	12	드와다샤	아도 무카 슈바나아사나
들숨	13	트라요다샤	점프 – 에카 파다 왼쪽
날숨			
들숨	14	차투르다샤	ADHO DANDASANA – 5번 호흡
날숨			
들숨	15	판차다샤	몸을 들어 올리고
날숨	16	쇼다샤	차투랑가 단다아사나
들숨	17	삽타다샤	우르드바 무카 슈바나아사나
날숨	18	아쉬타다샤	아도 무카 슈바나아사나
들숨	19	에쿠나빔샤티히	점프 – 고개를 들고
날숨	20	빔샤티히	우따나아사나
			사마스티티히

드리쉬티: 코끝

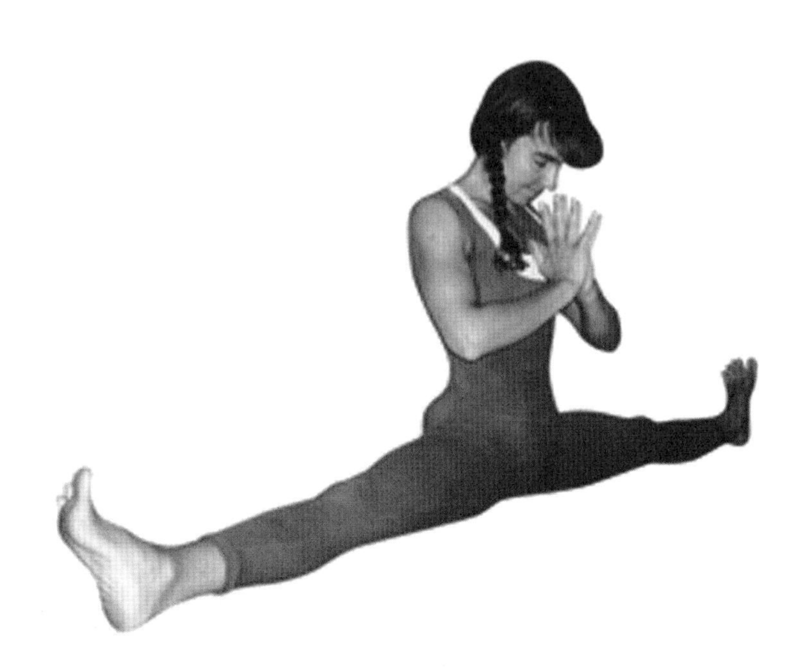

사마코나아사나 13

(곧은 각 자세)

들숨	1	에캄	손을 들어 올리고
날숨	2	드웨	우따나아사나
들숨	3	트리니	고개를 들고
날숨	4	차트와리	점프 – 차투랑가 단다아사나
들숨	5	판차	우르드바 무카 슈바나아사나
날숨	6	셋	아도 무카 슈바나아사나
들숨	7	삽타	SAMAKONASANA – 5번 호흡
날숨			
들숨	8	아쉬토	몸을 들어 올리고
날숨	9	나와	차투랑가 단다아사나
들숨	10	다샤	우르드바 무카 슈바나아사나
날숨	11	에카다샤	아도 무카 슈바나아사나
들숨	12	드와다샤	점프 – 고개를 들고
날숨	13	트라요다샤	우따나아사나
			사마스티티히

드리쉬티: 코끝

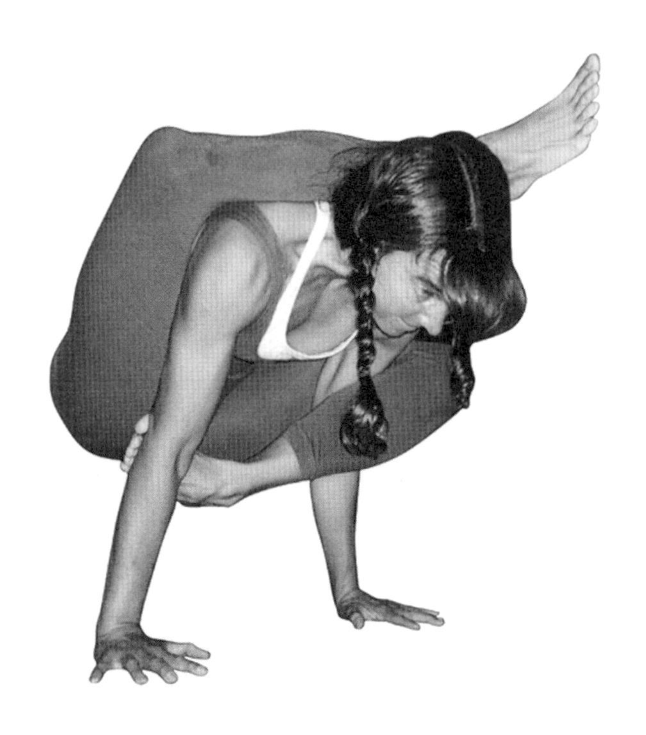

옴카라아사나 20

(옴 자세)

들숨	1	에캄	손을 들어 올리고
날숨	2	드웨	우따나아사나
들숨	3	트리니	고개를 들고
날숨	4	차트와리	점프 – 차투랑가 단다아사나
들숨	5	판차	우르드바 무카 슈바나아사나
날숨	6	셋	아도 무카 슈바나아사나
들숨	7	삽타	점프 – 에카 파다 오른쪽
날숨			
들숨	8	아쉬토	OMKARASANA – 5번 호흡
날숨			손을 바닥으로
들숨	9	나와	몸을 들어 올리고
날숨	10	다샤	차투랑가 단다아사나
들숨	11	에카다샤	우르드바 무카 슈바나아사나
날숨	12	드와다샤	아도 무카 슈바나아사나
들숨	13	트라요다샤	점프 – 에카 파다 왼쪽
날숨			
들숨	14	차투르다샤	OMKARASANA – 5번 호흡
날숨			손을 바닥으로
들숨	15	판차다샤	몸을 들어 올리고
날숨	16	쇼다샤	차투랑가 단다아사나
들숨	17	삽타다샤	우르드바 무카 슈바나아사나
날숨	18	아쉬타다샤	아도 무카 슈바나아사나
들숨	19	에쿠나빔샤티히	점프 – 고개를 들고
날숨	20	빔샤티히	우따나아사나
			사마스티티히

드리쉬티: 코끝

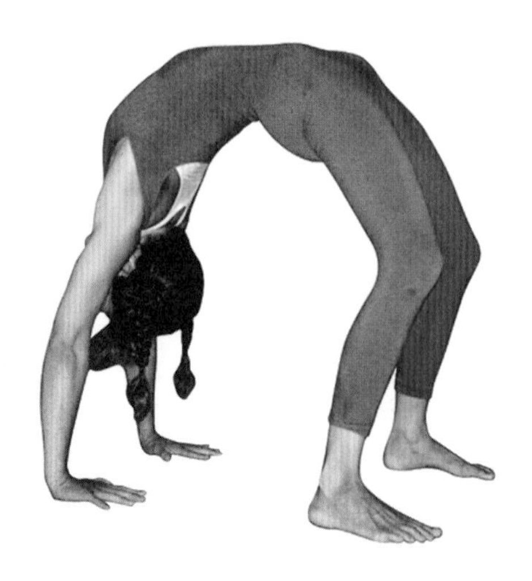

우르드바 다누라아사나 15

(위로 향한 활 자세)

들숨	1	에캄	손을 들어 올리고
날숨	2	드웨	우따나아사나
들숨	3	트리니	고개를 들고
날숨	4	차트와리	점프 – 차투랑가 단다아사나
들숨	5	판차	우르드바 무카 슈바나아사나
날숨	6	셋	아도 무카 슈바나아사나
들숨	7	삽타	점프 – 자리에 앉고
날숨	8	아쉬토	자리에 눕고, 자세를 준비하고
들숨	9	나와	URDHVA DHANURASANA – 5번 호흡
날숨	10	다샤	자리에 눕고
들숨	11	에카다샤	차크라아사나 후 숨을 내쉬면서 차투랑가 단다아사나
들숨	12	드와다샤	우르드바 무카 슈바나아사나
날숨	13	트라요다샤	아도 무카 슈바나아사나
들숨	14	차투르다샤	점프 – 고개를 들고
날숨	15	판차다샤	우따나아사나 사마스티티히

드리쉬티: 코끝

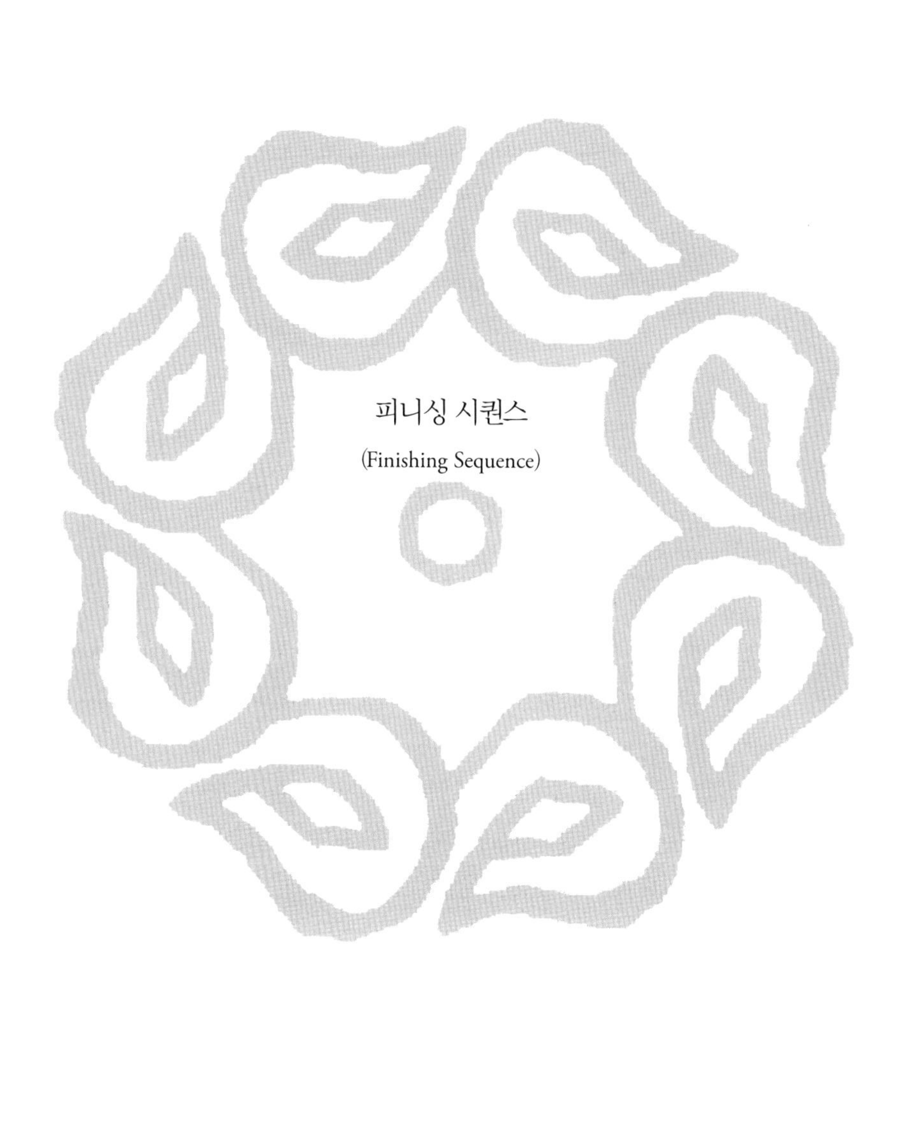

피니싱 시퀀스

(Finishing Sequence)

피니싱 시퀀스

피니싱 아사나에는 일곱 가지가 있는데, 반드시 시퀀스 순서에 맞춰 수련해야만 한다. 이 중 어떤 아사나도 따로 하나만 하거나 시퀀스 순서를 어기며 해서는 안 된다.

피니싱 시퀀스의 동작들은 다음과 같다:

1 살람바 사르방가아사나

2 할라아사나

3 카르나피다아사나

4 우르드바 파드마아사나

5 핀다아사나

6 마츠야아사나

7 우따나 파다아사나

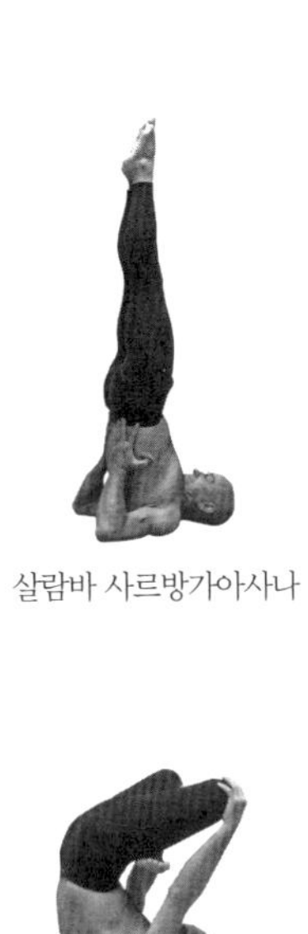
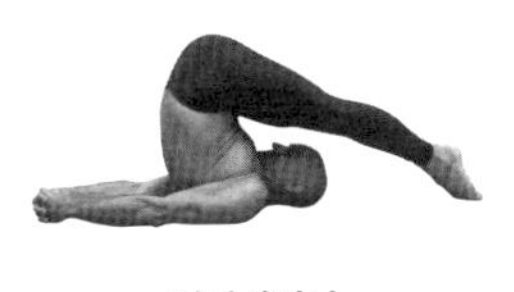
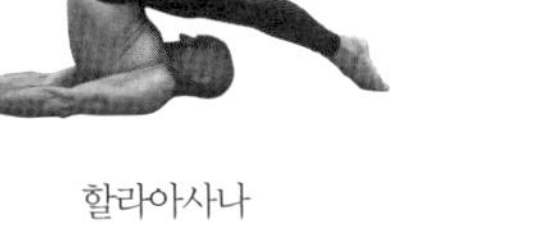
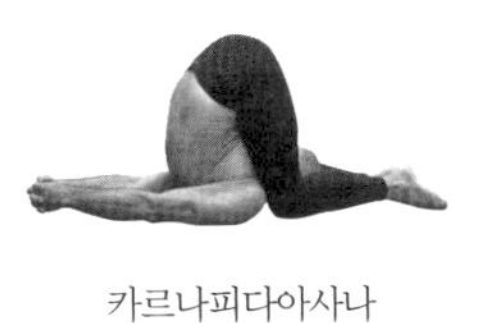

살람바 사르방가아사나

할라아사나

카르나피다아사나

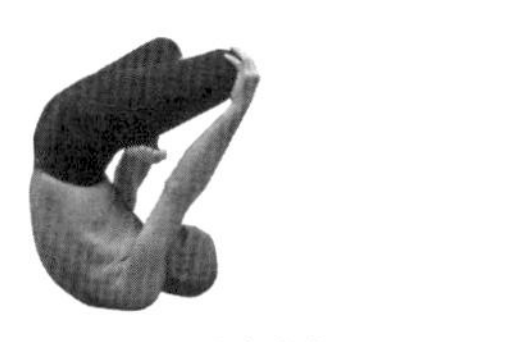
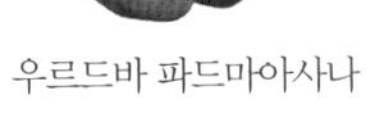
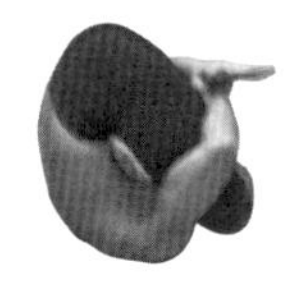
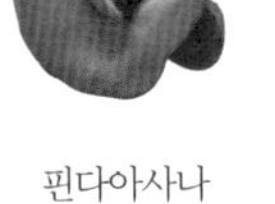
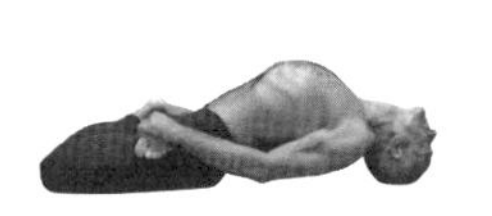

우르드바 파드마아사나

핀다아사나

마츠야아사나

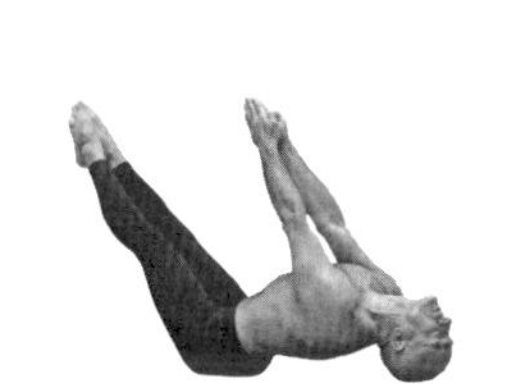
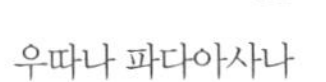
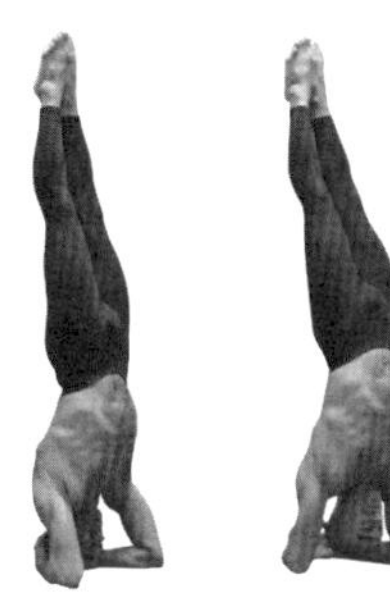
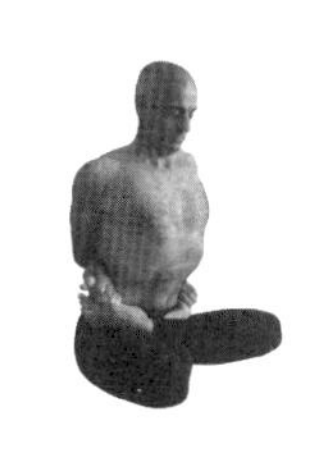

우따나 파다아사나

쉬르샤아사나

밧다 파드마아사나

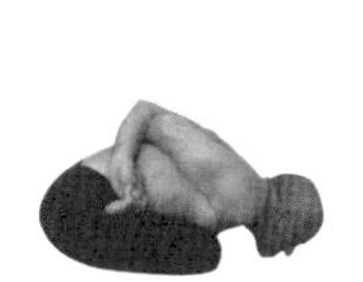
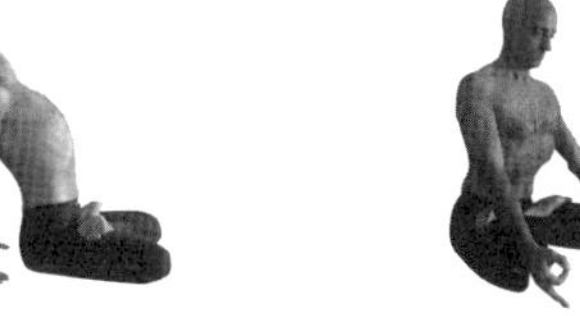
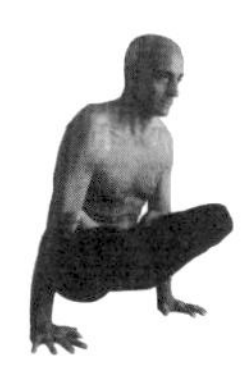

요가 무드라

파드마아사나

우트플루티히

피니싱 시퀀스의 효능

이 아사나들은 몸의 표피층을 견고하고 강하게 하며, 몸 전체를 정화시키는 작용도 한다. 경전에 따르면, 피니싱 시퀀스를 규칙적이고 지속적으로 수련하면 피가 정화된다고 한다. 경전에는 우리가 음식물을 섭취하면 혈액이 그 영양분을 흡수하여 32일마다 한 방울의 새로운 혈액이 만들어진다고 쓰여 있다. 이 새로운 혈액 32방울이 모여 한 방울의 비리야(생명력) 즉 암리타빈두(Amrtabindu)가 만들어지며, 이 암리타빈두는 사하스라라 차크라(정수리)에 보존된다고 한다. 타마스(Tamas)적으로 살면, 즉 좋지 않은 생활을 하고, 좋지 않은 음식을 먹고, 부정적인 생각을 하고, 부정적인 행동을 하면, 저장된 암리타빈두가 고갈된다. 암리타빈두가 아래로 흘러내리면서, 위로 상승하는 아그니(소화의 불)에 의해 소멸되는 것이다. 암리타빈두를 다 잃게 되면 생명 자체를 잃게 된다.

거꾸로 서는 자세들(특히 사르방가아사나와 쉬르샤아사나)은 암리타빈두를 보존하기 위한 방법이다. 우리가 거꾸로 서 있을 때 암리타빈두는 아래로 흘러내리지 않고 사하스라라 차크라에 잘 보존된다. 아그니(소화의 불)는 항상 위쪽으로 상승하는 성질이 있어서, 거꾸로 서는 자세에서는 항문 쪽으로 상승하면서 소화기관들과 직장, 항문을 깨끗하게 하고 정화시킨다. 물라반다(항문 조절)를 강력하게 취하면, 아그니(소화의 불)는 항문과 물라다라 차크라 쪽으로 상승하여 그란티스 트라야(Granthis Traya)를 자극하고, 쿤달리니(Kundalini) 에너지가 깨어나는 점진적인 과정이 시작되게 한다. 이 일련의 아사나 시퀀스는 목구멍을 깨끗하게 하고, 갑상선을 자극하여 호르몬 분비를 균형 잡히게 한다. 불면증이 완화되고, 마음 상태가 좋아진다. 만약 정신에 어느 정도 지체나 이상이 있다면, 사르방가아사나를 매일 최대 3시간(1야마)까지 장기간 수련하면 시간이 지남에 따라 그런 상태가 점차 호전되는 효과를 볼 수 있다.

만약 요가 치킷사를 어느 정도 능숙한 수준으로 수련하게 되면, 수리야 나마스카라만 수련하든 일부만 수련하든, 각 수련을 끝낼 때는 반드시 피니싱 시퀀스를 순서대로 행해야 한다. 피니싱 시퀀스 아사나들을 수련하지 않으면 질병이 생길 수도 있다. 이 일곱 가지 아사나는 몸 전체를 균형 잡히게 하며, 몸의 다양한 체계들, 혈액순환, 발열량, 심박수, 호흡 등 모든 것을 안정적인 수준으로 회복시킨다. 그러면 몸과 마음이 고요해진다.

처음 다섯 가지 아사나는 몸 전체의 원기를 회복시킨다. 마지막 두 아사나(마츠야아사나, 우따나 파다아사나)는 앞의 아사나들에 대한 대응 자세(counterpose)들이다. 쉬르샤아사나의 혜택은 사르방가아사나와 같다. 쉬르샤아사나를 수행하고 나면 적어도 2분간 휴식을 취해서 몸 전체가 다시 한 번 안정된 상태로 돌아오게 해야 한다. 쉬고 난 뒤에는 파드마아사나를 한다. 우트플루티히는 항문과 복근의 조절 능력을 강화하고 몸을 가볍게 한다. 이 아사나들은, 특히 치유의 목적으로 수행할 때는, 기재된 호흡수보다 더 길게 행해질 수 있다.

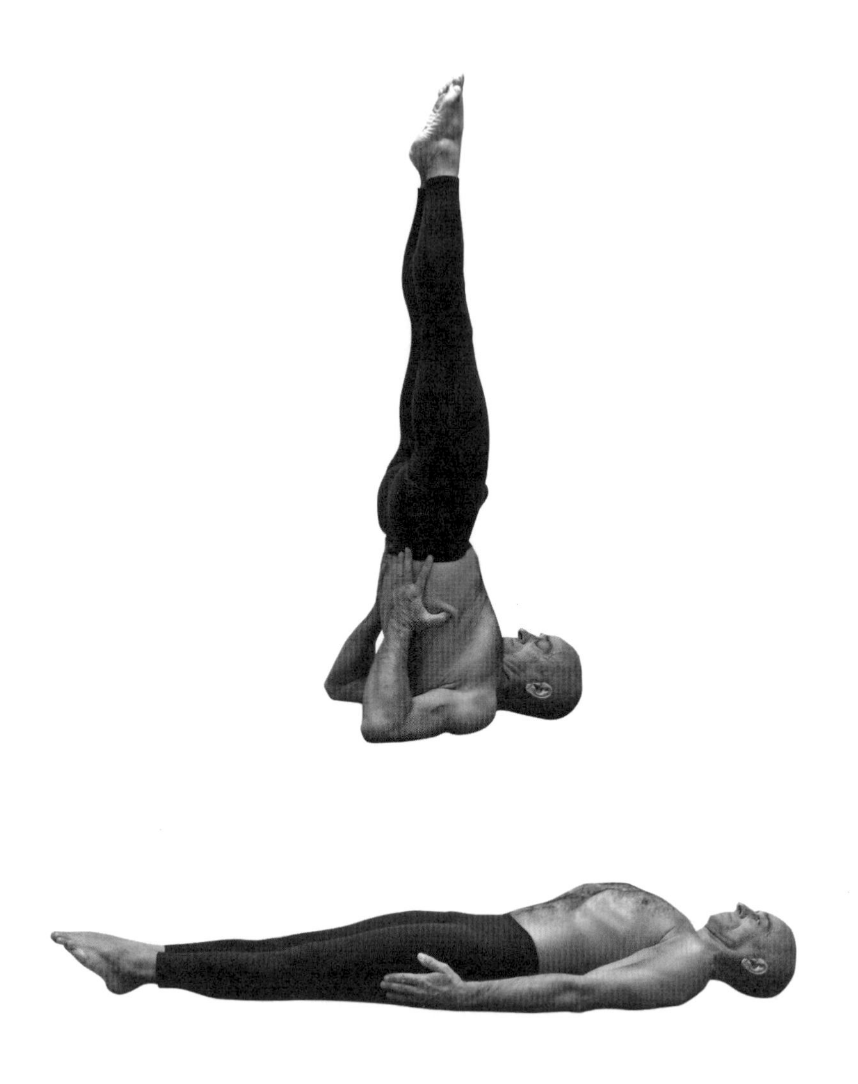

살람바 사르방가아사나 13

(몸 전체를 지지하는 자세)

들숨	1	에캄	손을 들어 올리고
날숨	2	드웨	우따나아사나
들숨	3	트리니	고개를 들고
날숨	4	차트와리	점프 – 차투랑가 단다아사나
들숨	5	판차	우르드바 무카 슈바나아사나
날숨	6	셋	아도 무카 슈바나아사나
들숨	**7**	**삽타**	**점프 – 자리에 앉고**
날숨			**자리에 눕고**
들숨	**8**	**아쉬토**	**SALAMBA SARVANGASANA – 25번 호흡**
들숨	9	나와	차크라아사나 후 숨을 내쉬면서
			차투랑가 단다아사나
들숨	10	다샤	우르드바 무카 슈바나아사나
날숨	11	에카다샤	아도 무카 슈바나아사나
들숨	12	드와다샤	점프 – 고개를 들고
날숨	13	트라요다샤	우따나아사나
			사마스티티히

드리쉬티: 코끝

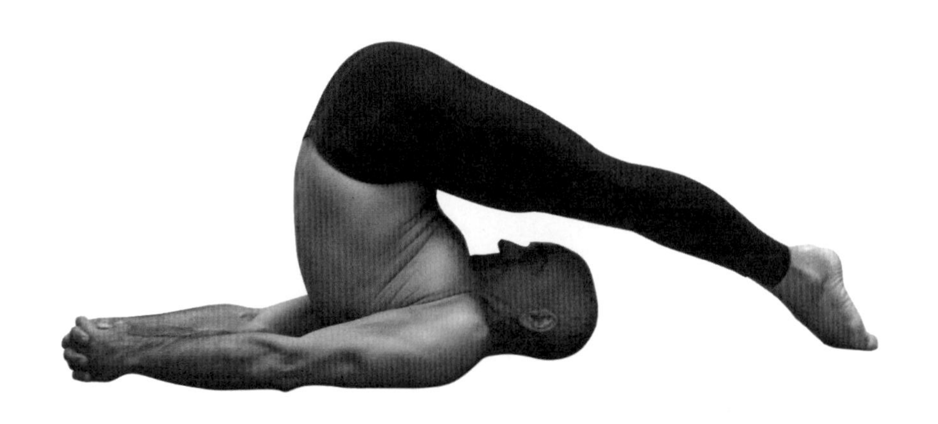

할라아사나 13

(쟁기 자세)

들숨	1	에캄	손을 들어 올리고
날숨	2	드웨	우따나아사나
들숨	3	트리니	고개를 들고
날숨	4	차트와리	점프 – 차투랑가 단다아사나
들숨	5	판차	우르드바 무카 슈바나아사나
날숨	6	셋	아도 무카 슈바나아사나
들숨	7	삽타	점프 – 자리에 앉고
날숨			자리에 눕고
들숨	8	아쉬토	HALASANA – 25번 호흡
들숨	9	나와	차크라아사나 후 숨을 내쉬면서
			차투랑가 단다아사나
들숨	10	다샤	우르드바 무카 슈바나아사나
날숨	11	에카다샤	아도 무카 슈바나아사나
들숨	12	드와다샤	점프 – 고개를 들고
날숨	13	트라요다샤	우따나아사나
			사마스티티히

드리쉬티: 코끝

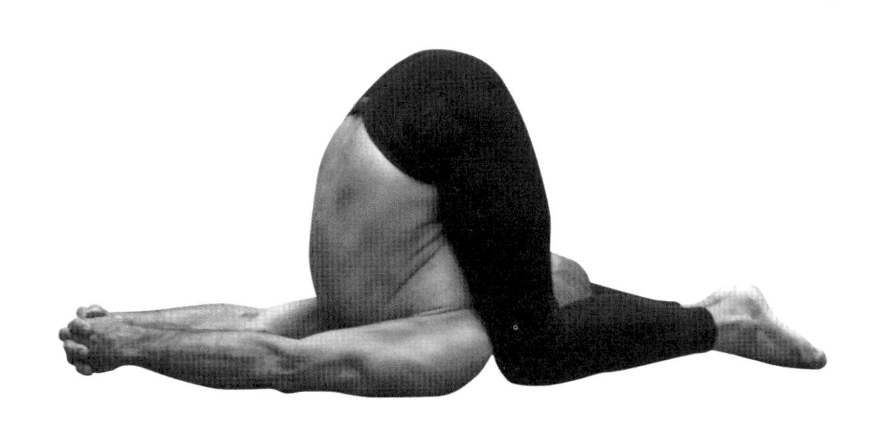

카르나피다아사나 13

(귀 누르는 자세)

들숨	1	에캄	손을 들어 올리고
날숨	2	드웨	우따나아사나
들숨	3	트리니	고개를 들고
날숨	4	차트와리	점프 – 차투랑가 단다아사나
들숨	5	판차	우르드바 무카 슈바나아사나
날숨	6	셋	아도 무카 슈바나아사나
들숨	7	삽타	점프 – 자리에 앉고
날숨			자리에 눕고
들숨	8	아쉬토	KARNAPIDASANA – 10번 호흡
들숨	9	나와	차크라아사나 후 숨을 내쉬면서 차투랑가 단다아사나
들숨	10	다샤	우르드바 무카 슈바나아사나
날숨	11	에카다샤	아도 무카 슈바나아사나
들숨	12	드와다샤	점프 – 고개를 들고
날숨	13	트라요다샤	우따나아사나 사마스티티히

드리쉬티: 코끝

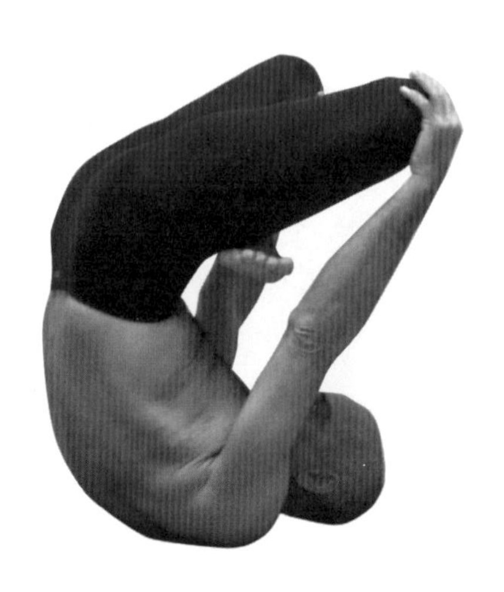

우르드바 파드마아사나 13

(거꾸로 선 연꽃 자세)

들숨	1	에캄	손을 들어 올리고
날숨	2	드웨	우따나아사나
들숨	3	트리니	고개를 들고
날숨	4	차트와리	점프 – 차투랑가 단다아사나
들숨	5	판차	우르드바 무카 슈바나아사나
날숨	6	셋	아도 무카 슈바나아사나
들숨	7	삽타	점프 – 자리에 앉고
날숨			자리에 눕고
들숨	8	아쉬토	URDHVA PADMASANA – 10번 호흡
들숨	9	나와	차크라아사나 후 숨을 내쉬면서
			차투랑가 단다아사나
들숨	10	다샤	우르드바 무카 슈바나아사나
날숨	11	에카다샤	아도 무카 슈바나아사나
들숨	12	드와다샤	점프 – 고개를 들고
날숨	13	트라요다샤	우따나아사나
			사마스티티히

드리쉬티: 코끝

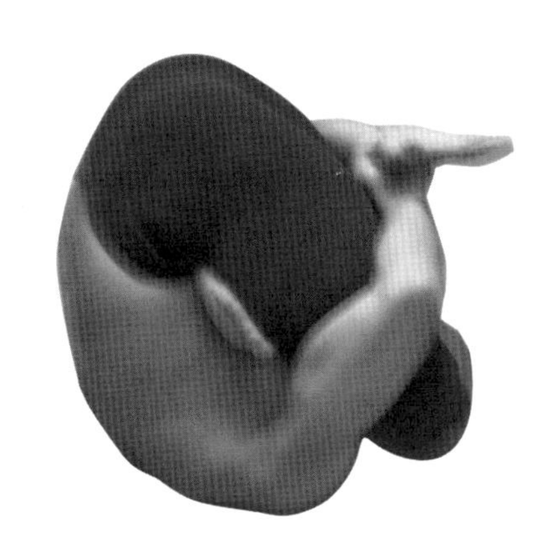

핀다아사나 14

(태아 자세)

들숨	1	에캄	손을 들어 올리고
날숨	2	드웨	우따나아사나
들숨	3	트리니	고개를 들고
날숨	4	차트와리	점프 – 차투랑가 단다아사나
들숨	5	판차	우르드바 무카 슈바나아사나
날숨	6	셋	아도 무카 슈바나아사나
들숨	7	삽타	점프 – 자리에 앉고
날숨			자리에 눕고
들숨	8	아쉬토	PINDASANA – 10번 호흡
들숨	9	나와	손을 풀고
날숨			
들숨	10	다샤	차크라아사나 후 숨을 내쉬면서 차투랑가 단다아사나
들숨	11	에카다샤	우르드바 무카 슈바나아사나
날숨	12	드와다샤	아도 무카 슈바나아사나
들숨	13	트라요다샤	점프 – 고개를 들고
날숨	14	차투르다샤	우따나아사나 사마스티티히

드리쉬티: 코끝

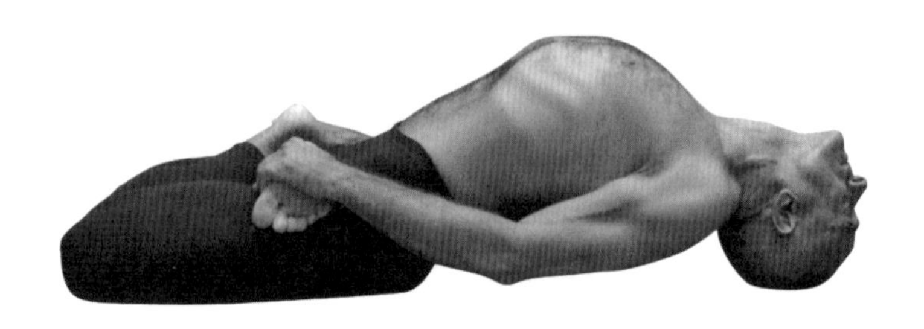

마츠야아사나 14

(물고기 자세)

들숨	1	에캄	손을 들어 올리고
날숨	2	드웨	우따나아사나
들숨	3	트리니	고개를 들고
날숨	4	차트와리	점프 – 차투랑가 단다아사나
들숨	5	판차	우르드바 무카 슈바나아사나
날숨	6	셋	아도 무카 슈바나아사나
들숨	7	삽타	점프 – 자리에 앉고
날숨	8	아쉬토	파드마아사나 – MATHSYASANA – 10번 호흡
들숨	9	나와	손을 풀고
날숨			
들숨	10	다샤	차크라아사나 후 숨을 내쉬면서 차투랑가 단다아사나
들숨	11	에카다샤	우르드바 무카 슈바나아사나
날숨	12	드와다샤	아도 무카 슈바나아사나
들숨	13	트라요다샤	점프 – 고개를 들고
날숨	14	차투르다샤	우따나아사나 사마스티티히

드리쉬티: 코끝 / 미간

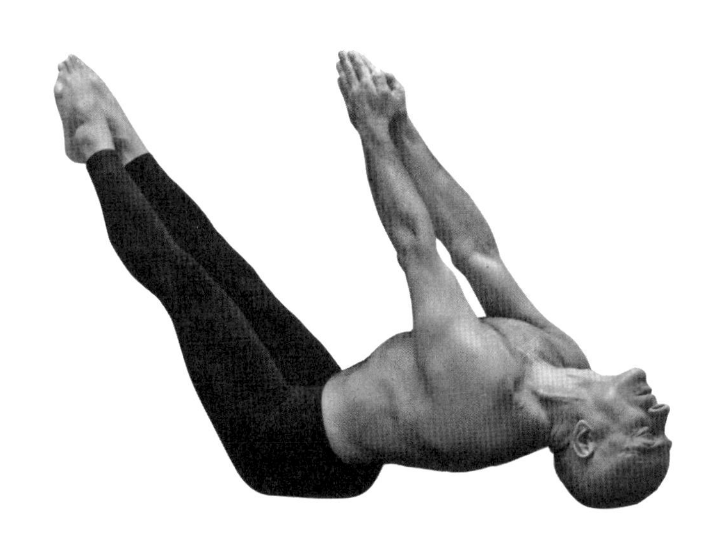

우따나 파다아사나 13

(발 뻗는 자세)

들숨	1	에캄	손을 들어 올리고
날숨	2	드웨	우따나아사나
들숨	3	트리니	고개를 들고
날숨	4	차트와리	점프 – 차투랑가 단다아사나
들숨	5	판차	우르드바 무카 슈바나아사나
날숨	6	셋	아도 무카 슈바나아사나
들숨	7	삽타	점프 – 자리에 앉고
날숨			자리에 눕고
들숨	**8**	**아쉬토**	**UTTANA PADASANA – 10번 호흡**
들숨	**9**	**나와**	**차크라아사나 후 숨을 내쉬면서**
			차투랑가 단다아사나
들숨	**10**	**다샤**	**우르드바 무카 슈바나아사나**
날숨	**11**	**에카다샤**	**아도 무카 슈바나아사나**
들숨	12	드와다샤	점프 – 고개를 들고
날숨	13	트라요다샤	우따나아사나
			사마스티티히

드리쉬티: 코끝

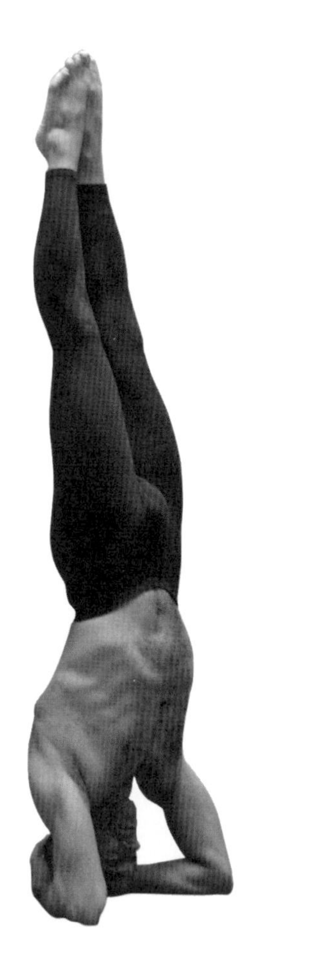

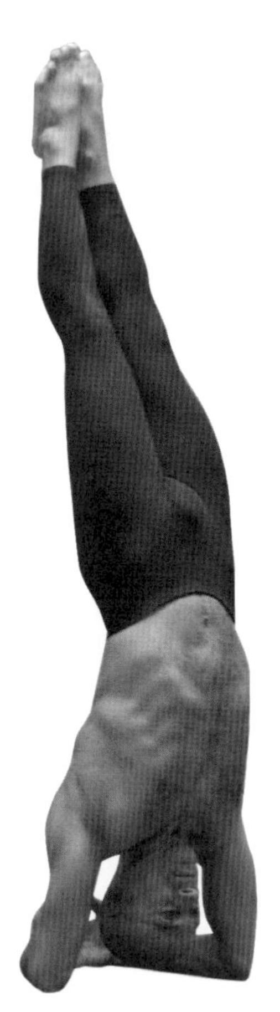

쉬르샤아사나 13

(머리서기 자세)

들숨	1	에캄	손을 들어 올리고
날숨	2	드웨	우따나아사나
들숨	3	트리니	고개를 들고
날숨	4	차트와리	점프 – 차투랑가 단다아사나
들숨	5	판차	우르드바 무카 슈바나아사나
날숨	6	셋	아도 무카 슈바나아사나
들숨	7	삽타	점프 – 무릎을 바닥에 대고
날숨			자세를 준비하고
들숨	8	아쉬토	SIRSASANA – 25번 호흡
날숨	9	나와	차투랑가 단다아사나
들숨	10	다샤	우르드바 무카 슈바나아사나
날숨	11	에카다샤	아도 무카 슈바나아사나
들숨	12	드와다샤	점프 – 고개를 들고
날숨	13	트라요다샤	우따나아사나
			사마스티티히

드리쉬티: 코끝

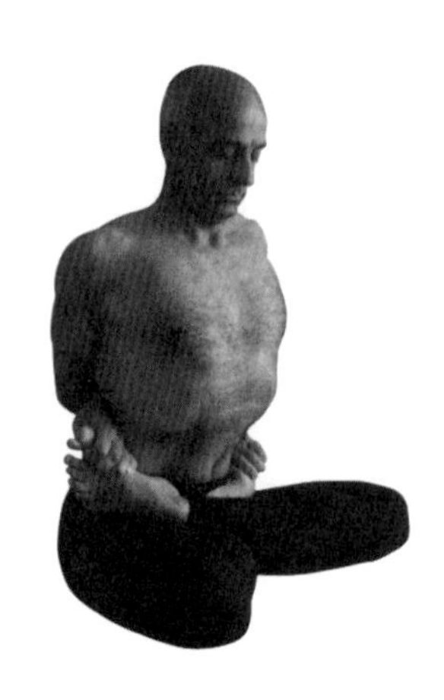

밧다 파드마아사나 16

(묶은 연꽃 자세)

들숨	1	에캄	손을 들어 올리고
날숨	2	드웨	우따나아사나
들숨	3	트리니	고개를 들고
날숨	4	차트와리	점프 – 차투랑가 단다아사나
들숨	5	판차	우르드바 무카 슈바나아사나
날숨	6	셋	아도 무카 슈바나아사나
들숨	7	삽타	점프 – 앉은 자세로
날숨	8	아쉬토	파드마아사나
들숨	9	나와	BADDHA PADMASANA – 25번 호흡
날숨	10	다샤	손을 풀고
들숨	11	에카다샤	몸을 들어 올리고
날숨	12	드와다샤	점프 – 차투랑가 단다아사나
들숨	13	트라요다샤	우르드바 무카 슈바나아사나
날숨	14	차투르다샤	아도 무카 슈바나아사나
들숨	15	판차다샤	점프 – 고개를 들고
날숨	16	쇼다샤	우따나아사나
			사마스티티히

드리쉬티: 코끝

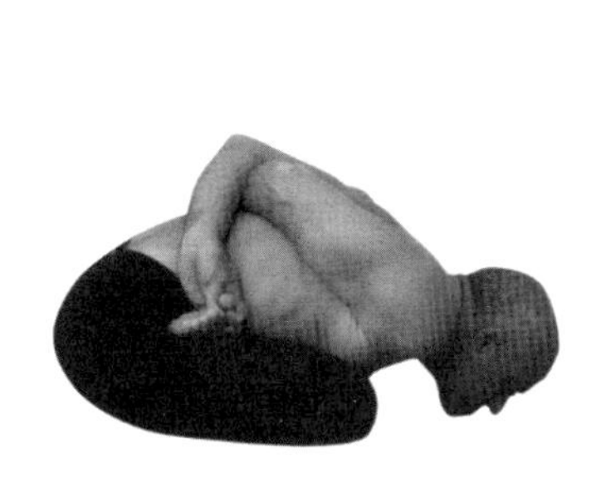
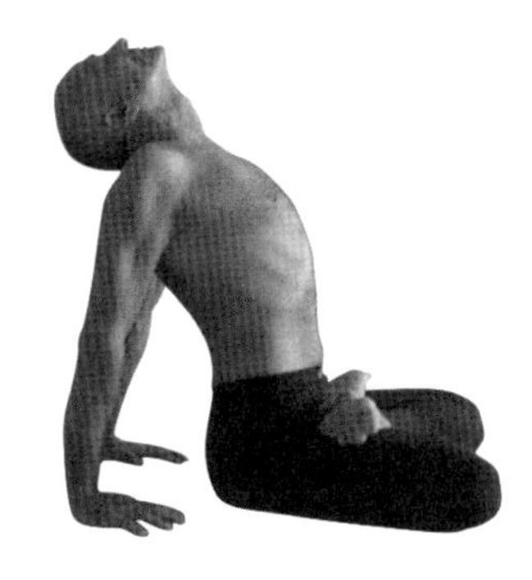

요가 무드라 15

(요가의 몸짓)

들숨	1	에캄	손을 들어 올리고
날숨	2	드웨	우따나아사나
들숨	3	트리니	고개를 들고
날숨	4	차트와리	점프 – 차투랑가 단다아사나
들숨	5	판차	우르드바 무카 슈바나아사나
날숨	6	셋	아도 무카 슈바나아사나
들숨	7	삽타	점프 – 밧다 파드마아사나
날숨	8	아쉬토	YOGA MUDRA – 10번 호흡
들숨	9	나와	올라오고
날숨			
들숨	10	다샤	몸을 들어 올리고
날숨	11	에카다샤	점프 – 차투랑가 단다아사나
들숨	12	드와다샤	우르드바 무카 슈바나아사나
날숨	13	트라요다샤	아도 무카 슈바나아사나
들숨	14	차투르다샤	점프 – 고개를 들고
날숨	15	판차다샤	우따나아사나
			사마스티티히

드리쉬티: 미간

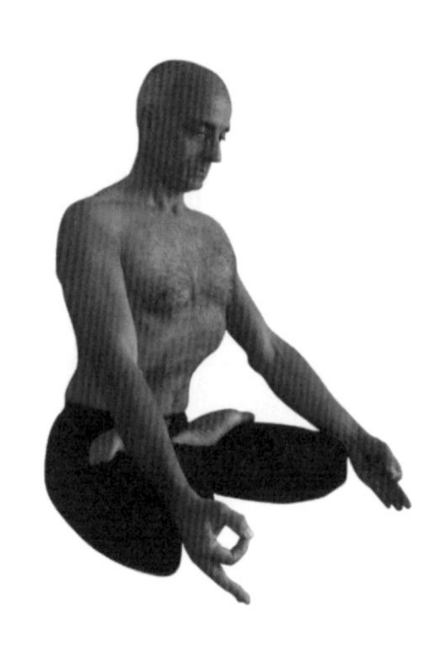

파드마아사나 14

(연꽃 자세)

들숨	1	에캄	손을 들어 올리고
날숨	2	드웨	우따나아사나
들숨	3	트리니	고개를 들고
날숨	4	차트와리	점프 – 차투랑가 단다아사나
들숨	5	판차	우르드바 무카 슈바나아사나
날숨	6	셋	아도 무카 슈바나아사나
들숨	7	삽타	점프 – 자리에 앉고
날숨	8	아쉬토	PADMASANA – 25번 호흡
들숨	9	나와	몸을 들어 올리고
날숨	10	다샤	점프 – 차투랑가 단다아사나
들숨	11	에카다샤	우르드바 무카 슈바나아사나
날숨	12	드와다샤	아도 무카 슈바나아사나
들숨	13	트라요다샤	점프 – 고개를 들고
날숨	14	차투르다샤	우따나아사나
			사마스티티히

드리쉬티: 코끝

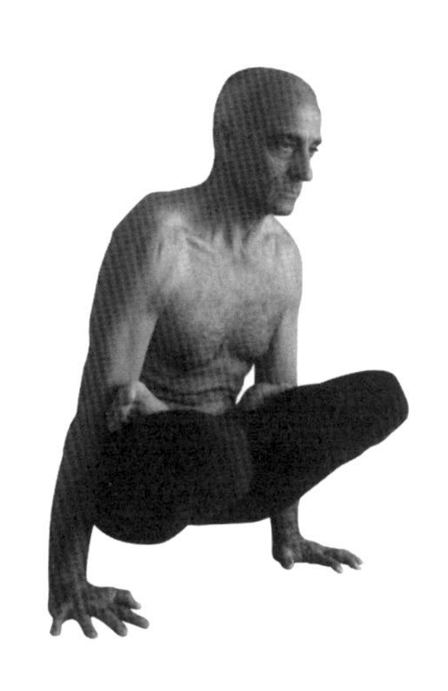

우트플루티히 14

(상승하는 자세)

들숨	1	에캄	손을 들어 올리고
날숨	2	드웨	우따나아사나
들숨	3	트리니	고개를 들고
날숨	4	차트와리	점프 – 차투랑가 단다아사나
들숨	5	판차	우르드바 무카 슈바나아사나
날숨	6	셋	아도 무카 슈바나아사나
들숨	7	삽타	점프 – 자리에 앉고
날숨	8	아쉬토	파드마아사나
들숨	9	나와	UTPLUTHIH – 25번 호흡
날숨	10	다샤	차투랑가 단다아사나
들숨	11	에카다샤	우르드바 무카 슈바나아사나
날숨	12	드와다샤	아도 무카 슈바나아사나
들숨	13	트라요다샤	점프 – 고개를 들고
날숨	14	차투르다샤	우따나아사나
			사마스티티히

드리쉬티: 코끝

मङ्गल मंत्र

स्वस्ति प्रजाभ्यः परिपालयन्तां
न्यायेन मार्गेण महीं महीशाः।
गो - ब्राह्मणेभ्यः शुभमस्तु नित्यं
लोकाः समस्ताः सुखिनो भवन्तु ॥

MANGALA MANTRA

OM

SWASTHI - PRAJĀ BHYAH PARI PALA YANTAM

NYĀ - YĒNA MĀRGĒNA MAHI - MAHISHĀHA

GŌ - BRĀHMANĒBHYAHA - SHUBHAMASTU - NITYAM

LOKĀA - SAMASTHĀ SUKHINŌ - BHAVANTHU

OM

SHĀNTIḤ SHĀNTIḤ SHĀNTIḤ

OM

마치는 만트라

옴

모든 사람의 안녕이 보호받기를,

지도자들이 세상을 바르고 정의롭게 다스리기를,

신성과 지식이 보호받기를,

온 세상 사람들이 행복하고 번영하기를

옴

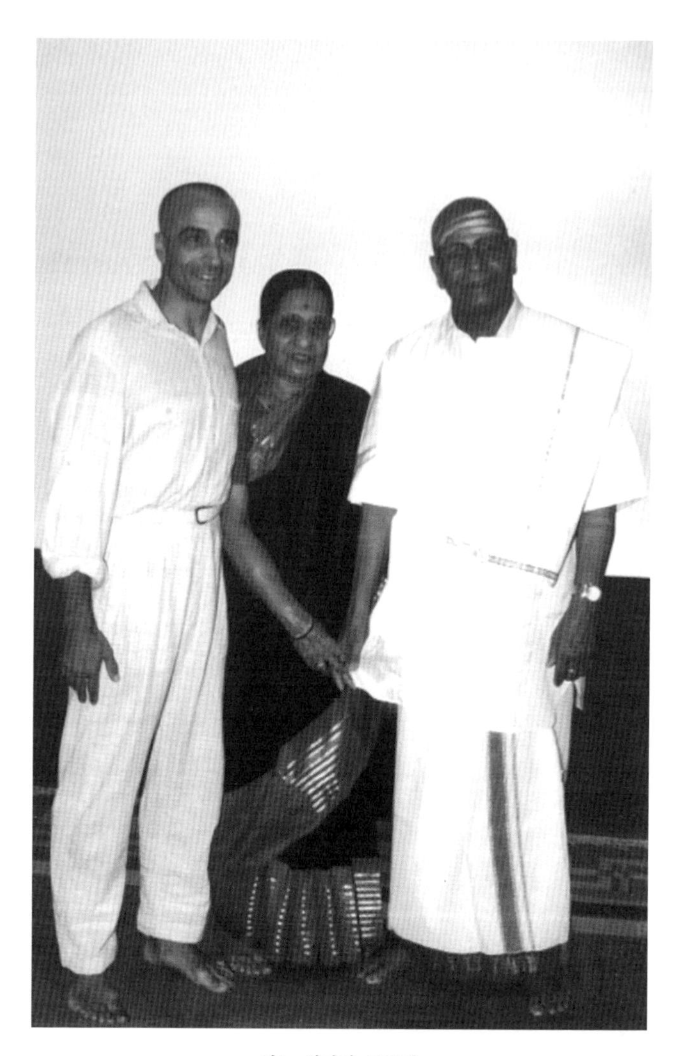

리노, 암마지, 구루지

드리쉬티

아홉 가지 응시점을 나와 드리쉬티(Nava Dristi)라고 부르며, 아래와 같다.

(1) 나사그라이(Nasagrai)

코끝. 이다(Ida)와 핑갈라(Pingala) 나디의 중앙. 가장 자주 사용되는 드리쉬티.

(2) 브루마디야(Broomadhya)

미간. 아갸(Ajna) 차크라. 제3의 눈.

(3) 나비 차크라(Nabi Chakra)

배꼽. 아도 무카 슈바나아사나를 할 때처럼.

(4) 하스타그라이(Hastagrai)

손. 트리코나아사나를 할 때처럼.

(5) 파다요라그라이(Padhayoragrai)

발가락

(6 & 7) 파르쉬바 드리쉬티(Parsva Dristi)

왼쪽 멀리 혹은 오른쪽 멀리. 아르다 마첸드라아사나를 할 때처럼.

(8) 앙구쉬타 마 디야이(Angusta Ma Dyai)

엄지손가락. 수리야 나마스카라를 시작할 때처럼.

(9) 우르드바 드리쉬티(Urdhva Dristi), 안타라 드리쉬티(Antara Dristi)

위, 하늘. 웃카타아사나를 할 때처럼.

바유

바유(Vayu)는 '공기'를 뜻하지만 그렇다고 공기라는 거친 원소나 그 화학적인 성질만을 가리키는 것은 아니다. 바유는 '생명의 숨(Pranic Air)'을 의미하기도 한다. 프라나 바유(Prana Vayu)는 파동처럼 온몸에서 움직이며, 에너지가 계속 움직이는 전자기장과 비슷하다고 볼 수 있다.

몸 안의 바유는 다섯 가지 기본적인 부분(Pancha Maha)으로 나뉜다. 그것들은 프라나 바유(Prana Vayu), 우다나 바유(Udana Vayu), 사마나 바유(Samana Vayu), 아파나 바유(Apana Vayu) 그리고 비야나 바유(Vyana Vayu)이다.

프라나 바유는 목구멍에서 가로막(횡격막)까지의 영역을 담당한다. 이 힘에 의해 숨이 몸 안으로 들어온다(들숨). 이 바유는 프라나(생명의 기운)를 흡수하는 역할을 하며, 몸 안의 다른 모든 바유를 지휘한다.

우다나 바유는 목구멍에서 위로 머리까지의 영역을 담당한다. 또한 목구멍 위의 기관들인 눈, 코, 귀, 두뇌를 제어한다. 모든 감각기관은 이 바유에 의해 활성화된다. 우리는 이 바유를 통해 외부세계를 지각한다.

사마나 바유는 심장과 배꼽 사이의 영역을 담당한다. 이 바유는 소화계와 모든 소화기능을 통제하며, 음식의 정수인 라사(Rasa)가 몸 전체로 흡수되고 운반되게 한다. 또한 심장과 순환계를 활성화시킨다.

아파나 바유는 배꼽 아래의 영역을 담당한다. 이 바유는 월경, 출산, 배뇨, 배설, 정액 등 아래로 향하는 모든 움직임을 관장한다. 또한 날숨도 관장한다.

비야나 바유는 몸 전체를 담당한다. 이 바유는 순환계와 근육, 관절을 관장한다. 또한 서 있는 자세, 움직임, 신체 부위들의 협업 조정을 책임진다.

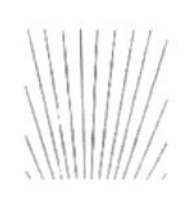

우다나 바유

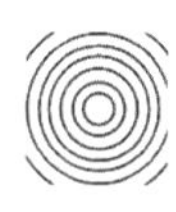

프라나 바유

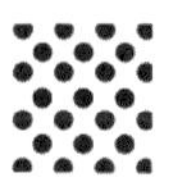

사마나 바유

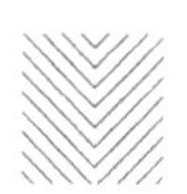

아파나 바유

비야나 바유

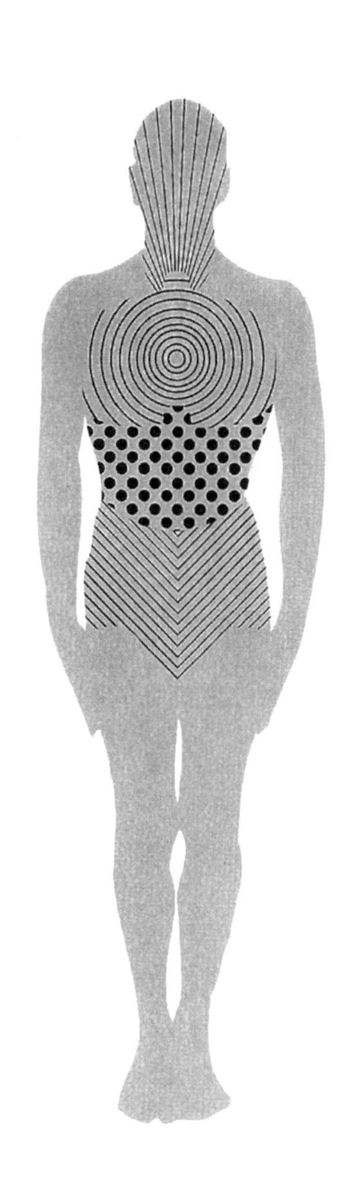

프라나야마

인도 전통에 따르면, 우주에는 흙, 물, 불, 공기, 에테르 등 다섯 가지 원소가 있다고 한다. 그러나 겉으로 나타난, 경험되는 세계에는 이 원소들이 서로 섞여 있으며 각자의 순수한 본래 모습으로 존재하지는 않는다. 다른 모든 것과 마찬가지로, 우리가 숨 쉬는 공기조차도 이 다섯 가지 원소가 혼합된 것이다.

일반적으로 우리가 숨 쉬는 공기를 정화하는 것은 비슛다 차크라(Vishuddha Chakra)의 기능이다. 우리가 프라나야마(Pranayama)를 수련할 때는 비슛다 차크라가 활성화되어 바깥에서 들어오는 공기를 완전히 정화한다. 그러면 공기는 원래의 순수한 형태로 몸 안에 들어온다. 이 순수한 공기를 프라나(Prana)라고 한다. 프라나야마(Pranayama)라는 단어는 프라나(순수한 공기)와 아야마(Ayama; 발달 또는 향상)라는 두 단어가 결합된 것이다. 그러므로 두 단어를 합치면, 이 수련은 프라나 즉 생명력을 발달시킨다는 것을 의미하게 된다.

인간의 수명은 약 100년 정도이다. 마찬가지로, 인간 조상들의 영혼도 100년 동안 살고, 신들도 100년을 살고, 브라마(Brahma)도 100년을 산다. 하지만 인간의 시간과 영혼의 시간, 신의 시간과 브라만의 시간은 모두 다르다. 인간의 1년은 영혼의 하루와 같고, 영혼의 1년은 신의 1초와 같으며, 신의 1년은 브라만의 1초와 같다. 인간에게 4유가(yuga;

네 가지 유가가 사계절처럼 한 번 순환하는 데 432만년이 걸린다고 함—옮긴이)가 1,000번을 반복한다고 해도 브라마의 생애에는 반나절밖에 되지 않는다. 이 개념은 바가바드기타(Bhagavad-Gita)에 설명되어 있다.

인간에게 100년이라는 수명은 감각기관의 힘과 하루에 쉬는 호흡의 횟수에 좌우된다. 평균적으로 인간은 하루에 21,600번 정도 숨을 쉰다. 만약 우리가 감각이나 마음을 통제하지 않고 과식이나 과도한 성행위에 탐닉하면, 우리에게 주어진 수명은 줄어든다. 반면에 알맞게 생활하면서 들숨(Puraka)-날숨(Rechaka)-숨의 보유(Kumbhaka)를 길게 늘이면, 하루에 쉬는 호흡의 횟수를 줄여 수명을 연장할 수 있다.

만약 어떤 사람이 80년을 살도록 되어 있다면, 그는 평생 동안 약 21,600 × 365 × 80번의 숨을 쉬게 된다. 보통 사람의 호흡은 길이가 짧으므로 이 사람의 80년도 상대적으로 짧을 것이다. 만약 그가 규칙적으로 프라야나마를 해서 호흡을 통제하고 이러한 훈련이 습관의 일부가 된다면, 그의 호흡은 길어지게 될 것이고 그의 수명도 21,600(길어진 호흡 기간) × 365 × 80번만큼 길어지게 될 것이다. 프라나야마를 수련하여 호흡을 조절하면 더 오래 살 수도 있다는 것이다.

첫 번째 프라나야마

프라나야마는 마음의 과정을 제어한다. 마음은 본래 불안정하다. 하지만 프라나가 제어되면(프라나 반다) 마음도 제어된다. 프라나야마를 할 때는 먼저 파드마아사나(Padmasana) 자세로 앉아야 한다. 척추(비나 단다)를 곧게 편 채 가슴을 벌리고 동쪽을 향해 앉는다. 그 뒤 양쪽 콧구멍을 모두 사용해서 천천히 깊게 숨을 들이쉬고(푸라카) 내쉰다(레차카). 다음에는 스승과 신을 떠올린 뒤, 깊게 숨을 들이쉬고 내쉰다. 다음에는 물라반다와 웃디야나반다를 하고 반다를 유지한 채로 다시 천천히 깊게 숨을 들이쉬고 내쉰다.

그 뒤에는 호흡의 보유(쿰바카)를 편안하게 느껴지는 한 길게 한다. 그 뒤 천천히 숨을 들이쉬고 천천히 내쉰 뒤 쿰바카를 한다. 이렇게 세 번을 반복한 뒤, 이번에는 푸라카를 하고 쿰바카를 해야 한다(잘란다라 반다와 함께). 그 다음에는 천천히 숨을 내쉬고 다시 숨을 들이쉰 뒤에 쿰바카를 한다. 이것을 세 번 반복한다. 그러고는 들이쉼과 내쉼을 다섯 번 반복한다. 여기까지가 한 번의 프라나야마이다.

숨을 내쉰 뒤 쿰바카를 하는 방법은 레차카-쿰바카 프라나야마라고 하며, 숨을 들이쉰 뒤 쿰바카를 하는 방법은 푸라카-쿰바카 프라나야마라고 한다. 이 프라나야마를 할 때는 레차카 쿰바카를 20초 동안 했다면 푸라카 쿰바카는 30초 동안 해야 한다. 즉, 날숨 보유(레차카 쿰바카)와 들숨 보유(푸라카 쿰바카)의 비율은 2:3으로 한다. 어떤 이들은 이것을 각각 안타 쿰바카(Antah Kumbhaka; 내부 보유)와 바히 쿰바카(Bahih Kumbhaka; 외부 보유)라고 한다. 수련을 계속하면 호흡 보유하는 시간을 늘릴 수 있다. 이 프라나야마는 몸의 정신적, 육체적 측면을 깨끗이 하고 정화한다.

두 번째 프라나야마

첫 번째 프라나야마와 마찬가지로 모든 준비 사항을 따르고, 세 가지 반다를 유지하며, 푸라카(들이쉼)를 한 뒤 쿰바카(호흡 보유)를 한다.

편안하게 느껴지는 한 길게 쿰바카를 한다. 그 후에 천천히 조금씩 레차카(내쉼)를 한다. 그 뒤 쿰바카를 한다. 다시 푸라카와 쿰바카를 하고, 레차카–쿰바카를 한다. 이런 식으로 3회 쿰바카를 반복한 뒤, 푸라카–쿰바카, 레차카–쿰바카, 푸라카–레차카를 한다. 이 프라나야마를 푸라카–레차카 프라나야마라고 한다. 이 프라나야마에서는 만약 푸라카–쿰바카를 30초 동안 했다면 레차카–쿰바카는 25초 동안 한다. 이 프라나야마에서는 푸라카–쿰바카와 레차카–쿰바카의 시간 차이가 5초뿐이다.

세 번째 프라나야마

이 프라나야마는 사마브리띠(Samavrtti)와 비사마브리띠(Visamavrtti) 프라나야마라고 한다. 어떤 이들은 이것을 아눌로마(Anuloma)와 빌로마(Viloma) 프라나야마라고 부른다.

먼저 양쪽 콧구멍으로 숨을 들이쉰다. 샹카 무드라(Sankha Mudra)를 취하고, 모든 공기가 왼쪽 콧구멍을 통해 빠져나가게 한다.

왼쪽 콧구멍을 닫고, 오른쪽 콧구멍으로 숨을 들이쉰다. 편안하게 느껴지는 한 길게 쿰바카를 한다. (왼쪽 콧구멍은 찬드라 나디(Chandra Nadi)라고 하고, 오른쪽 콧구멍은 수리야 나디(Surya Nadi)라고 한다). 이제 왼쪽 콧구멍을 통해 숨을 내쉬고 쿰바카를 한다. 이 프라나야마에서는 푸라카–쿰바카와 레차카–쿰바카의 길이가 같다.

왼쪽 콧구멍으로 숨을 들이쉰 뒤 같은 길이로 쿰바카를 한다. 다음에는 오른쪽 콧구멍으로 숨을 내쉰 뒤 쿰바카를 하고, 오른쪽 콧구멍으로 들이쉰 뒤 쿰바카를 한다. 그 뒤에는 왼쪽 콧구멍으로 숨을 내쉰 뒤 쿰바카를 하고, 왼쪽 콧구멍으로 숨을 들이쉰 뒤 쿰바카를 한다. 다음에는 오른쪽 콧구멍으로 숨을 내쉬고 쿰바카를 한 뒤, 오른쪽 콧구멍으로 숨을 들이쉬고 쿰바카를 한다. 왼쪽 콧구멍으로 숨을 내쉬고 쿰바카를 한다.

오른쪽 콧구멍으로 숨을 들이쉬고 쿰바카를 한다. 오른쪽 콧구멍으로 숨을 내쉬고 쿰바카를 한 뒤, 오른쪽 콧구멍으로 숨을 들이쉬고 쿰바카를 한다. 오른쪽 콧구멍으로 숨을 내쉬고 쿰바카를 한 뒤, 오른쪽 콧구멍으로 숨을 들이쉬고 쿰바카를 한다. 오른쪽 콧구멍으로 숨을 내쉬고 쿰바카를 한 뒤, 오른쪽 콧구멍으로 숨을 들이쉬고 쿰바카를 한다.

왼쪽 콧구멍으로 숨을 내쉬고 쿰바카를 한 뒤, 왼쪽 콧구멍으로 숨을 들이쉬고 쿰바카를 한다. 왼쪽 콧구멍으로 숨을 내쉬고 쿰바카를 한 뒤, 왼쪽 콧구멍으로 숨을 들이쉬고 쿰바카를 한다. 왼쪽 콧구멍으로 숨을 내쉬고 쿰바카를 한 뒤, 왼쪽 콧구멍으로 숨을 들이쉬고 쿰바카를 한다. 왼쪽 콧구멍으로 숨을 내쉬고 쿰바카를 한 뒤, 왼쪽 콧구멍으로 숨을 들이쉬고 쿰바카를 한다.

오른쪽 콧구멍으로 숨을 내쉬고 쿰바카를 한 뒤, 오른쪽 콧구멍으로 숨을 들이쉰다. 왼쪽 콧구멍으로 숨을 내쉰다. 이렇게 레차카-쿰바카와 푸라카-쿰바카를 합쳐서 26번을 한다. 푸라카-쿰바카와 레차카-쿰바카의 횟수는 같다.

앞의 두 프라나야마에서도 언급했듯이 세 가지 반다를 해야 한다. 프라나야마를 수련하면서 (쿰바카의) 시간을 점점 늘릴 수 있다. 프라나야마를 수련하면 모든 나디가 정화되고 배설기관의 문제가 사라질 것이다. 심장도 튼튼해질 것이다. 이 프라나야마는 심장에 문제가 있거나 결핵에 걸린 환자들에게도 좋은 효과를 가져왔다.

바스트리카 프라나야마

바스트리카는 풀무를 의미한다. 대장장이가 풀무를 이용하여 열을 내고 쇠를 녹이는 것과 같은 이치로 바스트리카 프라나야마(Bhastrika Pranayama)는 잘라라그니(Jalharagni)를 데워 몸의 모든 결함을 정화한다. 이 프라나야마를 수련하기 위해서는 먼저 파드마아사나로 앉아서 허리를 곧게 편다. 숨을 완전히 내쉬고(레차카) 물라반다를 조이며, 복부를 수축하고 가로막(횡격막)을 들어 올려 웃디야나반다를 한다. 레차카–푸라카(숨을 내쉬고 들이쉼)를 천천히 길게 네다섯 번 한다. 다음에는 숨을 완전히 들이쉬고(푸라카), 파드마아사나 자세로 양쪽 발을 꼬아서 발바닥이나 뒤꿈치가 배꼽의 양쪽 옆을 누르게 한다. 그러고는 마치 자신이 대장장이가 사용하는 풀무가 된 것처럼 빠르게 숨을 내쉬고 들이쉰다.

호흡을 하다가 지치면 완전히 레차카를 한 뒤에 푸라카를 한다. 그러고는 다시 바스트리카 방식으로 레차카–푸라카를 한다. 다시 지치게 되면 또 완전히 레차카를 한 후에 푸라카를 한다. 이 과정을 세 번 한 뒤, 레차카–푸라카를 깊게 하고 멈춘다. 이 수련으로 천식, 딸꾹

질, 가래로 인한 마른기침, 눈의 질병 등이 치유될 것이다. 이 프라나야마는 수슘나 나디(Susumna Nadi) 기저에 있는 쿤달리니를 깨우는 데 도움이 된다.

이런 이유로 바스트리카 프라나야마 수련은 매우 중요하며, 세 가지 반다를 정확히 행하고 있는지가 중요하다. 만약 세 가지 반다가 정확히 조절되지 않으면, 이 프라나야마는 효과가 없을 뿐만 아니라 여러 질병의 원인이 될 수도 있다. 쿰바카를 할 때는 폐의 위쪽 부분에만 공기를 보유해야 하며, 공기가 폐의 아랫부분이나 복부로 들어가지 않도록 주의해야 한다. 공기를 올바른 장소에 보유하기 위해서 웃디야나반다를 한다. 이것은 매우 중요한 사항이다. 만약 우리가 웃디야나반다 없이 쿰바카를 한다면, 공기가 대장과 소장을 압박하여 결국 두 장기를 약화시킬 것이다. 탈장이나 맹장염을 일으킬지도 모른다.

이 프라나야마들은 경험이 풍부한 스승의 지도를 받으며 익히는 것이 중요하다. 샹카라차리야(Shankaracharya)는 말하기를, 반다를 제대로 조절하여 프라나야마를 바르게 행한다면 신경계와 다섯 가지 감각 기관을 정화할 수 있으며 나아가 죽음까지도 정복할 수 있다고 한다. 샹카라차리야의 말에 따르면, 우리는 프라나야마의 수련을 통해 수명을 연장하고 질병을 제거할 수 있을 것이다.

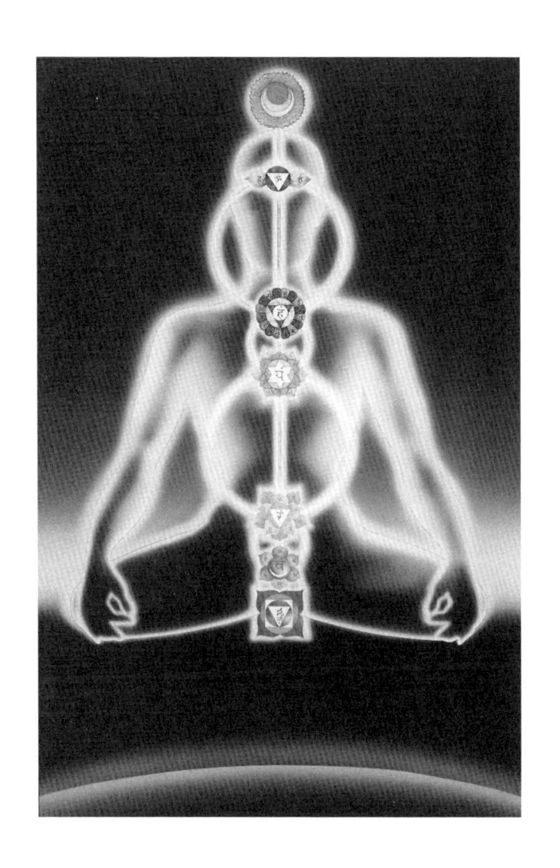

차크라

산스크리트어로 차크라(Chakra)는 계속 움직이는 바퀴 혹은 원을 의미한다. 차크라는 수슘나 프라나(Susumna Prana)라고 하는 생명력 혹은 미묘한 에너지의 센터들이다. 수슘나 나디(Susumna Nadi)를 따라 일곱 개의 주요 차크라가 위치해 있는데, 수슘나 나디는 수직으로 된 나디로서 맨 밑에 있는 물라다라 차크라에서 시작되어, 비나 단다(Vina Danda)라고 하는 나선형 기둥을 따라 위로 올라가며, 두개골 기저에 있는 탈루(Talu)를 뚫고, 사하스라라(Sahasrara) 즉 천 개의 연꽃잎이라고 하는 천 개의 나디 신경총과 합류한다. 쿤달리니는 똬리를 뜻하는 산스크리트어 쿤달(Kundal)에서 유래하였으며, 나선형 기둥의 기저인 물라다라 차크라에 똬리를 틀고서 잠자는 뱀으로 비유된다. 이 생명력을 깨우는 과정에서 우리는 차크라에 축적되며 동시에 나디를 깨끗하게 정화하는 프라나의 양을 증대시킨다. 나디는 미묘한 에너지가 흐르는 통로이자 용기이다.

첫 번째 차크라는 물라다라(Muladhara)라고 하며, 토대를 의미한다. 이 차크라는 몸의 배설기관과 생식기관에 영향을 미친다. 쿤달리니 에너지가 있는 자리이기도 하다. 흙 원소가 지배한다.

두 번째 차크라는 스와디쉬타나(Svadhisthana)라고 하며, 자아가 머무는 처소를 의미한다. 이 차크라는 물 원소에게 지배받으며, 달과 직접 관련된 출산 혹은 생식의 센터이다. 스와디쉬타나는 천골신경총에 위치하며, 여성의 생식기관과 밀접한 상관관계를 가지고 있다.

세 번째 차크라는 마니푸라(Manipura)라고 하는데, 보석들의 도시를 뜻한다. 불 원소의 지배를 받는다. 소화의 불(아그니)은 음식물의 흡수를 도와 몸 전체에 에너지가 제공되게 한다. 마니푸라는 태양신경총에 위치한다.

네 번째 차크라인 아나하타(Anahata)는 '해를 입지 않는'을 의미한다. 심장신경총 혹은 심장 부위에 위치하며, 공기 원소에게 지배받는다.

다섯 번째 차크라는 비슛다(Vishuddha)라고 하며 '순수한'을 의미한다. 동맥신경총 혹은 목구멍 부위에 위치한다. 이 차크라는 들어오고 나가는 공기 혹은 프라나뿐 아니라 몸에 들어오는 물질들을 정화하는 기능과 관련된다. 이것은 다시 아래의 네 가지로 나뉜다.

카디야(Khadya) 고체로 된 음식물과 연관

페디야(Pedya) 음료와 연관

초샤(Choshya) 부드러운 음식물과 연관

레야(Lehya) 맛과 연관

여기에서 모든 음식과 음료는 열을 내리는 메커니즘을 통해 몸에 알맞은 온도로 조절된다. 이 차크라는 아카샤(Akasha) 원소에게 지배받는다. 이전의 4가지 차크라 원소들은 가장 순수한 본질로 정제되어 아카샤가 된다.

여섯 번째 차크라는 아갸(Ajna)라고 하며, 권위 혹은 무한한 힘을 의미한다. 아갸는 두 눈썹 사이의 가운데 지점인 미간신경총에 위치한다. 쿤달리니가 아갸 차크라를 통과하면 에고와 이원성이 사라진다.

일곱 번째 차크라인 사하스라라(Sahasrara)는 천 개의 연꽃잎을 의미하며, 정수리의 뇌신경총에 위치한다. 사하스라라는 해탈을 상징하며, 쿤달리니가 사하스라라 차크라에 도달하면 개별적 자아라는 허상이 사라진다.

아쉬탕가 빈야사 요가를 수련하면 쿤달리니를 자극하여 상승하게 하며, 차크라 내의 장애들도 점차 사라지게 된다.

감사의 글

Tina Pizzimenti

요가 훈련에 대한 나의 접근법을 격려해 주고 지원해 주었다.

Annie Pace

그녀의 사진들을 통해 어드밴스드 B 시리즈를 이해할 수 있게 해주었다. 이 사진들은 분명히 수련하는 학생들에게 도움이 될 것이다.

Francesca Marciano

그녀의 인터뷰가 이 책을 완성시켜 주었다.

Desiree Trankaer

본문을 편집해 주었다.

Robin Arnold & Desiree Trankaer

프라이머리 시리즈와 인터미디어트 시리즈의 사진을 제공해 주었다.

Sergio Rossetti & Massimo Ferretti

어드밴스드 A의 사진들을 제공해 주었다.

Garimo McMains

어드밴스드 B의 사진들을 제공해 주었다.

Elena Manzhula

사진을 훌륭히 편집해 주었다.

Daniele Dabovich

표지를 디자인해 주었다.

Justin Steinberg

책의 첫 부분을 일관되고 정확하게, 열정적으로 번역해 주었고 기존에 있던 부분들을 수정해 주었다.

이 책의 출판에 도움을 주신 아래의 분들에게도 감사한다.

Gilles Kervice, John Scott, Lucy Crawford, Eddie Stern, Odile Morcrette, Brad Gaylord, Guy Donahaye, Rossana Galanze, Rosa Miele, Giulia Calussi, Maria Paola Stefani

| 옮긴이의 말 |

아쉬탕가 요가에 관련된 글들을 틈틈이 번역해서 인터넷 카페에 올리던 것이 계기가 되어 리노 밀레 선생님의 책을 번역하게 되었습니다. 국내에는 아쉬탕가 요가에 대한 서적 등의 자료가 아직 많지 않기에, 이 책의 출간이 아쉬탕가 요가에 관심 있는 이들의 갈증을 조금이나마 해소시켜 줄 수 있지 않을까 하는 바람을 가져 봅니다.

아쉬탕가 요가를 배우고 싶은 마음에 양중석 원장님을 찾아온 지도 어느덧 3년이라는 시간이 흘렀습니다. 그리 긴 시간은 아니지만 매일 꾸준히 수련을 하면서 외적으로나 내적으로나 많은 긍정적인 변화들을 경험하고 있습니다. 지금까지 요가를 수련하는 과정이 항상 즐겁고 평탄하지만은 않았지만, 이제는 몸과 마음의 정화를 위해 신성한 의무감과 설렘을 안고 매일 아침 매트에 서는 제 모습이 그리 어색하지는 않게 된 듯 싶습니다.

매트에 서서 잠시 마음을 가다듬고 있노라면 이런저런 생각들이 떠오르고는 합니다. 오늘 수련은 어떨까 하는 기대감, 최선을 다하지만 수련의 결과에 마음을 빼앗기지는 않겠다는 다짐 등등. 그러나 수련을 시작하면 이내 이런 생각들은 사라지고, 곧 끊임없는 움직임과 호흡 속에 몰입되어 오롯이 지금 이 순간 있는 그대로 깨어 있음을 가득

실감하게 됩니다.

때때로 마음의 균형이 무너지고 평정이 깨지면 집중하는 게 어려워지고, 경계를 넘어 보고픈 유혹과 욕심에 부상을 당하기도 하고, 이 육체의 고통에 갇혀 두려워하기도 하고, 타인의 발전을 남몰래 질투하기도 하지만, 이런 모든 과정을 거치며 점차 육체와 정신이 유연하고도 단단해져 가는 과정에서 주어진 삶에 만족하는 요령을 배우고 있습니다.

긍정적인 믿음을 가지고 인내할 수만 있다면 누구나 걸어갈 수 있는 이 길 위에서 삶의 실감이 어떤 느낌인지, 깨어 있음에서 오는 만족감이 어떤 느낌인지 좀 더 많은 분들이 체험해 보실 수 있기를 바라며, 누군가가 아쉬탕가 요가의 길을 걷는 데 이 책이 조금이나마 도움이 될 수 있다면 일 년여에 걸쳐 이루어진 번역 작업에 보람을 느낄 겁니다. 작업을 하는 내내 여러 조언을 아끼지 않고 도와주신 리노 밀레 선생님, 후학 양성을 위해 헌신하고 계신 양중석 원장님, 흔쾌히 출판을 허락해 주신 침묵의 향기 김윤 사장님, 함께 수련하는 선생님들과 도반분들, 묵묵히 저를 응원해 주는 가족과 친구들에게 깊이 감사드립니다.

홍승준
cafe.naver.com/ashtangayoga

상세차례

3부

4부

5부

6부

옮긴이 홍승준

십수 년 전 미국 오클라호마 주립대학 서양철학과 4학년 재학 중 자동차 사고를 당하고 구사일생으로 살아났으나 목 부상 후유증으로 자퇴했다. 이라크 파병 중에는 전쟁 지역에서 보게 된 인간 삶의 참상과 사막 대자연의 광막함으로부터 깊은 인상을 받아 마음공부를 시작했다. 우연한 기회에 만난 아쉬탕가 요가를 통해 여러모로 큰 도움을 받게 되어 인도를 오가며 수련하고 있으며, 구리시 아쉬탕가 요가원에서 강사로 일하고 있다. 그동안 번역한 책으로는 《아쉬탕가 요가의 힘》(공역)이 있다.

• 블로그: blog.naver.com/pinetree1980

아쉬탕가 요가

초판 1쇄 발행일 2014년 10월 30일
개정판 1쇄 발행일 2015년 7월 10일
개정2판 1쇄 발행일 2018년 1월 20일
개정3판 1쇄 발행일 2020년 5월 20일

지은이 리노 밀레
옮긴이 홍승준

펴낸이 김윤
펴낸곳 침묵의 향기
출판등록 2000년 8월 30일, 제1-2836호
주소 10380 경기도 고양시 일산서구 중앙로 1542(대화동)
신동아노블타워 635호
전화 031) 905-9425
팩스 031) 629-5429
전자우편 chimmukbooks@naver.com
블로그 http://blog.naver.com/chimmukbooks

ISBN 978-89-89590-47-7 03270

* 책값은 뒤표지에 있습니다.